LA

MATIÈRE MÉDICALE

CHEZ LES CHINOIS

Ce volume a été déposé an ministère de l'intérieur (section de la librairie) en septembre 1873.

PARIS. — TYPOGRAPHIE DE E. PLON ET Cⁱᵒ, 8, RUE GARANCIÈRE.

LA
MATIÈRE MÉDICALE
CHEZ LES CHINOIS

PAR

M. LE DOCTEUR J. LÉON SOUBEIRAN
PROFESSEUR AGRÉGÉ A L'ÉCOLE DE PHARMACIE

ET

M. DABRY DE THIERSANT
CONSUL DE FRANCE EN CHINE

PRÉCÉDÉ D'UN RAPPORT A L'ACADÉMIE DE MÉDECINE DE PARIS
PAR M. LE PROFESSEUR GUBLER

PARIS
G. MASSON, ÉDITEUR
LIBRAIRE DE L'ACADÉMIE DE MÉDECINE DE PARIS
Place de l'École-de-Médecine, 17.

MDCCCLXXIV

RAPPORT

LU A L'ACADÉMIE DE MÉDECINE

(séance du 19 novembre 1872)

Par M. GUBLER (Rapporteur)

Messieurs,

Le 16 juillet dernier, deux savants soumettaient à votre appréciation une œuvre collective dont le titre simple mais gros de promesses piqua vivement notre curiosité. Il s'agissait d'*Études sur la matière médicale des Chinois*, par MM. Dabry de Thiersant, consul de France en Chine, et le docteur Léon Soubeiran, honorablement connu par ses travaux, et qui porte un nom cher à la science.

Les auteurs ont mis en commun les fruits de leurs investigations et combiné leurs efforts afin de faire mieux connaître les agents thérapeutiques et, indirectement, les idées médicales d'un peuple qui, devenu stationnaire après avoir devancé la plupart des autres dans la science, l'industrie et les arts, conserve encore un niveau élevé dans la civilisation et reste dépositaire de notions et de procédés empiriques ou rationnels dont l'acquisition importe aux progrès comme à la prospérité des nations occidentales.

Ce n'est pas la première fois, du reste, qu'une telle entreprise a tenté le zèle des médecins et des naturalistes. La littérature spéciale s'est enrichie, surtout dans ces dernières années, de travaux très-estimables, parmi lesquels nous citerons ceux de MM. Tatarinov, Porter-Smith, O. Debeaux, et principalement celui de M. Daniel Hanbury. Mais, si grande que soit la valeur de ces travaux, ils ne sont et ne pouvaient être que des essais plus ou moins avancés et réussis, en raison des difficultés particulières inhérentes à ce genre de recherches. En effet, presque toujours les substances médicamenteuses usitées dans le Céleste Empire sont à l'état de mélanges, dénaturées par des coctions successives dans différents liquides, et réduites, sinon en poudre, du moins en fragments très-menus qui les rendent à peu près méconnaissables. La détermination scientifique de la plupart de ces agents thérapeutiques eût donc été impossible pour les auteurs du travail dont l'examen nous a été confié, s'ils n'avaient pu bénéficier des recherches de leurs devanciers et tirer parti des études faites sur place par l'un d'eux. Grâce à la réunion de ces deux conditions de succès, MM. Léon Soubeiran et Dabry de Thiersant sont aujourd'hui suffisamment informés pour nous renseigner avec précision sur l'arsenal thérapeutique des peuples de l'Extrême Orient.

Dans leur exposition, nos deux compatriotes ont adopté la classification naturelle. Les produits de la matière médicale sont partagés en minéraux, animaux et végétaux, et les deux derniers groupes sont subdivisés en familles. Chaque substance est désignée par ses noms vulgaires en Chine, et par les dénominations scientifiques correspondantes. Ensuite viennent les renseignements relatifs à leurs propriétés, à leurs usages et à leurs modes d'emploi. Il va de soi que pour constater les identités et fixer les synonymies, les auteurs ont dû se livrer à un travail minutieux de comparaison des différents produits, et à des recherches bibliographiques toujours difficiles et rendues plus pénibles encore par l'obscurité des textes.

Ce qui frappe au premier abord, quand on parcourt du regard ce vaste tableau, c'est qu'il reproduit, dans son ensemble et même dans un grand nombre de détails, les traits que nous sommes habitués à retrouver dans les matières médicales européennes. On y voit avec étonnement figurer la majeure partie des substances usitées parmi nous, et ce n'est pas non plus sans quelque surprise que l'on vient à constater la similitude des indications et jusqu'à un certain point l'analogie des idées théoriques qui président à leur emploi. En parcourant l'ouvrage de MM. Léon Soubeiran et Dabry de Thiersant, on croirait avoir sous les yeux la matière médicale de Geoffroy ou quelqu'un de ces vieux traités dans lesquels une science naissante et peu sûre d'elle-même ne dédaignait pas d'accueillir, au milieu de ses observations ou de ses préjugés, les erreurs des médicastres du temps et les superstitions populaires.

Nous n'étonnerons donc personne en disant que l'idée de spécificité, corrélative de celle d'ontologie, semble avoir dominé la pratique médicale en Chine comme elle faisait naguère en Europe. Telle substance est douée d'une vertu essentiellement antirhumatismale ou antispasmodique; telle autre, du pouvoir inexplicable, irréductible à d'autres propriétés plus simples, de guérir directement, *proprio motu,* la phthisie, la syphilis ou la rage.

En outre, les Chinois sont persuadés, comme nous l'étions au moyen âge, que la Providence, peu confiante dans nos facultés instinctives, a voulu s'adresser à notre intelligence pour nous apprendre à discerner les choses nuisibles d'avec celles qui sont utiles. Dans cette conception, la nature aurait pris soin de stigmatiser les poisons et d'orner les remèdes d'insignes, rappelant aussitôt à l'homme les services qu'il est en droit d'en attendre : c'est ce qu'on appelle la *doctrine des signatures*. Or, la croyance à ce dogme singulier se révèle à chaque pas, pour ainsi dire, dans la matière médicale chinoise.

C'est ainsi que la luciole est recommandée contre les affections des organes visuels; qu'une garance (*Rubia Munjista*), dont la racine est rouge, passe pour provoquer le flux menstruel; que le *Polygonum tinctorium*, qui fournit de l'indigo, est réputé efficace contre les fièvres pétéchiales; que le fruit réniforme du *Kadsura chinensis* a des propriétés aphrodisiaques, et que le *Gin-seng*, dont la racine bifurquée ressemble à des cuisses d'homme, est en possession de restituer aux malades et aux vieillards la force et la virilité absentes. Des considérations de même ordre ont, sans doute, fondé la réputation du *Cordiceps sinensis* comme excitant des organes génitaux; celle du *Bidens parviflora* comme moyen infaillible de faire pousser les ongles, ou du *Vitex incisa* pour faire croître la barbe; enfin celle de l'*Apocynum juventus* comme remède de jouvence. Et si les bois de cerf sont exposés en Chine dans de si élégantes boutiques, s'ils jouissent de tant de faveur auprès de la foule des blasés et des tabescents, ne doivent-ils pas cette distinction au courage et à la généreuse ardeur dont ce bel animal fait preuve à l'époque des amours?

Certes, voilà d'étranges illusions; mais elles méritent indulgence, surtout de la part de gens dont les ancêtres les ont partagées. Quand on a cru à la pulmonaire pour guérir la phthisie, au grémil pour chasser les graviers, et à la carotte pour dissiper la jaunisse, la modestie est une vertu indispensable.

D'ailleurs, en d'autres points, les Chinois témoignent d'un véritable sens pratique et même de tendances scientifiques dont il faut les louer et qui devraient faire absoudre certaines de leurs erreurs. Par exemple, nous voyons dans leur matière médicale les substances astringentes, soit végétales (galles de chêne et galles de Chine, etc.), soit minérales (alun, acétate et sulfate de fer, sels de plomb, d'argent, etc.), servir ainsi que les amers à fortifier, resserrer, chasser la fièvre (*Salix babylonica, Populus tremula, Dichroa febrifuga*), arrêter les sueurs, la diarrhée atonique, la spermatorrhée. De même les aromatiques, les huiles essentielles simples ou sulfurées, les balsamiques, servent en qualité de stimulants diffusibles, de fébrifuges, d'antispasmodiques, et pour modérer les catarrhes. Tels sont les médicaments fournis par les Labiées, les Ombellifères et les Composées aromatiques, les Myristicées et les Styracées, l'ail, le santal, le *Daphnidium cubeba*, et tant d'autres; l'armoise, le safran sont considérés comme emménagogues, et la puissance abortive des ergots de riz et de maïs est parfaitement connue.

La médecine chinoise emploie de temps immémorial les préparations mercurielles contre la syphilis; l'arsenic contre les affections strumeuses, herpétiques, et contre certaines fièvres intermittentes; le fer comme reconstituant hématinique. Le borax est prescrit contre le muguet, le nitrate de soude comme diurétique, le carbonate de chaux comme absorbant, et le liniment oléo-calcaire contre les brûlures.

D'anciens auteurs recommandent les cendres de Varechs

contre le goitre. — Les Chinois se servent comme nous du soufre, de l'acétate de cuivre, du ricin, de la gomme-gutte, de l'aloès et de la rhubarbe, de l'aconit, du *Veratrum* et du colchique; du camphre, du musc, de l'opium et des solanées vireuses. Ils ont des sternutatoires, des sialagogues et des anthelminthiques analogues aux nôtres; de plus, ils se croient en possession d'un assez grand nombre de substances capables de prévenir ou de dissiper l'ivresse (*Betonica officinalis, Novenia dulcis, Chrysanthemum album,* noix muscade, borax), ou bien exerçant une influence sur la sécrétion lactée, soit pour la suspendre (orge germée), soit pour l'activer (*Silene? Alisma plantago*).

Ajoutons, et ce n'est pas la particularité la moins remarquable, que l'anesthésie chirurgicale, générale ou localisée, est très-anciennement usitée en Chine. Le grand chirurgien Houa-To, qui mit en honneur l'hydrothérapie, se servait déjà d'une espèce d'*Atropa* décrite par le Pen-tsao, et qui produit une insensibilité suffisante pour permettre de pratiquer des opérations graves sur le bas-ventre. Le *Datura alba* se comporte de même. En outre, l'*Azalea procumbens,* qu'on associe souvent en qualité de narcotique à l'andromède et à la jusquiame, peut, lorsqu'il est mêlé à la poudre de racine d'aconit, produire une anesthésie locale qu'on utilise pour les petites opérations.

Il serait fastidieux de prolonger davantage ce parallèle, car les exemples cités suffisent amplement à démontrer la similitude générale de la matière médicale chinoise avec celle des Européens. Est-il besoin maintenant d'insister sur des différences nécessaires et prévues? Nous ne le pensons pas; mais nous croirions n'avoir accompli qu'une partie de notre tâche, en tout cas nous n'aurions réalisé que la moitié de nos desseins, si nous ne faisions part à nos collègues de nos remarques sur quelques faits nouveaux qui ont attiré notre attention, et sur les doctrines médicales dont les explications relatives à chaque substance portent visiblement l'empreinte.

Les idées théoriques de nos antipodes, parfois assez conformes à celles qui nous dirigent, sont généralement plus rationnelles et plus avancées qu'on ne s'y serait attendu. A côté de la doctrine un peu archaïque de la spécificité, se sont glissées des idées physiologiques évidemment plus modernes. Par exemple, on trouve dans plusieurs passages l'affirmation des états pathologiques des liquides. Un *Bignonia* indéterminé répare les altérations du sang, tandis que la rhubarbe a le pouvoir non-seulement d'en prévenir la corruption, mais encore de le rendre fluide s'il était coagulé.

Mais, naturellement, ce sont les solides qui sont le siége des lésions les plus habituelles. Et comme chacun des grands médicaments fait pour ainsi dire élection d'un seul ou de plusieurs des viscères les plus importants, cela permet de modifier isolément les diverses parties de l'organisme par des moyens appropriés. Quelquefois cependant la substance active, telle qu'un certain *Carduus*, pénètre simultanément dans ce que la médecine chinoise appelle les *douze voies*, et affecte du même coup l'économie tout entière.

De même l'élimination des poisons, et par conséquent celle des remèdes, s'effectue par des voies spéciales; ce qui permet, le cas échéant, d'entraîner au dehors la matière morbifique : d'où l'idée de traiter la rage par le Mylabre ou la Cigale, qui provoquent l'avortement, afin d'expulser le prétendu *fœtus canin*, c'est-à-dire le virus considéré comme un être vivant.

Par malheur, si la prémisse est juste, la conclusion est contestable et le corollaire absolument inadmissible.

Les médecins chinois ont reconnu qu'il y a des substances antagonistes, que de telles substances sont incompatibles dans la même formule, et qu'elles peuvent se servir réciproquement d'antidotes. Aussi recommandent-ils d'éviter l'association du Ta-ky (espèce de *carduus* mentionnée plus haut) avec le *Glycyrrhiza*, le *chamœdaphne* et l'*Helminthocorton;* tandis qu'ils conseillent de traiter les piqûres de guêpes, de scorpions et même les morsures de serpents venimeux, par le *Bidens-parviflora*, d'administrer le *Nelumbo* à ceux qui sont empoisonnés par des crabes, et de combattre les effets toxiques des champignons par l'alun ou la racine de *cichorium* et ceux de l'aconit par le *Libanotis*.

A leur avis, l'arsenic trouverait un contre-poison efficace dans le *Phaseolus angulatus*, ce qui ferait penser que cette espèce, appartenant à un genre inoffensif, posséderait exceptionnellement une activité pharmacodynamique comparable à celle de la fève du Calabar, et supérieure à celle d'une autre Légumineuse : le *Cytisus Laburnum*, dont les propriétés toxiques sont peut-être analogues à celles de la Phaséolée exotique.

Pour achever de remplir notre programme, il ne nous reste plus qu'à signaler quelques particularités qui dénotent de la part des Chinois une observation délicate et sagace. De ce nombre sont les effets favorables de l'orge germée sur les troubles digestifs et l'action résolutive exercée sur les opacités de la cornée par le nitre ou le sel ammoniac. Un autre fait d'une portée considérable aurait été observé par eux : savoir, l'immunité, par rapport au goître, de tous ceux qui font

usage d'eau conservée dans des vases de plomb, et la possibi-
lité de prévenir cette dégénérescence en administrant des
préparations saturnines.

Enfin, nous signalerons à l'attention des thérapeutistes quelques substances vantées dans l'Extrême Orient, et qui, sans être
toutes des médicaments héroïques, mériteraient néanmoins
d'être soumises à l'épreuve de l'expérimentation sur les animaux et d'une sévère observation clinique. Telles sont l'*Ane-*
marrhena asphodeloïdes, employé aux mêmes usages que la
Scille ; le *Pardanthus chinensis,* auquel on attribue les propriétés les plus remarquables et les plus variées ; le *Pupalia*
geniculata, dont la racine âcre, sialagogue, est usitée dans le
rhumatisme, etc. ; le *Passerina Chamædaphne,* dont la teinture est souvent employée comme cordiale, tonique et fébrifuge ; le *Rehmannia chinensis,* utile dans la débilité générale ;
le *Dimorphanthus edulis,* fréquemment prescrit contre les
pertes sanguines, les maladies du cœur et autres ; le *Gynocar-*
dia odorata, dont les semences sont préconisées contre les
dermatoses et la syphilis ; et, parmi les fébrifuges, le *Tour-*
nefortia argusina, le *Trichosanthes dioïca,* et surtout le
Dichroa febrifuga, dont la réputation est grande en Cochinchine, et qui mériterait sans doute mieux que les précédents
le titre de succédané du quinquina.

Tels sont, Messieurs, les faits les plus saillants relevés par
votre commission dans la matière médicale des Chinois ; telles
sont aussi les inductions que nous avons cru pouvoir en tirer
au point de vue de l'état actuel et des tendances doctrinales
de la médecine chinoise.

L'Académie est maintenant en mesure d'apprécier l'importance considérable et la haute valeur de l'œuvre consciencieuse

et savante soumise à notre examen, et nous espérons qu'elle s'associera à l'opinion de ses commissaires, résumée en ces termes :

Les *Études* de MM. Léon Soubeiran et Dabry de Thiersant *sur la matière médicale des Chinois* constituent un progrès par rapport aux publications antérieures.

Sans avoir résolu toutes les difficultés ni dissipé tous les doutes, leur travail est certainement le plus correct et le plus complet sur cette partie des connaissances médicales.

Par la masse des faits qui s'y trouvent réunis, comme par leur importance et leur nouveauté, cet ouvrage offre un grand attrait à la curiosité scientifique et ne peut manquer de servir de base pour des recherches ultérieures et décisives, ayant pour but d'élucider toutes les questions afférentes à l'histoire de la médecine chez les peuples de l'Extrême Orient.

En conséquence, Messieurs, votre commission n'hésite pas à soumettre à l'approbation de l'Académie les conclusions suivantes :

1° Remercier les auteurs de leur très-intéressante communication ;

2° Les féliciter sur les résultats acquis, et les encourager à persévérer dans les recherches laborieuses et éminemment utiles qu'ils ont entreprises ;

3° Recommander MM. Léon Soubeiran et Dabry de Thiersant à la bienveillance de M. le ministre de l'instruction publique, à l'effet d'obtenir l'impression, aux frais de l'État, de leur savant ouvrage intitulé : *Études sur la matière médicale des Chinois.*

LA
MATIÈRE MÉDICALE
CHEZ LES CHINOIS

MINÉRAUX

EAU.

Eau, *choui; sh'wui, yuh-yih*, F. P. Smith, 1245.

Le Pen-tsao la met en tête des médicaments et en discute avec soin l'usage thérapeutique.

L'hydrothérapie paraît avoir été mise en grande vogue par le célèbre chirurgien Houato, qui avait indiqué la méthode la plus rationnelle d'employer la douche froide; il a, en particulier, fait connaître la propriété hémostatique de l'eau, surtout dans les hémorrhagies utérines, l'action des compresses froides contre l'ivresse et l'empoisonnement par l'acide carbonique.

Les Chinois font un grand usage de l'eau chaude pour leurs boissons; ils lui reconnaissent de grandes vertus médicales comme antidote, lithontriptique et diurétique.

Ils recommandent aussi l'emploi modéré de l'eau de mer en boisson, et l'administrent en bains dans les éruptions écailleuses de la peau.

L'eau de rivière, *lieou-choui, liu-sh'wui*, F. P. S., 990, est préférée par eux pour faire le thé, à l'eau des lacs ou des sources; on la purifie avec une petite quantité d'alun; ils substituent quelquefois

1

à ce sel le carbonate de soude; ils disent aussi que, conservée dans des vases de plomb, l'eau ne peut donner le goître.

L'eau de pluie, *yu-choui, yu-sh'wui*, F. P. S., 967, est indiquée dans la préparation de quelques médicaments contre les fièvres pétéchiales; elle doit servir à préparer l'infusion de racines de *Justicia*. Celle qui tombe, *eau sainte*, le jour de la fête du Bateau du Dragon, le cinquième jour du cinquième mois, passe pour rafraîchissante et sédative; celle de la nuit suivante est anthelmintique, ainsi que l'eau de neige; la grêle est vénéneuse. En un mot, pour les Chinois, la pluie jouit de propriétés différentes aux diverses saisons.

L'eau de source, *tsing-tsiuen-choui, ts'ing-ts'iuen-sh'wui*, F. P. S., 1090, est employée surtout en hydrothérapie. Pour corriger sa crudité, on la fait bouillir, et on la traite par l'alun ou les amandes broyées.

Les eaux minérales, *wan-ts'iuen*, F. P. S., 726, de la Chine, sont généralement thermales et sulfureuses; on en trouve dans le Chan-tong, le Hou-pe, le Chen-si, le Kiang-si, le Yun-nan, le Kouang-tong, etc. Près de Nan-kang-fou, non loin du lac Po-yang, il existe une source d'eaux thermales et alcalines.

L'eau des cinq métaux, *wu-pan-t'ang*, F. P. S., 1246, dans laquelle on a fait bouillir les cinq métaux précieux : or, argent, cuivre, fer et étain, est un remède populaire contre la syncope et les accidents de tout genre.

CARBONE.

DIAMANT, *king-kang-che*, Pen-tsao; Mérat, Delens; *kin-kang-shih*, F. P. Smith, 369.

Ce minéral précieux jouit d'une grande réputation auprès des bouddhistes, qui le considèrent comme le symbole de toutes les vertus sublimes de Bouddha.

Il vient des pays étrangers, et il entre, dit-on, dans certaines compositions médicinales.

CHARBON DE TERRE, *che-tan,* Pen-tsao; Collas; *pae-moey, in-moey,* Carey, 216.

Assez abondant dans un certain nombre de montagnes, excepté dans les environs de Péking, ce minerai se rapproche beaucoup plus, par ses caractères, de l'anthracite que de la houille. Les Chinois, qui l'emploient quelquefois en médecine, pensent que les vapeurs qui en émanent sont très-dangereuses et doivent être combattues par des affusions d'eau froide. M. Itier dit que, d'après les Chinois, aucune ville ne peut être murée si elle n'est assise sur la houille.

On distingue trois sortes principales de combustible : 1° *hing-mei,* charbon dur, sorte d'anthracite qui donne beaucoup de chaleur et point de fumée ; 2° *joan-mei,* charbon noir, très-sulfureux, et qui donne plus de flamme ; 3° *yeou-mei* (charbon d'huile), très-bitumineux et fournissant beaucoup de fumée. Ces charbons ne sont pas employés par les étrangers, qui préfèrent ceux de l'Inde et de l'Europe (ITIER). La houille chinoise est surtout excellente pour la fabrication du gaz ; elle offre l'inconvénient de donner beaucoup de fumée, ce qui restreint son emploi pour les bateaux à vapeur.

CHARBON DE BOIS, *pan-tan, peh-ts'au-shwang, peh-tan,* F. P. Smith, 230.

Le Pen-tsao dit qu'il doit être fait avec du bois de chêne.

Il est administré à l'intérieur en poudre dans les empoisonnements métalliques ; on le mêle à du miel contre la dyssenterie et certaines affections de la gorge ; à l'extérieur on l'applique, mêlé à l'huile de sésame, sur les brûlures et dans quelques maladies cutanées. On préfère le charbon en morceaux menus pour cuire les aliments des malades, car on pense qu'il a perdu toutes ses émanations délétères.

On emploie pour la fabrication de la poudre à canon le charbon des saules et celui du *Cunninghamia sinensis.*

1.

CHARBON ANIMAL, *kuh-tan*, F. P. Smith, 229.

Il paraît inconnu aux Chinois, qui donnent le nom de *ki-kuh-tan* (charbon d'os de poule) à un charbon de bois très-menu. (F. P. SMITH.)

TOURBE, *tsao-py-tse.*

On rencontre le lignite dans diverses parties de la Chine, où l'on trouve fréquemment aussi des gisements de tourbe. La tourbe est généralement douée d'une teinte brunâtre; sa texture fibreuse rappelle celle des plantes qui l'ont formée par leur décomposition. La tradition rapporte qu'à une certaine époque de l'histoire on fit abattre une énorme quantité de châtaigniers, qui furent enfouis dans le sol. Ces arbres auraient fourni, dit-on, la tourbe par décomposition. Cette légende explique le nom de district des châtaigniers donné au pays qui produit ce combustible. (*Industries de l'Empire chinois*, par STANISLAS JULIEN.)

SUIE, *pe-tsao-tchouang; bo-cao-szuan*, Tatarinov, 26; *peh-ts'au-shwang, fu-tsi-meh,* F. P. S., 1077.

Provenant de la combustion de matières végétales, elle passe chez les Chinois pour un remède fébrifuge, astringent, styptique, désobstruant.

BITUME, *che-nao-yeou, shih-lan-yu,* F. P. S., 146.

Les Chinois connaissent diverses sortes de bitume, qu'ils indiquent comme pouvant être utilement employées contre la gale, les parasites, et diverses affections cutanées.

PÉTROLE, *che-nao-yeou,* Pen-tsao; *shih-nau-yu, lieou-houang-yeou, liu-hwang-yu,* F. P. S., 862.

Il est noir, et ressemble aux produits naphtheux recueillis dans d'autres contrées.

Nous avons reçu de M. Dabry de Thiersant, sous le nom de *tsin-yeou,* huile de puits, un pétrole noir venant du Sse-tchuen, où il est assez abondant. D'après Mgr Desflèches, on le retire de puits ayant de 100 à 200 tchangs de profondeur (1 tchang : 10 pieds chinois); on en retire du noir et du blanc. (Sou-beiran.)

On trouve le pétrole dans le Chan-si, le Yun-nan, et dans quelques localités on recueille, de temps immémorial, le gaz qui l'accompagne pour l'employer comme combustible.

Le pétrole est employé quelquefois en médecine contre les convulsions des enfants et les blessures de flèches empoisonnées.

NAPHTHE, *mang-ho-yeou, mang-ho-yu,* F. P. S., 754; *choui-pou-mie-tche-kao.*

Très volatil, très-inflammable.

On s'en sert pour tuer les poissons.

On le retire de Corée, de Formose, du Sse-tchuen, en distillant des roches bitumineuses.

SUCCIN, ambre, *hou-pe; chou-po; hu-peh, kiang-chu,* F. P. Smith, 51; *chu-po,* Tatarinov, 64.

Il passe pour nervin, diurétique, astringent. On en fait une poudre composée avec des perles et du cinabre, *ku-peh-tan,* F. P. S., 52, qui est préconisée contre les maladies des organes génito-urinaires et contre les affections utérines pendant la grossesse. (F. P. SMITH.)

Recueilli dans le Yun-nan, la Corée, le Japon.

Sous le nom de *mi-la,* nous avons trouvé indiquée une matière résinoïde, qui nous paraît devoir être rapportée à l'ambre, sans que nous puissions rien affirmer, n'en ayant pas eu d'échantillon à notre disposition.

SILICE.

QUARTZ, *ho-che; ou-sse-tse-hing;* Pen-tsao, *wu-sih-shih-ying.* F. P. S., 959.

Les graviers quartzeux, qui forment le sable de quelques

rivières, sont préconisés contre la gravelle, la colique, etc. Le quartz cristallisé est recommandé dans les affections pulmonaires, la jaunisse et le rhumatisme. Il fait partie d'un vin ferrugineux employé contre la spermatorrhée et l'impuissance.

QUARTZ HYALIN, *pe-che-yn,* Pen-tsao; *pao-che,* Pen-tsao; *choui-tsin,* Pen-tsao; *pih-shih-ying,* Hanbury, 3; *choui-tsing; shwui-tsing, shih-ying,* F. P. S., 992.

Il offre des couleurs variées, bleu, rouge, jaune ou violet, et reçoit alors les noms de *tien-tsee, tsee-che, ma-kian-chou, mou-lan-chou, la-tsee.*

Le quartz aventuriné est désigné sous le nom de *hia-lun-che.*

L'améthyste est connue sous le nom de *lan-pao-che.*

Le cristal de roche passe pour avoir, en raison de sa transparence et de son hyalinité, une heureuse influence dans le traitement des ophthalmies.

On trouve le quartz hyalin en Tartarie et dans le Yun-nan.

Sous le nom de *cha-tsee, ch'a-shih,* F. P. S., 1138, on désigne un quartz enfumé qui jouit auprès des Chinois d'une grande réputation pour faire des lunettes contre la faiblesse des yeux.

QUARTZ CORNALINE, *che-nao,* Pen-tsao; *ma-nao-che.*

Cette cornaline, quelquefois grosse comme un œuf de pigeon, passe pour souveraine contre les maladies des reins.

Elle provient du Chan-tong.

QUARTZ ONYX, *pé-yu.*

QUARTZ AGATE, *ma-nao, che-nao,* Pen-tsao; *mo-lo-kiu-ly.*

Les agates, qui sont surtout recueillies au Japon, sont de couleurs variées, mais généralement rouges ou blanches; celles qui offrent des bandes de plusieurs couleurs sont les plus estimées; on les emploie surtout contre les ophthalmies.

QUARTZ JASPE, *yu-che, py-yu-che.*

SOUFRE.

Soufre, *che-lieou-houang, lieou-houang,* Pen-tsao; *wei-lew-kwang, lew-hwang,* Hanbury; *shih-liu-hwang,* F. P. S., 1112.

Généralement impur, cristallin, jaune pâle, il provient de la fusion de minerais recueillis dans des terrains volcaniques du Tur-fan et du Sse-tchuen, et porte des traces évidentes de la fusion à laquelle il a été soumis. Le soufre se dépose en fines aiguilles sur les parois des solfatares de Formose, où il est recueilli pour l'usage. Une grande quantité est aussi importée depuis longtemps en Chine du territoire de Satsuma, au Japon. (Taintor.) Le commerce du soufre n'est pas permis en Chine, excepté pour la fabrication des artifices, si profusément employés par les Chinois dans toutes leurs fêtes, religieuses ou non.

Les fleurs de soufre, *lieou-houang-chouang* (*liu-hwang-shwang,* F. P. S., 1113), sont à peine employées par les Chinois.

Sous le nom de soufre rouge, *che-lieou-che, che-ting-tche,* F. P. S., 1114, on désigne un soufre préparé dans le Chan-si, qui, d'abord malléable, tombe plus tard en poussière, et qu'on emploie contre les rhumatismes, la leucorrhée et la métrorrhagie. Il sert aussi à la préparation du vermillon.

Le *lieou-houang-hiang,* Pen-tsao, est un soufre à odeur forte du Hou-nan, qui est indiqué comme désinfectant et vermicide.

Bien qu'il passe pour dangereux, les Chinois administrent le soufre dans le rhumatisme, les fièvres; ils l'emploient aussi comme anthelmintique. Mélangé à diverses substances, le soufre est usité en onctions contre la gale, diverses affections cutanées, les poux. On le brûle pour chasser les moustiques. On l'introduit aussi dans des vases, dans lesquels on met du vin qui acquiert ainsi des propriétés médicales.

La poudre à canon, *ho-yo; ho-yoh,* F. P. S., 498, passe pour vermifuge et détergente. On la fabrique avec le charbon du saule ou du *Cunninghamia sinensis.*

ARSENIC.

ARSENIC, *py-chan, pi-szan,* Tatarinov, 320.

Nous n'avons pas vu ce médicament, non plus que les deux suivants.

ACIDE ARSÉNIEUX NATUREL, *pi-hwang,* F. P. S., 95; *sin-shih, pih-sin, hung-pe,* Hanbury, 28.

Minerai jaunâtre, cristallin, fournissant, par sublimation, une grande quantité d'acide arsénieux blanc, et qu'on emploie comme escharotique dans les affections strumeuses. (F. P. SMITH.)

ACIDE ARSÉNIEUX BLANC, *pi-chouang; pih-shih, peh-sin-shih,* F. P. S., 93, 94.

On préfère le produit raffiné au minerai naturel, quoique le Pen-tsao indique celui-ci comme supérieur. L'acide arsénieux est employé contre l'asthme, la dyssenterie et certaines formes de rhumatisme. Les Chinois le considèrent comme nuisible dans les maladies de la peau.

On ne doit pas le donner en même temps que le sang de mouton. On indique comme son contre-poison l'eau de *phaseolus angulatus, lou-teou.*

RÉALGAR, arsenic sulfuré rouge; *tsee-houang,* Pen-tsao; *hiŭm-hoâm,* Cleyer, 176; *siun-chuan,* Tatar., 369; *hiung-hwang, hwang-kin-shih, ming-hiung, t'u-hiung,* F. P. S., 971; *siun-chuan, heung-hwang,* Hanbury, 30.

Ce minerai, de couleur rouge, tirant un peu sur l'orange, ne s'est jamais présenté à nous que sous forme de fragments irréguliers, mais ayant conservé l'aspect cristallin. On l'importe du Yun-nan, du Kouei-tcheou et du Kan-sou. Plusieurs échantillons plus volumineux que je possède portent la marque évidente d'une origine artificielle, et j'ai, en outre, un vase de réalgar qui m'a été donné par M. l'abbé Perny et qui évidemment a été coulé. On sait que ces vases sont employés par les Chinois, de même que par plusieurs peuples orientaux, pour en obtenir des purgations au moyen du thé, du jus de citron ou du vinaigre, qu'ils y ont laissé séjourner : ils se purgent ainsi souvent, mais très-souvent aussi ils se superpurgent. (SOUBEIRAN.)

Nous avons aussi reçu, sous le nom de *hiong-houang*, un échantillon de réalgar, bien que le nom chinois, indiquant un corps jaune, semble devoir s'appliquer plutôt à l'orpiment.

Le réalgar passe pour mâle ou spermatique, *yang*, au contraire de l'orpiment, qui est femelle (*yin*); on le croit générateur de l'or. On l'emploie à l'extérieur contre les éruptions et les diverses affections de la peau. Il est usité aussi comme fébrifuge, anthelmintique, escharotique. Le Pen-tsao le préconise en fumigations contre la nymphomanie des jeunes femmes. Dans certaines localités du Hou-pe, on le met infuser dans une petite quantité de vin, qu'on boit au milieu du cinquième jour du cinquième mois comme préventif des cinq poisons animaux, et des influences malignes.

Les Chinois distinguent sous les noms de *hong-sin, hong-sin-shih*, F. P. S., 972; *hung-sin*, Hanbury, 31; le réalgar cristallisé natif, plus ou moins pur. Ses usages sont les mêmes.

ORPIMENT, *che-houang* (serpent jaune), Pen-tsao; *tsz'e-hwang*, F. P. S., 825; *tsze-hwang*, Hanbury, 29; *shih-hwang*, F. P. S., 503; *my-ly-tsee*.

Ce sulfure d'arsenic (*la femelle jaune*) n'est pas très-commun et ne se rencontre presque jamais qu'en petits échantillons. Les Chinois, qui lui attribuent des propriétés hyperboliques, présument que ce sont des sortes de bézoards provenant de certains serpents. Leurs médecins ne croient pas que l'ingestion de l'orpiment puisse déterminer d'accidents, et l'emploient fréquemment, soit à l'intérieur, soit à l'extérieur, quoique moins souvent que le réalgar; ils s'en servent comme escharotique, vulnéraire et expectorant. On en fait aussi un grand usage comme antipériodique.

On l'importe du Ho-nan, du Yun-nan, du Kan-sou et du Ou-tou-chan. On donne souvent sous ce nom du sulfate de chaux qui a été incinéré avec du suc frais d'aloès.

ANTIMOINE.

ANTIMOINE, *ouo-tsee*.

Les Chinois ne paraissent pas le distinguer de l'étain.

AMMONIAQUE.

L'ammoniaque, *nao-cha, tsao-ko*, n'est pas employée par les Chinois, bien qu'elle leur soit connue et que le Pen-tsao indique la chaux comme pouvant décomposer le *nao-cha*. (F. P. SMITH.)

AMMONIAQUE MURIATÉE, sel ammoniacal volcanique, sel de Tartarie, salmiac; *nao-cha*, Pen-tsao; *bay-ian-nao, ian-nao, nao-sza, tche-nao-cha, tsy-nao-cha,* Tatarinov, 12, 224, 310, 469; *yen-na-cha, che-nao-cha, ta-hong-fan-nao-cha,* Collas; *nau-sha, nung-sha, pe-ting-sha,* F. P. S., 1012.

Ce minerai est en poudre grossière, de couleur gris sale, dont les fragments les plus gros sont comme *cariés*, c'est-à-dire présentant des cavités irrégulières. Ses fragments offrent un certain éclat qui les fait comparer par les Chinois à *po-siao* (nitre); sa saveur est amère, piquante et *salée*, disent les Chinois.

Il en existe plusieurs variétés qui se distinguent par leur coloration plus ou moins foncée et leur texture, qui peut être lamelleuse, à lamelles plus ou moins grandes, ou fibreuse.

La majeure partie provient du Thibet; on en tire également du Lan-chao-fou et de Ning-hia dans le Kan-sou. Il est presque toujours mêlé de matières étrangères, et paraît être un produit de fabrication plutôt qu'un produit naturel, malgré le nom de volcanique qui lui est ordinairement attribué. Ne proviendrait-il pas, comme celui de l'Inde, de la combustion incomplète des excréments des chameaux ou des yaks?

Il est quelquefois mélangé de fer. On l'emploie comme flux ou fondant, surtout pour la liquéfaction de l'argent. Bien que délétère, on dit qu'il sert à conserver la viande et qu'il est usité comme condiment; il est quelquefois employé en thérapeutique pour résoudre les opacités de la cornée. Les médecins chinois lui attribuent une action sédative, résolutive, pectorale et faiblement escharotique. Les vétérinaires en font surtout usage.

Sous le nom de *pe-ting-cha* (*peh-ting-sha*, F. P. S., 1243), le Pen-tsao fait connaître un sel ammoniacal qu'on tire du Tur-fan, aux limites du Kan-sou, et que Keferstein rapporte au carbonate d'ammoniaque.

POTASSIUM.

PERLASSE, *kien-cha; kien-sha, shih-kien, hwui-kien*, F. P. Smith, 349, 920; *tsao-kien*, Debeaux.

On l'obtient par l'incinération des plantes herbacées, des Polygonées surtout, dans la province du Chan-tong et dans le Pe-tchi-li, mais on lui substitue fréquemment le carbonate de soude naturel de Mongolie ou du Thibet.

La perlasse est surtout employée pour fabriquer des savons grossiers.

Elle sert aussi à la fabrication du ferrocyanure de potassium; pour cela les Chinois traitent les résidus animaux, poils, cornes, etc., et portent le tout au rouge avec de la perlasse et une certaine quantité d'objets de fer; ils cherchent du reste à tenir leurs procédés secrets.

POTASSE NITRATÉE, nitre, *po-siao, mang-siao, siao-che*, Pentsao; *pu-sia*, Tatarinov, 325; *siau-shih, mang-siau*,

yen-siau, ho-siau, tsi-hwang, F. P. S., 1015; *po-seaou,*
wang-seaou, mang-seaou, Hanbury, 4.

En petits grains grisâtres, formant une matière pulvérulente.

Elle renferme toujours une forte proportion de nitrate de chaux
et de magnésie. Quelquefois cristalline, elle a une saveur fraîche
et un peu amère.

On rencontre le salpêtre près des endroits d'où l'on extrait le
sel, et on l'obtient en Mongolie et dans le Kan-sou, par lixiviation
des terrains et par l'évaporation des eaux de lixiviation. Il fait
l'objet d'un monopole du gouvernement.

On le trouve souvent sur les murs humides, et on l'exploite pour
la fabrication de la poudre et des feux d'artifice.

Il renferme toujours une certaine quantité de soude : on le
confond quelquefois avec le sel de soude.

Le salpêtre est employé contre les tumeurs abdominales et la
chaleur produite par le vent. Il est aujourd'hui remplacé par le
sulfate de soude. On s'en sert principalement en lotions dans les
ophthalmies et dans les cas d'opacité de la cornée.

SODIUM.

SEL GEMME, sel marin, *tsin-yen, che-yen*, Pen-tsao; *shih-*
yen, F. P. S., 1013; *cin-ian, szi-ian*, Tatarinov, 92,
414.

Le chlorure de sodium constitue un grand nombre de variétés,
auxquelles les Chinois appliquent des noms différents.

Sous le nom de *kouang-ming-yen*, Pen-tsao, nous avons reçu
un sel brillant provenant du Yu-tcheou et dont les Persans et
les Thibétains font un grand usage pour saler leurs aliments; par
ses caractères extérieurs, ce sel offre toute l'apparence de l'alun.

Des échantillons de chlorure de sodium grisâtre, provenant de
l'exposition des eaux de la mer dans des marais salants, nous ont
été envoyés sous les noms de *che-yen*, Pen-tsao, et *tche-yn*, Pen-

tsao. L'empereur s'est réservé le monopole de ce sel, qui se.fabrique dans le Kouang-tong, le Chan-tong, le Tche-kiang et le Tchin-ly.

Le *tse-yen* est le sel obtenu des sources salées ou de puits d'une grande profondeur; on l'extrait au moyen de vases de bambou qu'on y plonge et qu'on retire alternativement pour les déverser dans des citernes.

On concentre l'eau par la chaleur, quelquefois obtenue par la combustion du pétrole.

M. Hanbury désigne sous le nom de *naou-sha* (8) un chlorure de sodium cristallin très-estimé, de couleur vert-cendré et mélangé d'une grande quantité de matières terreuses.

Le *jung-yen, ts'ing-yen, kwang-ming-yen*, F. P. S., 1014, est un chlorure de sodium cristallisé du Kan-sou et du Pe-tchi-li qui se présente sous forme de cristaux cubiques, noirâtres, qu'on préconise contre les affections du foie et de la rate. D'après Tatarinov, on donne quelquefois le nom de *szi-ian* à du natron impur.

Le chlorure de sodium se trouve dans presque toutes les provinces de l'empire chinois, mais sa récolte est l'objet de grandes restrictions de la part du gouvernement; la contrebande s'en exerce sur une vaste échelle.

Très-employé dans la préparation et la conservation des aliments des Chinois, le sel est souvent mêlé au thé en boisson. Au point de vue médical, on en fait usage comme émétique, stomachique, anthelmintique, et comme contre-poison : on en fait des applications externes chaudes dans les douleurs de poitrine et les coliques.

Les Chinois pensent qu'il a une action pernicieuse sur les poumons. Il jouit parmi le peuple d'une grande réputation comme réconfortant.

Le sel gemme sert quelquefois à faire divers objets qui servent comme charmes magiques.

SOUDE BORATÉE, borax, tinckal; *pang-cha, pong-cha,* Pentsao ; *pen-ssa,* Tatarinov, 317; *pang-sha,* Hanbury, 6;

p'ang-sha, p'ung-sha, yueh-shih, hwang-p'ung-sha,
F. P. S., 151, 1151; *guet-siao,* Carey, 63.

En masses blanchâtres, cristallines.

On le recueille sur les bords de certains lacs du Thibet.

Le borax est usité comme stomachique, antiphlogistique; il
passe pour excellent contre le muguet des jeunes enfants et les
angines. Les buveurs en prennent une certaine quantité avant de
faire leurs libations, en vue de prévenir l'ivresse résultant de leurs
excès.

SOUDE CARBONATÉE, *natron; keen,* Hanbury; *kan, kien,*
F. P. Smith, 775, 1067.

Ce sel naturel est importé en grande quantité de la Mongolie et
du Thibet; il se présente en masses irrégulières, à surface blanche
effleurie, poreuses et translucides à l'intérieur, difficiles à dissoudre dans l'eau. Il contient toujours des sulfates.

Le natron de Mongolie, que nous n'avons pas eu occasion d'exa-
miner, a été importé à Hambourg en 1845, d'après M. Hanbury.

Les Chinois en font un grand usage dans l'économie domestique en guise de savon; ils s'en servent quelquefois comme purgatif et désobstruant. Ils en font quelquefois aussi usage, pour
remplacer l'alun, pour clarifier l'eau, et trouvent que ce sel rend
l'eau plus douce. Du reste, le Pen-tsao a indiqué l'emploi des
vases de plomb pour conserver l'eau, et dit qu'on prévient ainsi
la formation du goître.

SOUDE NITRATÉE, *po-siao; p'oh-siau, p'i-siau,* F. P. S.,
1068.

Ce sel, qui forme des efflorescences dans le Sse-tchuen et le
Chan-tong, est presque toujours confondu avec le nitre, qu'on
recueille dans les mêmes conditions. On l'emploie comme purgatif et diurétique; il entre également dans la composition de
quelques collyres.

Soude sulfatée, *hiuen-ming-fen, tzian*, Tatar., 443; *yuen-ming-fen*, Hanbury, 7; *hiuen-ming-fen, peh-lung-fen*, F. P. S., 1669; *tche-yen*, Debeaux.

Préconisée par Liu-hiuen-chin, prêtre botaniste qui vivait deux siècles avant Jésus-Christ, la soude sulfatée, qui porte son nom, de même qu'en Europe on lui a donné le nom de sel de Glauber, passe pour jouir des propriétés les plus merveilleuses contre un grand nombre de maladies, et est surtout très-vantée dans tous les ouvrages des alchimistes chinois. On donne les procédés les plus minutieux et les plus ridicules pour obtenir la purification de ce sel, qui, du reste, est fréquemment confondu par les Chinois avec le nitre. Quoi qu'il en soit, on l'administre contre les fièvres avec délire, l'épistaxis, les obstructions intestinales; on le prend aussi en vue d'arriver à l'âge le plus avancé.

Hiuen-ming-fen, sel d'urine. (Voir *Homme*.)

CALCIUM.

Chaux carbonatée, *che-hoei*, Pen-tsao; *szi-chuy*, Tatar., 408; *han-xiu-xe*, Cleyer, 150; *shih-hwui, ying-shwui-shih, peh-shwui-shih*, F. P. S., 637, 178; *kan-shwy-shih*, Hanbury, 9.

Sous ce nom, les Chinois désignent un carbonate de chaux compacte, blanc-bleuâtre, qu'ils récoltent dans certains lieux élevés, dans la persuasion qu'il possède alors toutes ses vertus.

Sous le nom de *chwi-che* (*choy-szy*, Tatar., 58), nous possédons un morceau de calcaire rouge-grisâtre, très-impur, qui semble mêlé d'une notable proportion de fer et d'argile, et nous paraît plutôt une marne qu'un calcaire proprement dit.

Sous les noms de *hai-fow-che*, Pen-tsao, *hai-che, fwow-che, fow-che*, nous avons une concrétion calcaire très-légère qui semble formée d'une agglomération peu dense de grains et dont la texture est presque identique à celle du quartz nectique de Saint-Ouen.

Nous avons reçu aussi un spécimen de craie, chaux carbonatée terreuse, tout à fait analogue à celle dite de Meudon, sous le nom de *fen-sy*, Pen-tsao, *tchin-fen*, que porte aussi un échantillon de fard ; ce fard (*kouan-fen, kwang-fen,* F. P. S., 193, 697, *kwang-fun,* Hanbury, 10) est un composé de poudre très-fine de carbonate de chaux, obtenue sans doute par précipitation et colorée en rouge par une substance végétale extraite du carthame. Ce fard est étendu sur une plaque de coton cardé avec laquelle on frotte légèrement le visage. M. Porter Smith signale, sous le nom de *shwai-fen* (640), une poudre très-fine de marbre ou de craie qu'on emploie à falsifier le blanc de fard.

La craie, assez rare en Chine, *houa-fen* (*hwa-fen, peh-tu-fen,* F. P. S., 227), y est presque toujours confondue avec le kaolin et d'autres minerais terreux.

Le *han-choui-che* est un carbonate de chaux cristallisé, quelquefois coloré en brun.

Nous possédons encore sous le nom de *choui-tchong-che,* Pentsao (*chung-jso-shih,* Hanbury, 11), une arragonite qui est en rognons arrondis, comme si elle avait été roulée dans les torrents des montagnes ; ces échantillons sont, les uns très-clairs, et ce sont ceux que les médecins chinois emploient ; les autres sont de couleur grise plus ou moins foncée : tous ont une structure fibreuse très-marquée.

Nous avons aussi, sous le nom de *che-jong, shih-chung-ju,* F. P. S., 1094, quelques fragments de stalactites. La poudre des échantillons fistuleux passe comme galactogogue, tonique, sédative ; elle est excellente pour la toux. Les stalagmites, *shih-shw'ung,* F. P. S., 1095, passent pour jouir des mêmes propriétés.

Le marbre, *tao-houa-che* (*tao-hwa-shih,* F. P. S., 696), n'entre pas dans la thérapeutique ordinaire chinoise.

Très-répandue dans le Hou-nan, le Sse-tchuen, le Hou-pe, le Kiang-si, la chaux carbonatée sert, par sa calcination, à faire de la chaux, qui n'est plus employée en médecine, mais qui était usitée autrefois comme astringente, épilatoire, caustique et absorbante.

On fait quelquefois usage du *kouan-fen* comme antidiarrhéique.

Le carbonate de chaux passe, d'après le Pen-tsao, pour rafraîchissant, antiphlogistique et diurétique. Calciné et réduit en poudre, il sert comme dentifrice quand les gencives sont saignantes; on l'emploie aussi contre les brûlures, mêlé à de l'huile, *t'ang-ho-yu*, F. P. S., 199.

CHAUX SULFATÉE, sélénite, *che-kao,* Pen-tsao; *xe-cao,* Cleyer, 166; *szi-gao,* Tatar., 412; *iun-mu-czi,* Tatar., 239; *chi-kao,* Itier; *che-kao,* Mérat, Delens; *yn-kao, shih-kao,* Hanbury, 14; *shih-kau, si-li-shih, hiuen-tsing-shih,* F. P. S., 500, 1035; *siae-ko,* Carey, 156.

On trouve la chaux sulfatée fibreuse dans le Chan-tong et près de Tsin-cheou; ses fibres blanchâtres, assez ténues, lui donnent un aspect soyeux.

Sous le nom de *ling-choui-che,* Pen-tsao, nous avons reçu un échantillon de sélénite fibreuse à fibres assez fines et d'une couleur rosée claire.

Sous celui de *kan-choui-che,* Pen-tsao, et sous celui d'*hiuen-mi-che,* ou *iun-mi-czy,* Tatar., 239, nous possédons un échantillon également fibreux, blanchâtre, mais à fibres grossières. Sous celui de *fung-ly-sse,* nous avons reçu un échantillon lamelleux, translucide, et un peu sali par des matières étrangères.

Nous possédons aussi un spécimen de chaux sulfatée, cristallisée en petits cristaux mal définis, mais qui se rapprochent de la forme lenticulaire; nous l'avons reçu sous le nom d'*hiuen-che,* Pen-tsao; *hiuen-tsing-shih,* Hanbury, 13. Cette variété, qui provient du Chan-si et du Pe-tchi-li, où elle paraît être en rapport avec le sel gemme, est employée comme rafraîchissante, antirhumatismale; on l'insuffle dans les yeux pour certaines ophthalmies.

Le sulfate de chaux passe pour antiphlogistique, antirhumatismal, alexipharmaque, siccatif et vulnéraire. Les Chinois lui

2

attribuent une action énergique sur la sécrétion lactée et contre l'incontinence d'urine; ils l'appliquent aussi avec avantage, en poudre, sur les brûlures. Sous forme de plâtre, *shuh-shih-kau*, F. P. S., 894, on s'en sert comme siccatif dans les affections herpétiques. Il sert quelquefois à adultérer le calomel.

CHAUX FLUATÉE, *tsee-che-hyng; tsze-shih-ying*, F. P. S., 448; *tsze-shih-ying*, Hanbury, 15.

En morceaux irréguliers, d'un vert mélangé de violet, provenant du Canton et du Tche-kiang.

On calcine, on lave au vinaigre et on l'emploie comme rafraîchissant, sédatif et tonique; on en fait usage dans la stérilité et les affections chroniques de poitrine.

On lui substitue quelquefois des cristaux de quartz.

FARINE FOSSILE, *che-mien.*

Cette farine fossile, sur laquelle Biot a publié autrefois des renseignements très-curieux, est blanche et sert quelquefois de nourriture au peuple; mais son principal emploi est de combattre les éructations.

MAGNESIUM.

DOLOMIE, *houa-ju-che; hwa-luy-shih*, Hanbury, 12; *hwa-jû-shih*, F. P. S., 386, 678.

En masses irrégulières, arrondies, mamelonnées, granulaires, gris foncé à l'extérieur, verdâtres à l'intérieur, qu'on trouve dans le Tche-kiang, le Hou-nan, le Chan-si et le Chen-si.

La dolomie est indiquée par Tatarinov, *choy-szi*, 58, comme faisant partie de la matière médicale chinoise. Porter Smith dit qu'elle est fréquemment usitée, à l'intérieur et à l'extérieur, en poudre, comme astringente, styptique, vulnéraire; et qu'elle sert surtout dans les affections des yeux.

Tatarinov dit qu'on fait aussi usage de la magnésie carbonatée ferrifère, qu'il nomme *lu-gan-szi*, 275 (*lu-kan-shih*,F. P. S., 677), *lou-kan-che*, Pen-tsao, *lou-sien-sing ;* mais on donne fréquemment ce nom à la calamine. Elle se présente sous forme de rognons terreux, de couleur jaunâtre, assez lentement solubles dans l'acide nitrique avec une effervescence moyenne.

Magnésie sulfatée, *kou-siao ; k'u-siau,* F. P. S., 413.

Elle est confondue par le Pen-tsao avec le nitre, dans les eaux mères duquel elle resterait. Elle passe pour rafraîchissante, stomachique, purgative, hydragogue et désobstruante.

ALUMINIUM.

Corindon, émeri, *kin-kan-che; kin-kang-shih,* F. P. S., 306 ; *hai-kin-cha; mo-houang-che.*

Souvent confondu avec le diamant, dont il partage, dit-on, les propriétés incroyables.

On fait souvent usage de l'émeri pour remplacer les cristaux hyalins de corindon.

Alumine sulfatée alcaline, alun, *pe-fan; ly-che; pih-fan,* Hanbury, 27 ; *pe-fan,* Coll.; *bay-fan,* Tatar., 8 ; *peh-fan,* F. P. Smith.

L'alun est employé dans la thérapeutique chinoise aux mêmes usages qu'en Europe, mais seulement après avoir été calciné ; on en fait surtout un usage fréquent pour purifier l'eau et la rendre potable en précipitant les matières organiques qui la souillent. Il porte des traces évidentes de cristallisation et ne renferme généralement pas trace de fer. L'alun, employé pour l'usage médical, est purifié par dissolution à chaud et filtration à travers du papier, et évaporé lentement.

On dit aussi que lorsque les pêcheurs rencontrent à la mer de grandes espèces de Rhizostomes au corps gélatineux, ils saupoudrent ces animaux d'une certaine quantité d'alun pulvérisé, pour en augmenter la consistance.

L'alun passe pour avoir des propriétés rafraîchissantes, antiphlo-gistiques, styptiques, vulnéraires, détergentes et apéritives. Les Chinois l'emploient dans l'apoplexie, les maux de gorge de diverses sortes, l'aphonie, et diverses affections de l'estomac, de la bouche, des fosses nasales, des yeux et des oreilles ; ils le prescrivent aussi contre la jaunisse, les dérangements menstruels, et diverses affections cutanées. L'alun fait encore partie des pilules *fan-lah-houan*, dans lesquelles il est mêlé à de la cire jaune. Les Chinois font un fréquent usage de l'alun calciné, *k'u-fan, pah-shih*, F. P. S., 45, pulvérisé et très-employé par les femmes pour dessécher les ulcérations produites par les bandages de leurs pieds ; on s'en sert aussi contre les fongosités des gencives et en applications sur les surfaces suppurantes.

L'alun était primitivement importé de Perse, de Kouan-lan et Ta-tsin. On le recueille aujourd'hui des roches schisteuses argi-leuses du Tche-kiang, du Hou-nan et du Nang-houi. On en tire aussi du Chan-si, du Sse-tchuen et du Chan-tong. Pour obtenir l'alun, on grille la roche (*fan-che*) à un feu de broussailles, et on traite par l'eau dans de vastes cuves ; on concentre le liquide dans des bassines à fond de fer et à parois de bois, et on fait cristalliser dans des réservoirs en masses solides qu'on débite ensuite en morceaux pour la facilité du commerce.

ALUN FERRUGINEUX, *tie-fan*, F. P. S., 44; *hong-fan*.

Peu usité, il est le plus souvent remplacé par du sulfate de fer à moitié décomposé par la chaleur.

ALUNITE, *ch'ih-shih-cha*, F. P. S., 45; *chih-shih-che*, Hanbury, 25; *tche-che-tche*, Pen-tsao.

Terre alumineuse, rouge pâle ou blanche, en masses friables, irrégulières, qui se rapproche beaucoup par sa composition du kaolin, d'après M. Morland jeune.

Saphir, *py-yu.*

Entre dans la composition de quelques médicaments (*confections*).

COMPOSÉS MÉTALLIQUES.

Sous le nom de *my-to-seng*, Pen-tsao, *mi-to-sen*, Tatar., 295, les médecins chinois font un grand usage du résidu de la liquéfaction des métaux ; ce résidu n'est autre chose que de la litharge. (Voyez *Plomb.*)

Ils donnent aussi les noms de *kien, kou-kien, pe-tong,* à un alliage de cuivre et d'étain très-employé dans l'industrie, mais qui sert quelquefois à dissiper les tumeurs abdominales, suite de suppression des règles. (Voyez *Cuivre.*)

Les scories de fer, *tsao-cha-tse,* sont quelquefois employées.

Pah-pau-tan, F. P. S., 939, poudre styptique, est un remède secret qui renferme, dit-on, les huit bonnes panacées. Il contient toujours une grande proportion de plomb et d'autres métaux ; mais sa composition varie dans les diverses boutiques. Il est préconisé contre l'hémorrhagie, la syncope, etc.

FER.

Fer métallique, *he-kin, ou-kin, tie,* Pen-tsao ; *tieh,* F. P. S., 556.

En barres ; souvent impur ; il passe auprès des Chinois pour posséder une action puissante en même temps que des effets délétères ; aussi fait-il partie d'un certain nombre de préparations cordiales et alexipharmaques.

Les râpures de fer, *tie-fen, tieh-fen,* F. P. S., 557, *chin-cha,* en poudre grossière, passent pour agir dans les convulsions, le délire, etc.

La rouille, *tie-siou ; tieh-siu,* F. P. S., 558, s'emploie à l'extérieur dans la spermatorrhée et pour hâter l'accouchement; à l'intérieur, on en fait des applications dans certaines affections de la peau.

ACIER, *kang-tie*, Pen-tsao; *kang-tieh*, F. P. S., 1099.

Il passe pour tonique, stomachique, antiscorbutique et antipyrétique. Il entre dans la composition de divers médicaments antidiarrhéiques.

On en connaît trois espèces : 1° un mélange de *song-tie* et de *cho-tie*, qui, soumis cent fois à l'action du feu, donne *kang*, sorte d'acier; 2° *kang-tie*, qui est le fer dit natif; 3° un mélange de *kang-tie* et de *tche-che-yn*, carbonate de chaux cristallisé.

OXYDE NOIR DE FER, *tie-lo*; *tieh-loh*, F. P. S., 559.

Les battitures de fer passent pour antiphlogistiques, cordiales, et pour être utiles dans les affections du cœur et du foie.

FER AIMANTÉ, *si-che*; *cy-szi*, Tatar., 102; *ts'ze-shih*, F. P. S., 681; *ling-tzse-shih*, Hanbury, 39.

Ce minerai, qu'on trouve dans le Chan-si, le Chan-tong, etc., a été l'occasion de nombreuses légendes chez les Chinois, en raison de sa propriété d'attirer le fer; ils lui attribuent les propriétés les plus énergiques comme tonique et aphrodisiaque.

Le *yen-sang*, F. P. S., 680, est une poudre grossière, noire, arénacée, très-attirable à l'aimant, indiquée par M. D. Hanbury (38), qui la rapporte à l'oxyde magnétique de fer.

FER PYRITEUX, *tsee-jen-tong*, Pen-tsao; *he-chang-che*; *che-tchong-houang-tsee*; *shay-han-shih*, Hanbury, 44; *kin-sing-shih*, *tieh-fan*, F. P. S., 572.

En cristaux cubiques, dans les eaux des torrents du Yun-nan, du Chen-si, du Kiang-si; souvent altéré à sa surface, qui est de couleur brune; tandis que la cassure est jaune brillant.

La pyrite est considérée comme un corroborant puissant qui active la consolidation des fractures. Pour l'employer, on la fait rougir à plusieurs reprises à un feu clair; on laisse refroidir; on pulvérise et on donne la poudre dans du vin. Trois heures après, disent les médecins chinois, le malade ressent des craquements dans les os, et douze heures plus tard la consolidation commence; il est vrai que le membre est assujetti, et que le malade ne doit pas bouger pendant cent jours. (AMIOT.)

On en fait des bracelets antinévralgiques et préventifs de la lèpre. Calciné, traité par le vinaigre et pulvérisé, le fer pyriteux entre dans la composition de plusieurs médicaments. Il sert beaucoup à préparer le sulfate de fer du commerce.

Ce minerai a été rapporté par F. P. Smith, *tsze-jen-tung*, 562, au peroxyde de fer naturel, mais sans doute par erreur, car la description est celle d'une pyrite.

FER HÉMATITE, *tay-tchou-tche; day-czzu-czi*, Tatar., 154; *tsee-che*, Pen-tsao; *tieh-chu, fan-hung, tai-che-shih*, F. P. S., 148, 563; *tae-choo-shih*, Hanbury, 41.

Le plus souvent concrétionné, rouge foncé, ou en morceaux aplatis, et plus ou moins mélangé d'argile, ce minerai n'est pas rare en Chine. Celui du Chan ne peut être récolté sans une autorisation des mandarins supérieurs : il est rouge.

Il est employé comme tonique, reconstituant du sang, styptique, antichoréique et antileucorrhéique, et joue un grand rôle dans la thérapeutique chinoise. On lui attribue une action puissante contre l'hypochondrie, qui passe pour être causée par les esprits infernaux. On le préconise aussi dans les accouchements, pour activer la chute du placenta et prévenir les hémorrhagies consécutives.

La préparation du colcothar par la calcination du sulfate de fer est indiquée par le Pen-tsao, qui annonce que la couleur du produit sera d'autant plus belle que l'opération aura été faite à une température plus élevée.

HÉMATITE BRUNE, *you-you-liang; yu-yu-liang,* F. P. S., 501.

Ce minerai, qu'on trouve dans le Chan-si et le Chan-tong, est employé, après calcination et après avoir été soumis à l'action du vinaigre, comme tonique, astringent, antifébrile; il passe aussi pour agir sur l'utérus.

Sous le nom de *yu-yu-liang,* Pen-tsao, *yu-leang-che,* nous avons reçu du fer hydroxydé de la variété dite *ætite,* qui vient du littoral du Tche-kiang; ce minerai, du volume d'un œuf de canard environ, renferme dans sa cavité plusieurs petits grains; il est employé comme fortifiant dans les cas de diarrhée et de dyssenterie.

FER HYDROXYDÉ, limonite; *ou-ming-y,* Pen-tsao; *woo-ming-e,* Hanbury, 43; *vou-ming-y.*

C'est un minerai tout à fait analogue au minerai en grains du Berry.

Celui qui provient de la décomposition des pyrites est nommé *che-han-che* ou *nieou-hoang.* Il est souvent pulvérulent et de couleur jaune sale. M. Hanbury indique sous le nom de *tsze-jen-tung* (40) un peroxyde de fer en cubes plus ou moins brisés, et qui paraît résulter de la calcination des pyrites.

FER SULFATÉ, *lu-fan,* Pen-tsao; *tsin-fan; dan-fan,* Tatar., 151; *che-tan,* Pen-tsao; *mao-fan, tsao-fan; he-tan; hei-tan; luh-fan, t'sing-fan, tan-fan,* F. P. S., 571; *tan-fan,* Carey, 67; *tan-fan, lu-fan,* Hanbury, 45, 46.

En masses cristallines vertes, s'oxydant peu à l'air, ou en petits fragments, avec quelques parties colorées en jaune rougeâtre. Il est plus employé en teinture qu'en thérapeutique.

On l'obtient en mettant en contact de la houille sulfureuse et de la pyrite sous une couche de boue; la sulfatisation s'opère, et le sel est extrait par dissolution et cristallisation.

Usité surtout pour faire des liqueurs pour la teinture des cheveux, le sulfate de fer est fréquemment employé contre les maladies des yeux, de la peau, de l'utérus, du foie. Rarement on l'administre à l'intérieur.

Nous possédons un échantillon étiqueté *tsao-fan*, qui offre tous les caractères des aluns ferrugineux qui forment des efflorescences sur certaines roches alumineuses exposées à l'humidité; cependant il ne nous a donné aucune réaction chimique qui nous ait démontré la présence d'une certaine quantité d'alumine.

Le *tsau-fan*, F. P. S., 570, est un sulfate de fer impur, qu'on obtient par le traitement des pyrites, et qui est employé comme émétique dans les empoisonnements.

ACÉTATE DE FER, *tie-houa-fen; tieh-hwa-fen,* F. P. S., 567.

Poudre obtenue par l'action du vinaigre sur les râpures de fer, à l'ombre pendant cent jours, qui sert comme tonique et astringent. On l'applique directement, mêlée au camphre, dans le prolapsus du vagin. Le produit obtenu est très-beau.

BLEU DE PRUSSE, *yang-t'ien*, F. P. S., 945.

Se prépare à Canton et dans d'autres contrées par les Cantonais, qui font un mystère de leurs procédés, bien que leur produit soit de qualité inférieure.

Le *tiao-king-yo-choui* est une préparation de fer qui passe pour excellente dans les irrégularités menstruelles et contre les maladies du sang.

COBALT.

COBALT ARSENICAL, *tsin-che; hi-che.*

Grillé, il donne le *ta-t'sing, yang-t'sing, pien-t'sing*, F. P. S., 267, cobalt minéral, inusité en médecine.

ZINC.

CALAMINE, *lou-kan-che; fow-kan-shih, loo-kan-shih,* Han-

bury, 32; *lu-kan-shih, shih-siu-yuen,* F. P. S., 1286, 176.

Ce minerai, blanchâtre ou jaunâtre, se rencontre fréquemment dans les mines d'argent du Sse-tchuen; on l'emploie, mélangé au borax et à l'os de seiche, contre les ophthalmies. On le donne aussi, mélangé à l'urine d'un petit garçon, comme astringent, escharotique et siccatif; on le mêle encore à diverses substances contre les chancres et éruptions.

J'ai reçu sous le même nom de la calamine et de la magnésie carbonatée.

Tuthie, *tong-che-tsee; peh-yuen-tan, shan-t'ung,* F. P. S., 1284, 1217.

L'oxyde de zinc impur est employé contre les ophthalmies et diverses affections cutanées.

Zinc sulfaté, *houang-fan; hwang-fan,* F. P. S., 1285.

On l'importe impur de Perse, du Kan-sou et du Chen-si; on s'en sert à l'extérieur en lotions contre diverses éruptions, l'écoulement des oreilles, etc.

Zinc, *peh-yuen, peh-t'ung,* F. P. S., 1284.

Mal connu des Chinois, il est peu employé; il est souvent confondu par eux avec l'étain, le plomb et l'antimoine.

MERCURE.

Mercure, *choui-yn,* Pen-tsao; *chuy-yin,* Mérat, Delens; *shuy-yin,* Hanbury, 47; *shwui-yin, hung,* F. P. S., 711.

Le mercure (argent-eau) jouit d'une très-grande renommée auprès des alchimistes chinois, qui pensent qu'il est la source de l'*or philosophal;* ils le rapportent au principe femelle *ying.* On le prépare en Chine par le traitement du cinabre. Il passe pour trèsdélétère, et une grande quantité est employée à faire du vermillon. Il jouit d'une grande réputation comme médicament, bien qu'on ne l'emploie guère qu'en pommade pour détruire les parasites. Les prostituées s'en servent quelquefois pour ne pas être imprégnées.

CINABRE, mercure sulfuré, *tan-cha; tchou-cha,* Pen-tsao; *czzu-sza,* Tatar., 132; *choo-sha,* Hanbury, 50; *tan-sha, chu-sha, shin-sha,* F. P. S., 248.

Le mercure sulfuré naturel, dont on distingue de nombreuses variétés suivant la couleur et la forme, est surtout celui dont on doit faire usage en médecine. Les Chinois en distinguent trois sortes : 1° celui *de roche,* qui est le plus estimé et le plus beau; il est en petits cristaux très-purs, le plus souvent fragmentés, de couleur rouge brillant; il provient des montagnes du Sse-tchuen et du Kouang-tong; 2° celui *de terre,* qu'on trouve dans les mines en morceaux non cristallisés, de volume variable, pur ou mêlé de corps étrangers; 3° celui *d'eau,* inconnu aujourd'hui, qu'on retirait de puits desséchés du Chan-si, dans lesquels on mettait le feu.

Le cinabre le plus estimé doit être écailleux comme du talc et de couleur rouge clair. Pour l'employer, on doit prendre les précautions suivantes : on le lave dans une eau parfumée, après avoir eu soin de parfumer la chambre pour en chasser le mauvais air. On le sèche par le beau temps; on le pulvérise par un temps chaud, et on le lave avec une eau dont la composition varie suivant les médecins, puis avec de l'eau de rivière ou de fontaine; on le place ensuite dans un alambic avec différentes plantes, pour évaporer jusqu'à ce que toute l'eau ait disparu; on laisse refroidir. On l'emploie pour fortifier les viscères et les parties molles. C'est une sorte de panacée ou de pierre philosophale. (P. CIBOT.)

On en met dans des sachets qu'on fait porter aux enfants affectés de chorée. On en fait un grand usage dans toutes les affections syphilitiques; on le mêle au camphre de Bornéo ou à de la graisse pour tuer les *Pediculi.*

VERMILLON, *yn-tchou; yin-tchou; yin-choo,* Hanbury, 517;
in-czzu, Tatar., 228; *yin-chu, tsze-fen-shwang,* F. P. S.,
1236; *wong-toong, yui-wong,* Carey, 60, 52.

On le prépare par le mélange de deux parties de soufre et
d'une de mercure qu'on sublime dans un vase clos, recouvert de
linges mouillés; la portion qui reste au fond du vase est le vermillon impur; on recueille avec soin les parties cristallisées en
aiguilles fines, rouge foncé, qu'on pulvérise, qu'on lessive et fait
dessécher sur des tuiles; on les met ensuite en paquets d'une once
dans du papier noir glacé. Le produit de la partie en aiguilles est
d'autant plus beau qu'il a été pulvérisé avec plus de précaution,
et que sa lixiviation a été plus soignée. Le meilleur vient du
Fo-kien.

Le vermillon passe pour plus actif que le calomel; on en fait
des fumigations dans les affections syphilitiques; à l'intérieur, on
l'administre sous diverses formes.

Le papier d'enveloppe est brûlé, pour que sa fumée tue la vermine de la tête.

Le *ling-sha, rhk'i-sha, heh-sha,* F. P. S., 716, est un mélange
de soufre et de sulfure de mercure, brun-marron ou rouge pourpre, cristallin, plus ou moins pulvérulent. Il passe pour jouir de
qualités merveilleuses, car il réunit les propriétés mâles du soufre
et les propriétés femelles du mercure. On l'emploie dans le pyrosis, la dyspepsie, le choléra, la dysménorrhée et l'impuissance
dans les deux sexes. Il constitue la préparation mercurielle la plus
fréquemment employée à l'intérieur.

PROTOCHLORURE DE MERCURE, *king-fen; choui-fen; king-fun;*
choui-fun, Hanbury, 49; *k'ing-fen, hung-fen, shwui-*
fen, F. P. S., 180.

En cristaux aiguillés, brillants, incolores et hyalins.

Il est composé de chlorure de mercure (trois parties) et de sulfate de chaux (une partie). Cleyer pense que c'est un produit naturel; mais M. Lockart a appris à M. Hanbury qu'il est fabriqué

dans la province du Chen-si; il n'a pu lui faire connaître le mode de préparation. (Hanbury.)

DEUTOCHLORURE DE MERCURE, *king-fan; cin-fyn*, Tatar., 91; *hiong-fen*, Mérat, Delens; *peh-kiang, peh-kiang-tan*, F. P. S., 305.

On l'obtient par un procédé très-compliqué, dans lequel on calcine et fond ensemble du nitre, du mercure, du borax, du sel ammoniac, du massicot et de l'orpiment. Le résultat est une substance cristalline dont on fait usage comme caustique à l'extérieur. Le plomb, d'après les Chinois, corrige la trop grande virulence du mercure.

SULFATE DE MERCURE.

Les Chinois préparent quelquefois pour l'usage médical un turbith minéral, d'après M. Porter Smith.

OXYDE ROUGE DE MERCURE, *hong-fen, san-sien-tan,* F. P. S., 713.

En écailles rouge brique clair, lisses et brillantes sur une face, rugueuses sur l'autre; il est volatil, et ne donne aucune vapeur nitreuse par la chaleur.

Pour sa préparation, qui doit se faire hors de la présence ou de la vue de tout chien, toute poule ou femme, on fait fondre du nitre dans un vase, puis on y ajoute de l'alun; on y mêle ensuite le mercure; on recouvre le tout d'un plat et on chauffe environ une heure et demie, à une chaleur douce d'abord, et qu'on augmente progressivement.

Employé en poudre sur les bubons, les ulcères et les plaies, dont il enlève le poison, il passe pour résoudre les foyers purulents et activer la végétation des granulations.

Le *lang-shing-yo*, Hanb., 52, *hung-shing-yo, hung-shing-tau*, F. P. S., 712, est un mélange de peroxyde de mercure et de nitrate. On l'obtient par la fusion d'un mélange de mercure sulfuré, de nitre, de réalgar, d'alun, de sulfate de fer et d'oxyde rouge de plomb, qu'on chauffe et fait sublimer. Il est en poudre rouge orangé, se sublimant facilement, et appliqué aux mêmes usages que l'oxyde rouge.

MERCURE NITRATÉ, *hwang-shing-yoh*, F. P. S., 714; *hwang-king-yo*, Hanbury.

Jaune clair, plus ou moins mélangé d'oxyde rouge et de mercure métallique.

On le prépare en chauffant et sublimant un mélange d'oxyde de plomb, de mercure, de sulfate de fer et de nitre.

Employé seulement à l'extérieur sur les contusions.

Le spécifique des cinq tigres, *wu-hu-tan*, F. P. S., 715, est une poudre métallique composée de sulfate de fer, d'alun, de nitre, de mercure et de carbonate de cuivre, qu'on emploie quelquefois comme escharotique dans les affections cancéreuses et les ulcères spécifiques.

PRÉPARATION DE MERCURE, *fyn-szuan*, Tatar., 189.

AMALGAME DE MERCURE, *yn-kao; yin-kau, yin-ts'ui*, F. P. S., 47.

Cette combinaison de mercure, d'étain et de feuilles d'argent, est employée comme tonique dans les maladies du cœur et du système nerveux, dans les affections des reins.

PLOMB.

PLOMB, *yuen*, Pen-tsao; *he-yuen, hiu-yen*, Mérat, Delens.

Le plomb est considéré comme mâle, *yang*, et le père des cinq métaux principaux : il existe cependant une certaine confusion pour les Chinois entre ce métal, le zinc, l'antimoine et l'étain.

Le plomb qui vient de l'étranger renferme toujours du cuivre et du fer; aussi est-il moins bon que celui du pays, qui est regardé comme antidote de l'arsenic et du soufre.

Le Pen-tsao recommande de faire usage de vases de plomb pour conserver l'eau, et ajoute que ce procédé prévient la formation du goître.

Les ouvrages chinois mentionnent la paralysie saturnine.

MINIUM, *houang-tan, tsong-tan; song-tan; czzan-dan,* Tatar., 124; *wei-tan, tung-tan,* Hanbury, 33, 34; *hwang-tan, yuen-tan, tan-fen, chu-fen, hung-tan,* F. P. S., 699, 727.

Confondu par le Pen-tsao avec le massicot; on le prépare surtout dans le Kiang-si par la calcination du plomb. En poudre jaune orangé, d'après M. Hanbury, il renferme toujours une petite quantité de carbonate de chaux. On emploie l'oxyde de plomb comme astringent, antipériodique et anthelmintique; il sert aussi à préparer des collyres, des emplâtres, des pommades.

LITHARGE, *my-to-seng,* Pen-tsao; *meih-to-sang,* Hanbury, 33.

Le *my-to-seng,* qui est apporté en Chine des mines d'argent de la Perse en masses grisâtres, à texture cristalline, est d'un fréquent usage parmi les Chinois, qui le font entrer dans un grand nombre de préparations médicales; ils s'en servent beaucoup aussi pour la teinture des cheveux. On en fabrique actuellement de grandes quantités en Chine, dans les exploitations des minerais de plomb argentifère.

La litharge passe pour antiphlogistique, anthelmintique, détersive; elle est en particulier appliquée sur les abcès de la mamelle, les polypes nasaux et diverses affections cutanées. Elle entre dans la composition de différents emplâtres.

ACÉTATE DE PLOMB.

Les Chinois l'emploient quelquefois comme styptique. On l'obtient en traitant par le vinaigre du plomb auquel on a ajouté une petite quantité de mercure.

CÉRUSE, *yuen-fen; peh-fen, fen-yuen, fen-sih, hu-fen, kwang-fen, shwui-fen, kwan-fen, yuen-fen,* F. P. S., 1263.

Le carbonate de plomb, connu depuis l'époque du grand Yu, est surtout employé comme fard, et passe pour posséder des propriétés astringentes, anthelmintiques. Il entre comme base dans des emplâtres, liniments et onguents contre les brûlures, les anthrax, les éruptions, etc.

ÉTAIN.

ÉTAIN, *sy; yang-sih, sih,* F. P. S., 864, 1149.

Recueilli, dit-on, en Mongolie, il est confondu par les Chinois avec l'antimoine.

CUIVRE.

CUIVRE MÉTALLIQUE, *tong-kong,* Pen-tsao; *t'ung, ch'ih-t'ung, ch'ih-kin;* F. P. S., 290; *chee-toong,* Carey, 219.

On doit rapporter à l'hématite rouge le *tszu-zin-tung* des Chinois, qui le prennent pour du cuivre natif.

ALLIAGE DE CUIVRE ET D'ÉTAIN, *kou-ouen-tsien.*

Monnaie ancienne formée d'un alliage aigre, facile à briser; très-employé par les Chinois contre les ophthalmies, les empoisonnements par le cuivre.

Le *pe-tong (peh-tung,* F. P. S., 296; *pue-tong,* Carey, 160) sert à faire disparaître les tumeurs de l'abdomen consécutives de l'aménorrhée.

OXYDE DE CUIVRE, *tung-loh*, F. P. S., 292.

VERT-DE-GRIS, *choun-toung-loui; tung-luh*, Hanbury, 37; *chun-tun-luy*, Tatarinov, 82; *t'ong-lah, t'ung-ts'ing*, F. P. S., 1133; *tong-liu*, Pen-tsao.

Obtenu par l'action du vinaigre sur les vases de cuivre, le vert-de-gris est employé pour détruire les poux, contre les éruptions syphilitiques, la morsure des serpents; on le donne comme vomitif dans les affections du foie.

Les Chinois indiquent de plonger dans une solution d'acétate de cuivre le bois qui doit être placé dans l'eau; ils ont remarqué que sa durée était ainsi de beaucoup augmentée.

CUIVRE CARBONATÉ, *kong-tsing*, Pen-tsao.

Le carbonate de cuivre vert ou bleu, qui accompagne les minérais de cuivre du Koui-tcheou et du Yun-nan, est réduit en poudre, mis en pâte au moyen d'eau de riz, et sert à fabriquer des trochisques, usités dans les maladies des yeux et comme anthelmintiques.

Sous les noms de *che-lu, lu-yen, lu-tsin; shih-luh, luh-ts'ing, luh-yen, tung-luh*, F. P. S., 294, 687, les médecins chinois désignent des fragments de malachite concrétionné, provenant du Sse-tchuen, ou de Perse, et qui jouit d'une haute renommée contre les ophthalmies : ils estiment surtout celui qui a été roulé dans les torrents des montagnes.

Le *tong-lou, t'ung-luh*, F. P. S., 1234, est un carbonate artificiel impur dont on fait usage sous forme de pains carrés, verdâtres, comme astringent escharotique; il est surtout employé dans les maladies des yeux et dans quelques affections cutanées.

CUIVRE SULFATÉ, *tan-fan; shih-tan, tan-fan, tung-loh*, F. P. S., 295.

Presque toujours mélangé de sulfate de fer.

ARGENT.

ARGENT, *yn*, Pen-tsao; *yin, peh-kin*, F. P. S., 1050.

Ce métal, qu'on emploie dans plusieurs parties du Kouang-tong, de Hai-nan, du Hou-nan, du Kouang-si, etc.; et dont une certaine quantité est importée du Tonquin, de l'Annam, de la Corée et de la Perse, sert à faire les vases dans lesquels on cuit le ginseng, et de réactif de la pureté de diverses substances alimentaires.

Li-che-chin lui attribue une action sédative et astringente sur les organes sexuels féminins.

Sous le nom de *wu-yn* (*wu-yin*, F. P. S., 1053), les Chinois emploient quelquefois des vases d'argent qui, ayant été exposés à la vapeur du soufre, ont été noircis, et passent pour donner des propriétés spéciales au vin et aux médicaments dont ils ont été remplis.

Sous le nom de *sih-lun-chi*, F. P. S., 1052, les Chinois désignent un minerai d'argent provenant de Perse, et dont on fait un alliage préconisé contre l'épilepsie des enfants.

OR.

OR, *kin*, Pen-tsao; *kin*, F. P. S., 485.

Ce métal, qu'on rencontre dans plusieurs provinces de la Chine, et en particulier mêlé au sable de plusieurs cours d'eau, tels que le Yang-tsee-kiang, est préconisé en poudre contre la chorée et les inflammations des articulations.

L'or en feuilles, importé des Indes, de même que l'or métallique, sert aux suicides, car son absorption, détermine, dit-on, une irritation mortelle.

On attribue une action particulière aux aiguilles d'or, dont on fait quelquefois usage dans l'acupuncture.

Les Chinois croient qu'appliqué sur la peau, l'or exerce une sorte d'attraction sur le mercure et l'attire au dehors pour s'y

allier; aussi en font-ils un usage fréquent contre la salivation mercurielle.

On fait un grand cas d'une préparation, le *kin-tsiang*, qui passe
pour être une préparation d'or, bien que sa composition soit se-
crète, et qui est renommée comme élixir de vie.

SILICATES.

ARGILE BLANCHE, *bay-tu*, Tatar., 16; *pe-tou* (terre blanche).
ARGILE CALCAIRE avec bélemnites, *lung-yu*, 279. (Voir *Bé-*
lemnites, p. 40.)

ARGILE FERRUGINEUSE, *ting-tsze-yoh*, F. P. S., 263.

Cette argile est appliquée sur la peau dans diverses affections
cutanées; on recherche celle qui est très-rouge et qu'on suppose
colorée par les menstrues qui sont tombées à terre, car on leur
attribue une grande puissance contre l'aménorrhée.

ARGILE MARNEUSE, *houa-che; hwah-shih*, F. P. S., 85;
fei-hwoh-shih, Hanbury, 24.

De couleur pâle, en petites masses rectangulaires; employée
comme lithontriptique et détersive.

D'après M. Tatarinov, les médecins chinois emploient quelquefois des cônes d'argile et de calcaire, qu'il nomme *diu-tsy-iao* (162),
et l'argile brûlée des fourneaux, *fu-lun-gan* (180).

Le *kan-tou*, *kan-tu*, F. P. S., 457, est une terre à foulon qu'on
trouve dans le Chen-si, le Hou-nan et le Pe-tchili; elle passe pour
être l'antidote de l'empoisonnement par les végétaux, et en particulier par les champignons.

TERRE SIGILLÉE ROUGE, *houang-tou*, Pen-tsao; *hwang-tu*,
F. P. S., 179, 1281; *chuan-tu*, Tatar., 75.

Cette substance, que M. Tatarinov considère comme une argile

3.

rouge et qu'il nomme *chuan-tu* (75), offre tous les caractères d'astringence et de happement des terres sigillées. Elle doit être réunie à *ou-sse-che-tsee*, Pen-tsao (*wu-ce-czi-czsi*, Tatar., 468), *tchetse-che* (*czi-szi-czzi*, Tatar., 113), *wu-sih-shih-chi*, *wu-shi-fu*, F. P. S., 89. Le Pen-tsao dit que, mélangée avec du vin ou du vinaigre, elle agit sur les contusions, les brûlures et les éruptions; elle est indiquée aussi contre certaines ophthalmies et passe pour être un contre-poison, en raison de ses propriétés absorbantes. Il est nécessaire de la bien distinguer de *tou-houang*, qui est une préparation caustique d'acide arsénieux.

Le *chi-toü*, *ch'ih-t'u*, F. P. S., 769, qui est employé également en poudre sur les brûlures et contre les éruptions d'herpès ou contre la gale, s'en distingue par sa couleur rouge plus intense.

KAOLIN, *kau-ling-t'u, peh-ngoh*, F. P. S., 590.

On l'emploie comme absorbant, astringent et détergent.

PETUNZÉ; *pe-tun-sse; tun, peh-tun-tsze*, F. P. S., 863.

Cette poudre est employée en médecine comme absorbante et astringente.

GRENAT, *houng-cha; hung-sha*, F. P. S., 471, 491.

On doit rapporter, d'après Guibourt, à ce minerai une poudre grossière, rouge-brun, qui paraît composée de fragments angulaires, et dont M. Hanbury a donné la description (23).

Elle passe pour agir contre les opacités de la cornée.

On recueille les grenats dans les montagnes du Kiang-si.

JADE, néphrite, *yu*, Pen-tsao; *yuh*, F. P. S., 576.

La *pierre précieuse* par excellence; aussi les médecins font-ils chorus avec les philosophes chinois pour vanter ses vertus, et ne tarissent-ils pas sur les propriétés merveilleuses de ce silicate, insoluble et inattaquable par les réactifs.

AGALMATOLITHE, pagodite; *hoa-che*, Pen-tsao; *chua-szi*, Tatar., 68; *hwah-shih, hwoh-shwui*, F. P. S., 1098.

Ce minéral, qui sert à faire des statuettes, des ornements, des pagodes, etc., est blanc, avec des teintes légères de rose, de gris, de jaune, de rouge ou de brun, mais les teintes claires dominent toujours; sa cassure est inégale et esquilleuse, son grain très-serré et très-fin; il se coupe facilement au couteau.

WOLLASTONITE, *pe-yang-che; yang-tsee-che.*

TALC, *yun-mu*, F. P. S., 1124.

Cette substance est calcinée et mêlée à de l'alun et à d'autres substances dans la dyssenterie des enfants, la leucorrhée et les affections urinaires. Elle passe pour activer les contractions utérines dans les accouchements difficiles; on l'emploie aussi en poudre appliquée sur les brûlures. Elle se trouve en abondance dans diverses provinces, le Kiang-si, entre autres, et est quelquefois substituée à l'agalmatolithe pour la fabrication des statuettes.

STÉATITE, *hoa-che; kwei-hwo-shih*, Hanbury, 22.

En poudre blanche, douce au toucher, elle est considérée par les Chinois comme alexipharmaque.

Nous l'avons reçue aussi sous le nom de *che-tche.*

AMPHIBOLE TRÉMOLITE, *yu-tsin-che; yang-ki-shih*, F. P. S., 103.

Une portion du jade oriental paraît devoir être rapportée à la trémolite compacte, d'après M. Damour.

ASBESTE, *ou-hoei-mou; pou-hoei-mou; puh-hwui-muh*, F. P. S., 102; *ho-pou.*

Ce minerai abonde à l'ouest de Péking, à Tcho-lou-fan; il résiste à l'action du feu, mais mis dans du papier et soumis au feu, il donne, disent les Chinois, une huile très-estimée, dite *che-la-*

yeou. L'usage le plus fréquent de l'amiante est comme topique sur les brûlures.

Sous le nom de *yang-ky-che, yang-k'i-shih,* F. P. S. (103), on désigne une sorte de hornblende, gris-verdâtre, qui passe pour souveraine dans toutes les maladies nocturnes en développant le principe *yang.* Elle jouit aussi de la renommée de stimuler le système utérin, d'être aphrodisiaque, tonique, etc. On la trouve seulement sur la montagne Yang-ki-chao, dans le Chan-tong, où il n'est permis de la recueillir que pendant un certain temps de l'hiver, sous l'inspection d'un officier spécial.

PIERRE PONCE, *feou-che,* Pen-tsao, 184; *fau-shih,* F. P. S., 952.

Recommandée par le Pen-tsao contre le goître, les tumeurs strumeuses, les hernies, les affections des organes urinaires, quelques affections de la peau et les ophthalmies.

SCHISTE COTICULE, *che-pie,* Pen-tsao.

Caractérisé par sa texture très-dense et compacte; il est formé de deux couches superposées, une brune et une jaunâtre.

MICA.

Sous le nom de *kin-sin-che* « pierre aux étoiles d'or », (*kin-sing-shih, kin-tsing-shih,* F. P. S., 707), le Pen-tsao désigne un mica jaune à feuilles assez grandes, qui provient du Kouei-tcheou et du Kiang-nan. Sa poudre est employée contre les hémorrhagies pulmonaires.

Le *tsing-mou-che,* Pen-tsao; *cin-mum-xe,* Cleyer, 154; *kin-mung-shih,* Hanbury, 20, est de couleur vert clair; le *che-tan,* Pen-tsao, est un mica laminaire bronzé; le *hong-kong-che,* Pen-tsao, *yin-sing-shih, yin-tsing-shih,* F. P. S. (718), *yin-king-shih,* Hanbury, 17, est un mica argentin qui est recueilli surtout dans le Chan-si, et qu'on a préconisé contre la lèpre; les médecins chinois recommandent expressément de ne jamais administrer le *hong-kong-che* en même temps que du sang de mouton, ces deux médicaments formant ensemble un composé très-dangereux.

M. Tatarinov désigne sous le nom de *iu-myn-szi* (230), *hiu-min-che*, un mica gris verdâtre.

Les Chinois emploient aussi quelquefois des minerais micacés qu'ils nomment *ts'ing-mung-shih, yin-mung-shih, kin-mung-shih,* F. P. S., 719, *yin-mung-shih*, Hanbury, 21 ; *tsin-myn-szi*, Tatarinov, 447, et qu'ils croient efficaces contre les flegmes et obstructions de l'estomac.

FOSSILES.

AMMONITE, *shih-shie*, F. P. S., 63 ; *che-hiai*, Pen-tsao.

Les coquilles d'ammonite, surtout les sénestres, passent pour être un excellent antidote des empoisonnements minéraux et métalliques.

OS DE DRAGON, *long-kou*, Pen-tsao ; *lung-kwuh*, Hanbury, 338 ; *lung-kuh*, F. P. S., 389.

Ces fragments d'os, trop détériorés pour être déterminés, nous ont paru cependant devoir être rapportés à quelque animal de l'ordre des ruminants ; nous y avons d'ailleurs été disposés à la vue du dessin du Pen-tsao, qui offre quelque analogie avec une tête de cerf ou autre animal *à bois* plus ou moins fantastique. M. Hanbury, qui en a fait l'examen microscopique, pense qu'on doit le rapporter, au moins pour quelques spécimens, à de l'ivoire fossile. M. Swinhoe dit qu'une partie des os fossiles importés du Sse-tchuen sont ceux du *Stegodon orientalis*, Sw. Les dents de cette espèce, *lung-chi*, F. P. S., 391, sont quelquefois employées, ainsi que celles de l'*Hyla sinensis*, les cornes de *Chalicotherium sinense*, Sw., les molaires d'éléphant, de mastodonte, d'*Hippotherium*, qui passent pour agir sur le foie et avoir une bonne action comme cordial et sédatif.

Considéré comme antidyssentérique, le *long-kou* se donne dans les affections de l'estomac; il faut éviter de l'administrer avec le *che-kao* (chaux sulfatée). Il faut, avant de s'en servir, le soumettre à l'action du feu. Réduit en poudre et lavé, le *long-kou* est employé dans la chorée, la spermatorrhée, les hémorrhagies et les flux.

DENT DE MAMMOUTH, *long-tsee, lun-che; lun'-czi,* Tatar., 277; *lung-che,* Hanbury, 134.

Mêmes propriétés que le *long-kou.*

BÉLEMNITES, *tchun-chou-che; czzun-szu-szi, lung-gu,* Tatar., 136, 279; *lung-kuh,* F. P. S., 132; *tchong-jou-che,* Pen-tsao.

On trouve dans quelques parties de la Chine, et en particulier dans le Hou-pe, des bélemnites qui sont employées en thérapeutique aux mêmes usages que l'os de dragon, et que l'on confond quelquefois avec des stalactites de petite dimension qu'on leur substitue. C'est ce qu'indique M. Tatarinov dans son énumération des drogues chinoises.

MACROPHTHALMUS LATREILLEI (Edw.); *che-ieou,* Pen-tsao; *shih-heae,* Hanbury, 135; *shih-hiai,* F. P. S., 315.

Ce crustacé fossile de l'époque tertiaire, de l'île de Hai-nan, est quelquefois employé dans la thérapeutique chinoise comme cordial énergique et le meilleur des antidotes contre les fièvres et les pestes. On le réduit en poudre avec les sables endurcis de l'intérieur; on le mêle à du vin ou à de l'huile comme reconstituant et dépuratif du sang; on s'en sert aussi contre les ulcères et les blessures graves, même contre les morsures des serpents venimeux; on le recommande également dans les dyssenteries opiniâtres et les fièvres pernicieuses les plus graves.

On emploie quelquefois aussi, d'après M. Hanbury, le *Portunus leucodon,* Desor, *Scylla serrata,* Edw.

COQUILLES.

Sous le nom de *che-yen*, Pen-tsao; *shih-yen*, Hanbury, 136 (*szi-ian*, Tatar., 413; *shih-yen*, F. P. S., 1042), les médecins chinois emploient plusieurs fossiles très-durs, pesants, grisâtres. M. Tatarinov y a reconnu le *Spirifer aperturatus*.

M. Davidson a constaté que ces fossiles du terrain dévonien ont la plus grande analogie avec ceux de Ferques (Pas-de-Calais). Le nombre, qui en est connu depuis les travaux de M. de Koninck, s'élève à dix : 3 *Spirifer*, 2 *Rhynchonella*, 1 *Productus*, 1 *Crania*, 1 *Cornulites*, 1 *Spirorbis* et 1 *Aulopora*.

Les médecins chinois les recommandent contre les hémorrhoïdes et la diarrhée; ils en insufflent la poudre dans les yeux, dans les opacités de la cornée. Placées dans les mains d'une femme qui accouche, ces coquilles augmentent ses douleurs.

SEPTARIA, *shih-pieh*, F. P. S., 1215; *che-pie*, Pen-tsao.

Concrétions nodulaires de *Septaria* importées du Hou-pe, dont on pense que la poudre a une action efficace dans les affections urinaires.

ANIMAUX

MAMMIFÈRES.

HOMME, *jin.*

On emploie plusieurs parties du corps humain dans la thérapeutique chinoise. Les cheveux torréfiés sont administrés en
pilules contre la maladie dite *ou-pe-lay*, en poudre contre
l'hématémèse. (DEBEAUX.) Les urines des femmes et des enfants, *tsieou-che*, passent pour guérir les abcès, en amenant
la résorption des humeurs. (DEBEAUX.) On recueille l'urine des
jeunes enfants pour la faire évaporer, après y avoir ajouté du
sulfate de chaux ou du sel commun, et en constituer des pains
cristallins, *jin-tchong-pe*, de saveur salée, qu'on donne dans la
débilité, la gonorrhée, et dans les affections des reins, de la
vessie ou de l'utérus. On s'en sert le plus souvent dans les cui-
sines pour attendrir la viande fraîche. Ce produit vient surtout
du Ngan-houei. (F. P. SMITH.) Aussitôt après l'accouchement, on
administre à la femme l'urine d'un enfant de quatre ans, en vue
d'aider la nature à expulser les impuretés accumulées dans le
corps pendant la grossesse et au moment des couches. (Dʳ LARI-
VIÈRE.) Le placenta torréfié est donné en pilules pour faciliter
l'accouchement et favoriser l'expulsion du fœtus.

La vésicule biliaire, *jin-che-tan*, est considérée comme une panacée contre les maladies des yeux, à la condition d'avoir été
recueillie sur un ennemi mort. (Dʳ LARIVIÈRE.)

Il n'est pas jusqu'aux matières fécales, *jin-tchong-houang*, nouvelles ou torréfiées, qui ont pris place dans la matière médicale des Chinois; on les administre contre l'hydrophobie et on en fait usage, délayées dans de l'eau, contre quelques empoisonnements, celui du *kin-yu* (*Cyprinus auratu*) en particulier.

CHAUVE-SOURIS, *fou-y,* Pen-tsao; *pien-fuh, t'ien-shu, fuh-yih,* F. P. S., 122.

Les chauves-souris passent auprès des Chinois pour posséder de hautes propriétés thérapeutiques.

On emploie surtout leurs excréments, *ou-lin-ise, ye-ming-cha* (*ie-ming-sza,* Tatar., 225; *ye-ming-sha, tien-shü-shi, shü-fah,* F. P. S., 123), qui se présentent sous forme d'une poudre grossière brun foncé, et consistant en débris d'insectes, qu'on donne à l'intérieur dans les ophthalmies, la carie, etc. On en fait des applications sur les ulcères. Cette poudre est presque toujours mélangée d'une grande quantité de débris de mylabres.

TENREC, *ouei; ouei-chou; wei, wei-shu,* F. P. S., 222.

Le tenrec, *Centetes,* est commun dans le Hou-pe, le Ssé-tchuen et beaucoup de provinces de Chine. On croit que tous ses organes, ainsi que ceux du hérisson, jouissent de hautes vertus médicales; mais on fait surtout grand cas de la peau de sa tête et de sa face, *wei-pi,* ainsi que de son groin, qui passent pour astringents, styptiques, stomachiques, vulnéraires, etc. Sa graisse, dit-on, agit sur les métaux et les minéraux.

HÉRISSON, *tsee-ouei; ouei; wei,* F. P. S., 508.

Mêmes usages que le tenrec, avec lequel il est confondu.

OURS, *hiong; lao-hiong; hiung.*

La patte, *hiung-fan, sun-tschan,* passe pour avoir une grande catesse et pour renforcer la constitution.

La graisse d'ours a beaucoup de réputation en Chine comme favorisant la pousse des cheveux.

Le fiel d'ours (*hiong-tan ; hiung-tan*, F. P. S., 128 ; *siun-dan*, Tatar., 370) est très-estimé comme rafraîchissant, anthelmintique et névrotique ; on en fait surtout usage dans les affections du foie et de l'abdomen.

TIGRE, *hou*, Pen-tsao ; *lao-hou ; hu-kuh, ta-chu'ng*, F. P. S., 150 ; *chu-yu*, Tatar., 60, 58 ; *ta-hoong*, Carey, 55.

Sous ce nom, les Chinois désignent le tigre muntjack (*Leopardus brachyurus*) et le lynx, dont ils emploient les os, dans leur thérapeutique, pour en faire des gelées qui jouissent de la renommée d'être corroborantes au plus haut degré. On les mélange souvent à la carapace de tortue et à la corne de cerf, pour préparer des médicaments. Du reste, toutes ses parties passent pour jouir de hautes propriétés thérapeutiques.

La gelée de la peau est souveraine contre la toux.

Les Chinois font aussi usage des os et des griffes d'un félin qu'ils nomment *p'ao, ch'ing* et *shi-ts'ze-sun ;* ils les croient toniques au plus haut degré ; le produit de leur calcination est employé dans les affections de l'appareil urinaire.

CHIEN, *keou.*

Plusieurs races de chiens existent en Chine, mais n'offrent pas un grand intérêt.

On fait usage des calculs urinaires du chien, *keou-pao ; gow-bao*, Tatar., 201.

BLAIREAU.

On en mange les jambons, qui sont préférés à ceux du porc. M. Swinhoe dit cependant que ce sont seulement les pauvres qui en font usage.

PANGOLIN, *tchuen-chan-kia*, Pen-tsao ; *tchin-chian-kiapp*,

Lesson ; *czuan-szan-tsia*, Tatar., 119 ; *tsuang-hiang-kia*, Deb.; *lin-ly, lung-ly*, F. P. S., 833.

Le *Manis javanica*, dont le corps est couvert d'écailles jaune foncé, imbriquées, triangulaires, offrant des stries longitudinales un peu divergentes, est comparé par les Chinois à un petit crocodile.

On trouve le pangolin dans les montagnes du Hou-pe, du Kiang-nan, du Hou-nan et des provinces méridionales de la Chine. Il est nocturne et se nourrit des larves de *ma-y* (fourmi), disent les Chinois.

Les écailles du pangolin, *tchuen-chan-kia*, passent pour douces, salées et un peu froides ; elles ont du venin. Autrefois elles étaient indiquées dans toutes sortes de maladies, en nature ou même calcinées, pour prévenir le prurit ; elles ont été aussi préconisées contre les hémorrhoïdes, les ulcères, les bubons. Dans le prurit, si fréquent chez les Chinois, on en fait usage pour se gratter, et, dans ce but, on les fixe sur un manche de bambou.

CASTOR, *wuh-nuh-shau, hai-kau; shwui-wu-lung*, F. P. S., 208; *choui-ou-long*, Pen-tsao.

Le castor existait autrefois dans le Chan-tong et le Chin-king, mais il a disparu.

Le castoréum, *wuh-nuh-tsi*, F. P. S., 208, est quelquefois employé en pilules ou en teinture dans les affections nerveuses et contre la faiblesse des organes génitaux. On lui substitue souvent les reins d'un vieux chien.

RAT, *lao-chou*.

On en fait une soupe considérée comme exquise ; on fait une grande importation de rats salés du Scinde pour satisfaire à la gourmandise des Chinois, peuple qui, du reste, n'a de répugnance pour rien de ce qui se peut manger, dit sir John Bowring.

ÉLÉPHANT ; *siang ; kiang,* Pen-tsao.

L'ivoire, *siang-ya,* F. P. S., 575 ; *sian-ia,* Tatar., 348, doit être pris sur l'animal vivant pour jouir de toutes ses propriétés thérapeutiques ; on en fait une poudre stomachique, vulnéraire et diurétique. On en fabrique aussi une gelée toute-puissante contre le rachitisme des enfants.

La peau de l'éléphant, *siang-py ; cheong-pee,* Carey, 5 ; *sian-pi,* Tatarinov, 349, passe pour entrer dans la composition de certains emplâtres réputés vulnéraires et qui guérissent rapidement les contusions les plus fortes. On estime beaucoup aussi la trompe desséchée.

On emploie également le fiel d'éléphant, *siang-tan.*

RHINOCÉROS, *si-koh,* F. P. S., 980 ; *si-kio,* Pen-tsao.

Les cornes, *si-koh,* Carey, 64, servent à faire des vases, et sont employées comme médicaments toniques indiqués dans une foule de maladies.

La peau, *si-p'i,* F. P. S., 981, sert à faire une gelée, *bai-si-kau,* très-estimée. On prépare également une gélatine très-estimée, *sy-kio,* avec les pieds du rhinocéros.

On se sert aussi de la raclure de ses os, *si-tsio,* Tatar., 340.

CHEVAL, *ma.*

On le mange, et la jambe reste entière chez le boucher pour bien indiquer l'animal.

ANE.

L'âne sauvage du Chan-tong, *tsing-tai,* donne le *ngo-kiao* (*ho-kiao, ho-kiak,* Mérat, Delens ; *o-kiau,* F. P. S., 106), colle de peau aromatisée avec du musc et qu'on emploie contre les inflammations du poumon. La colle d'âne se vend en morceaux aplatis, rectangulaires, rougeâtres, translucides, que les Chinois enveloppent, comme toutes les substances de grande valeur, dans un papier rouge vermillon. D'après M. F. P. Smith, elle n'est pas due à la coction de la peau de l'âne, mais elle est le produit de l'évaporation d'une source du Chan-tong, qui renferme une grande quantité de glairine.

Quelle que soit d'ailleurs son origine, le *ngo-kiao* est une médecine excellente, comme la qualifie Si-lin-chin, et passe pour jouir au plus haut degré de propriétés toniques, emménagogues, arthritiques, diurétiques, etc.

On substitue fréquemment à la colle d'âne de la gélatine faite avec la peau de vache, *houang-min-kiao*. (Voir *Bœuf.*)

L'urine de cheval ou d'âne est ingérée dans les embarras gastriques.

Porc, *tchou; ye-tchou; chii-jau,* F. P. S., 917.

Le porc chinois est atteint quelquefois de *mi-sin,* trichiniasis ; mais il paraît que la maladie ne se communique pas à l'homme : tout au moins est-elle extrêmement rare. (F. P. Smith.) Tout dans le porc est bon, contre quelque maladie.

La panne de porc, *che-kao* (*chi-kau*, F. P. S.), sert à faire l'axonge, *tchoü-yu*, F. P. S., 606, qui est peu employée à l'époque actuelle par les médecins chinois et passe pour adoucissante, laxative, pectorale, etc.

On prépare avec les pieds bouillis une liqueur gélatineuse qui sert à laver les anthrax et les surfaces irritées.

Chameau, *to,* Pen-tsao; *lo-to.*

Le chameau rend les plus grands services aux Chinois des provinces septentrionales et aux Mogols comme animal porteur; ils en mangent aussi la chair et font des cordes avec ses poils.

On emploie, d'après M. Debeaux, plusieurs parties de cet animal, telles que sa chair, ses poils et ses excréments torréfiés. On fait surtout usage de sa graisse, *fong-kio-teou-mia,* dans les affections rhumatismales.

CHÈVRE, *yang*, Pen-tsao ; *hoang-hiang.*

Cette espèce est assez commune en Chine, surtout la variété sans cornes.

On emploie quelquefois le lait de chèvre, *yang-yeou.*

Les pieds de chèvre sauvage servent à préparer une gélatine estimée, le *ling-yang-kio.*

On fait usage du sang de la chèvre de montagne, *chan-yang*, comme substitut du sang de cerf, pour guérir les meurtrissures, dissoudre les ecchymoses ; il a aussi pour effet de faire reparaître les règles supprimées et de dissoudre les caillots consécutifs des accouchements.

On emploie aussi quelquefois ses excréments, *houang-tse-che*, *houang-xe-che.*

On emploie aussi les cornes des chèvres de la Tartarie, *ling-yeang-hok*, Carey, 46 ; *ling-yang-kio*, Pen-tsao.

MOUTON, *yang-juh*, F. P. S., 749 ; *yang*, Pen-tsao.

Les Chinois en connaissent deux variétés, dont ils mangent la chair.

Le bouillon de mouton est indiqué par le Pen-tsao comme excellent dans les maladies de poitrine, les obstructions intestinales, la faiblesse, et surtout pour les femmes en couche et les nourrices.

Le sang de mouton a été également proposé pour les mêmes usages que le sang de cerf ou de chèvre.

On fait avec la graisse du mouton (*yang-yu*, F. P. S., 1107) une boisson, *yang-yu-cha*, qui est un remède populaire contre la toux et la phthisie.

BŒUF, *niu-juh*, F. P. S., 129 ; *nieou*, Pen-tsao.

La chair du buffle, *choui-nieou*, *shwui-niu*, passe pour plus riche que celle du bœuf et pour exercer une action des plus utiles dans le traitement des hydropisies.

4

Les anciens médecins chinois recommandaient dans toutes les affections accompagnées de débilité, un bouillon de bœuf fait avec du vin, du ginseng, du *Sophora flavescens*, du *Pachyma Cocos*, etc.

La gélatine faite avec la peau de bœuf, *kouang-kio, houang-min-kiao* (*niu-p'i-kiau, hwang-ming-kiau*, F. P. S., 483), est fréquemment substituée à la colle d'âne; on la prend à l'intérieur, comme tonique, vulnéraire et nourrissante; à l'extérieur, on en fait des emplâtres et des appareils pour consolider les fractures.

Le beurre (*nieou-nai-yeou*, Pen-tsao; *su-yü, niu-nai-yu*, F. P. S., 169) passe pour pectoral, rafraîchissant, laxatif et lubrifiant; il fait la base de plusieurs pommades et est appliqué seul sur les piqûres et morsures de divers animaux.

Le fromage (*ju-fu, niu-nai-p'ing, jü-p'ing*, F. P. S., 233) est très-recommandé aux enfants délicats et dans la dyssenterie.

Le lait (*nieou-yeou; niu-ju, niu-nai*, F. P. S., 723) est recommandé pour les convalescents, dans l'indigestion, la jaunisse, la diarrhée, etc.

La crème (*lah, tung*, F. P. S., 318) est appliquée sur les éruptions de diverses natures.

Le bézoard de vache (*nieou-hoang, niu-chuan*, Tatar., 312; *niu-hwang, ch'au-pau*, F. P. S., 314) est, à proprement parler, formé par des calculs biliaires.

On préfère celui qu'on trouve dans l'abdomen des vaches du Chan-tong; on le réduit en poudre dans les catarrhes pulmonaires invétérés.

On fait aussi usage du fiel de bœuf, *niu-tan*, F. P. S., 829, dans les maladies des voies digestives; à son défaut, on lui substitue l'urine de cheval ou d'âne.

La graisse de bœuf (*niu-chi*, F. P. S., 1106) sert à faire des pommades et est prise à l'intérieur dans la jaunisse; on la mêle à la racine de bryone pour en faire un médicament rafraîchissant et résolutif.

Musc, *che-hiang*, Pen-tsao; *sze-sian*, Tatar., 400; *shie-hiang*, F. P. S., 747; *tchang-yang-che* (daim qui décoche odeur); *che-ke, hiung-tchung*, Mérat, Delens.

Le chevrotain porte-musc (*Moschus moschiferus*, L.; *Moschus tonquinensis* ou *thibetanus*, Per.) se trouve dans les montagnes depuis le Lao-tong jusqu'au Pégu; les montagnards, qui lui font une chasse active à l'époque du rut, en distinguent deux espèces, l'une qui ne se nourrit que de cèdres et autres çonifères, l'autre qui ne mange que des herbes odoriférantes : ils croient aussi généralement qu'il mange des serpents, qu'il stupéfie par son odeur. D'après eux, le musc le meilleur provient des animaux pris au filet, parce qu'ils ont été moins effrayés; on préfère les chevrotains âgés à ceux qui sont jeunes; il faut, dès que l'animal a été capturé, lier immédiatement la poche, qui doit contenir une matière compacte, celle qui est grumeleuse étant de qualité inférieure.

Les Chinois en distinguent deux sortes, le *teou-pang-hiang*, qui correspond à notre tonquin, et le *mi-hiang*, grumeleux et toujours plus ou moins mêlé de matières étrangères.

Les Chinois, qui ont le génie de la falsification, fabriquent du faux musc avec des poches faites de la peau de l'animal; mais il est aisé de reconnaître cette fraude à la disposition des poils, qui ne sont pas en cercle, à la membrane grossièrement fixée pour imiter la portion dénudée, à l'absence des restes du pénis, à l'absence d'ouverture au centre de la partie poilue, et à l'odeur ammoniacale : on prépare ces poches avec du sang et d'autres matières plus ou moins mélangées de musc vrai.

Le musc passe pour excitant, aphrodisiaque, antispasmodique, anthelmintique, vulnéraire, etc.; il purifie l'air, dont il chasse les miasmes, guérit la mélancolie, préserve de la morsure des serpents; il entre aussi dans la composition de diverses pommades contre les ulcères.

T. W. C. Martius a décrit sous le nom de *che-hiang* un faux musc. (*Lehrbuch der Pharm. Zool.*, p. 339, 1838.)

CERF, *lou,* Pen-tsao; *lou-jong,* Huc; *luh-jung, luh-koh,*
F. P. S., 504.

Les cerfs, dont plusieurs espèces existent en Chine, et où elles
sont désignées sous divers noms, *chou, to-lou, sse-pou-siang,* etc.,
occupent une place importante dans la matière médicale, à
laquelle ils fournissent leur chair, leur sang, leurs cornes, leurs
nerfs, leur moelle, etc.

Les Chinois distinguent les *lou,* qui perdent leur bois au premier été, des *my,* qui le perdent au premier hiver.

Les bois de cerf sont d'autant meilleurs qu'ils sont plus pesants (on préfère surtout les andouillers); on les soumet à une
coction prolongée pour en faire une gelée, *lou-kue-kiao (lu-tsio-
tsiao,* Tatarinov, 276; *luh-kioh-kiau, peh-kiau,* F. P. S., 505),
plus pâle que la colle d'âne et qui est recommandée dans les hémorrhagies, les contusions générales; elle prévient les fausses
couches. Calcinée et pulvérisée, la corne de cerf empêche l'in-
flammation buccale des nouveau-nés; on l'emploie aussi, mêlée
avec de la graisse, pour faire des pommades.

Les râpures de corne de cerf, *lou-jong-pie; lou-jung-pieh,* F.
P. S., 506, réduites en poudre grossière, entrent dans la confection d'un des remèdes les plus habituels de la spermatorrhée,
de l'hématurie et de l'incontinence d'urine.

Les cornichons de cerf, surtout recueillis à la quatrième lune,
alors qu'ils sont encore mous et abondamment remplis de sang,
passent pour souverains dans l'appauvrissement du sang : aussi
les conseille-t-on aux gens de cabinet et aux convalescents; leur
emploi prévient les fausses couches chez les femmes qui y sont
sujettes. Le haut prix qu'atteignent ces cornichons, *lou-jong,* fait
qu'à la quatrième lune les braconniers font une chasse active aux
cerfs en vue de se procurer leurs nouvelles pousses; un *lou-jong*
se vend jusqu'à 150 onces d'argent (Huc). Pour les préparer, il
faut, d'après le Père Cibot, les faire cuire à la vapeur de l'eau-de-
vie et de certaines herbes aromatiques. On trouve les cerfs à *lou-
jong* dans l'île de Formose, le Sse-tchuen, le Chen-si, le Chan-

sou, le Pe-tchi-li, etc. Une des espèces qui le fournissent est l'*Elaphurus Davidianus*, A. M.-Edw., *mi-lou* (*chu, to-luh,* F. P. S., 403).

Un cerf du Fou-yo-eul-tsi, le *kan-ta-han* (*han-ta-han, Cervus Alces*, Mérat, Delens), de très-grande taille, et offrant une gibbosité sur le dos, fournit, d'après Kiang-hi, ses nerfs contre les affections rhumatismales et la sciatique. Mais le Père Amyot fait observer que ce remède de charlatan ne donne pas d'aussi bons résultats qu'une médication scientifique intelligente.

Le sang de cerf, bu chaud ou mêlé au vin, est un spécifique comme corroborant et pour arrêter instantanément les crachements de sang. Le meilleur mode d'emploi consiste à prendre un vieux cerf au piége (poursuivi par les chiens, il ne vaudrait rien), à lui ouvrir la jugulaire et à y adapter un long tube par lequel le malade aspire autant de sang que son estomac peut en supporter; cela fait, il monte à cheval et galope jusqu'à ce que son estomac soit libre et dégagé; là-dessus il prend un réconfortant et se met au lit. Le sang de chevreuil, *lou*, fournit à la thérapeutique chinoise le véritable spécifique de la pleurésie.

La moelle du cerf est recommandée contre les maladies nerveuses; ses ongles sont souverains contre les paralysies des bras et des mains, consécutives des apoplexies.

On emploie aux mêmes usages les diverses parties d'une espèce de chevreuil nommé *pan-yang-kao-tsee*.

ANTILOPE GUTTUROSA, *ting-yang-ko,* F. P. S., 72; *ling-yang-kio.*

Cornes longues d'environ cinq pouces, d'un blanc sale transparent, avec des anneaux incomplets à la base, qui a le volume du pouce; elles se terminent en pointe avec une côte spirale.

Employées en poudre grossière après avoir subi une calcination incomplète, ces cornes sont recommandées contre les convulsions, l'apoplexie et les rhumatismes; les femmes ont surtout confiance dans leur action, dans diverses affections accompagnant la grossesse ou l'accouchement.

On les importe du Sse-tchuen, du Hou-pe, du Chen-si et du Kan-sou.

CACHALOT, *kin-yu; king-yu,* F. P. S., 1084; *ngao-yu; pao-yu.*

Les Chinois le connaissent comme le roi des poissons, mais ils ne font aucun usage du sperma-ceti; ils ne paraissent même pas le connaître.

Ils donnent le nom de *long-yen-hiang; lung-sin,* F. P. S., 390, à une matière odorante qui paraît être l'ambre gris, mais qui le plus souvent n'est qu'un mélange odorant fait avec le musc et le camphre de Bornéo.

OISEAUX.

Les Chinois font usage en médecine de la fiente et du sang desséchés de plusieurs oiseaux.

Le sang de canard ou de poulet passe pour alexipharmaque.

Ils élèvent des poules, des canards et des oies comme races domestiques; ils mangent beaucoup de jeunes canards, souvent même à peine éclos.

OEUFS, *ji-tsze; tan.*

Les Chinois font avec des œufs battus, du sucre, de l'eau et quelques aromates, une boisson (*ta-tang-t'ang,* F. P. S. 399) qui est très-usitée par leurs ivrognes pour se remettre de leurs débauches; quelquefois ils y ajoutent une certaine quantité d'eau-de-vie, pour faire le *yen-ming-yin,* F. P. S., 156, boisson qui est très-utile dans les convalescences, et surtout celles des dyssenteries graves.

On fait un fréquent usage en Chine d'œufs conservés pendant un temps assez long, plusieurs mois, et qui ont pris une odeur sulfhydrique assez prononcée; le jaune de l'œuf est devenu verdâtre et l'albumine s'est coagulée; ces œufs avaient été enduits d'une pâte homogène faite avec un mélange de chaux vive, de sel marin et de cendres de bois de chêne dans une décoction de thé assez concentrée. (E. Simon.)

Si nous en croyons le Père Huc, les Chinoises font un grand usage d'œufs de faisan comme cosmétique, pour donner à leurs cheveux un lustre et un brillant magnifiques.

Vautour, *tiao*, Pen-tsao.

On emploie les pattes, *tiao-tchoa*, desséchées ou torréfiées.

Moineau, *kia-niao-eul.*

La fiente, *kung-ma-tsioh-fen*, F. P. S., 395, du moineau, *Passer montanus*, est mêlée à des grains de poivre, pulvérisée et infusée dans de l'esprit-de-vin ; on applique la masse épaisse sur la peau des abcès pour en rendre l'ouverture moins douloureuse ; on en fait aussi des applications sur les blessures de flèches ou d'armes à feu, pour diminuer les douleurs de l'extraction des corps étrangers.

On fait encore usage de la fiente de plusieurs autres espèces, sous les noms de *pe-ting-hiang*, *hiung-tsioh-she*, et de *tsing-tan*, F. P. S., 455, et qui passe pour peptique, détergente et bonne pour les ophthalmies ; mais le plus souvent on lui substitue la fiente du moineau commun.

Pie, *chan-tcho.*

Le nid calciné fournit des cendres qui sont préconisées contre les affections nerveuses et les hémorrhagies.

On fait aussi usage de sa fiente, *ou-ling-tche; wu-lin-czzi*, Tatarinov, 487 (*han-hau-ch'ung, wu-ling-chi'*, F. P. S., 396), ainsi que de celle d'un *Loriculus*. Elle passe pour cordiale, sédative, antipériodique, astringente, anthelmintique et vulnéraire, etc., etc. On en fait des applications sur les membres affectés de lèpre.

On mange la cervelle de pie pour augmenter la force de la pensée.

SALANGANE, *tchou; yen.*

Les salanganes, *Salangana fuciphaga,* Bonap., font sur les rochers escarpés leurs nids en forme de quart de sphère, à saveur très-salée, happant fortement à la langue, toujours humides, qui paraissent produits par une matière visqueuse que les oiseaux dégorgent de leur estomac, car jamais on ne les voit ramasser de matières gluantes ou rien becqueter au bord de la mer. (JOUAN.)

Les nids de salangane sont constitués par une matière particulière que Payen a décrite sous le nom de *cubilose ;* ils ont la forme de petits bénitiers, longs de 0^m05 à 0^m07 sur 0^m03, à 0^m04 de large ; ils sont jaunâtres, translucides, et ont la consistance de la gélatine sèche ; le bord libre est un peu épaissi ; ils sont formés de languettes longitudinales superposées et imbriquées.

Le Père Camelli les a décrites sous le nom de *Tragacanthum,* sans que rien puisse expliquer la raison qui l'y a conduit.

M. W. Williams a donné sur les Salanganes et sur leurs nids les renseignements suivants, que nous empruntons à un de ses rapports :

Les nids d'hirondelle portent le nom générique de *yen-ouo* et se distinguent en *kouan-yen,* ou nids de mandarins, appelés aussi *pe-yen,* nids blancs ; *tchang-yen,* nids communs, et *mao-yen,* nids de poils. Toutes ces espèces sont apportées principalement de Java et de Bornéo, quoique la plus grande quantité soit trouvée sur les îlots rocheux de l'Archipel. Le nid, qui est la demeure d'une petite hirondelle (*Callocalia brevirostris*), est composé d'une substance gélatineuse prise par l'oiseau sur une essence d'herbe marine (*Gelidium*), et qui ressemble à une mousse (*caragahen*) croissant sur le rivage. D'autres auteurs prétendent que cette substance gélatineuse est une sécrétion de l'animal. Les nids ressemblent extérieurement à un morceau de colle de poisson fibreuse, mal cuite, de couleur blanche inclinant vers le rouge. Leur épaisseur est un peu plus forte que celle d'une cuiller d'argent, et leur poids varie d'un quart à une demi-once. Quand ils sont secs, ils sont fragiles et rudes à la surface. Leur dimension est un peu plus considérable que celle d'un œuf d'oie. Les plus estimés sont ceux qui sont secs, blancs et propres.

La qualité des nids varie suivant la situation et l'étendue des grottes d'où ils ont été extraits, et du temps où ils ont été recueillis. Les meilleurs spécimens sont ceux qu'on peut se procurer avant que les petits se soient envolés; s'ils ne contiennent que des œufs, ils ont encore de la valeur; mais si les petits sont dans le nid ou l'ont quitté, ils ne sont plus estimés, à cause de leur couleur noirâtre, mélangée de sang, de plumes et d'ordures. Les nids sont récoltés en avril, août et décembre; des postes établis par les rajahs empêchent de pénétrer dans les grottes; les Hollandais interdisent également qu'on prenne ceux qui se trouvent sur leur territoire. Les nids se trouvent dans des grottes profondes, humides, et dont quelques-unes sont à cent milles du rivage de la mer. Elles produisent à l'infini quand elles ne sont pas abîmées. La vente des nids est un monopole du gouvernement. Cinquante nids desséchés pèsent environ une livre. Sept mille représentent un picul (100 livres).

La méthode pour se procurer ces nids ressemble à celle qui est employée pour prendre les oiseaux dans les îles Orkney. Quelques-unes des grottes ont une pente si précipitée, que personne, à moins d'y être habitué dès sa jeunesse, ne peut y pénétrer. «L'accès, dit Crawfurd, n'est souvent possible que par une descente perpendiculaire de plusieurs centaines de pieds, qui n'est franchissable qu'au moyen d'échelles de bambou ou de rotin, au-dessus d'une mer se brisant en mugissant avec violence contre les rocs. L'entrée de la grotte franchie, reste encore la tâche périlleuse de pénétrer, la torche à la main, dans les anfractuosités du roc, où la plus légère glissade serait fatale aux aventuriers, qui ne voient au-dessous d'eux que des flots tout prêts à les engloutir.»

Les nids une fois obtenus sont nettoyés, puis séchés à l'ombre et empaquetés. Ceux de première qualité valent de 2,500 à

2,300 piastres le picul (les 100 livres), c'est-à-dire près de deux fois leur poids d'argent. Les qualités moyennes se vendent de 12 à 1,600 piastres. Quant à ceux qui sont encore remplis d'impuretés, telles que plumes, boue, etc., ou que l'on s'est procurés après que les petits se sont envolés, ils ne se payent pas au delà de 150 à 200 piastres les 100 livres. Une grande partie des meilleurs nids est envoyée à Pékin pour la consommation de la cour. Ce curieux aliment est un article de luxe très-dispendieux pour les Chinois, qui en font seuls usage. Ils considèrent le potage aux nids d'hirondelle comme stimulant et tonique, quoique sa première qualité soit peut-être de ne pas faire de mal. Il faut un assez grand travail pour approprier le nid de manière à le rendre présentable. Chaque plume, bâton, impureté, est enlevé avec soin au moyen de pinces et de ciseaux. Il est ensuite lavé avec soin et réduit par la cuisson en gélatine ressemblant à de la colle de poisson, qui doit son goût en grande partie aux ingrédients qu'on y ajoute. Crawfurd estimait, en 1825, que la valeur des nids exportés annuellement en Chine était de 1,263,570 piastres, représentant 243,000 livres. Java seul en envoyait 27,000 livres, estimées 60,000 piastres. Quelques centaines de livres viennent de Caltura, sur la côte occidentale de Ceylan, où les Chinois ont loué des grottes au gouvernement anglais. (W. WILLIAMS.)

POULE, *ki; chu-ye;* F. P. S., 451.

La chair de coq, *ki-kong,* passe pour malsaine, principalement pour ceux qui ont les yeux malades ou sont affectés de plaies.

Les poules négresses, *yoh-ky,* donnent des soupes recommandées pour les malades atteints d'affections pulmonaires, de débilité suite d'hémorrhagies.

Les œufs, * fi-tsze, chil-wan,* ou *ki-tan,* passent pour cordiaux et toniques; on fait des applications de l'albumine sur les brûlures et les éruptions. Les coquilles, *ki-koh,* calcinées et pulvérisées, sont employées dans la dysurie.

La membrane externe du gésier de la poule est extraite et desséchée pour faire le *ki-liu-kin*, *kin-iuei-king*, ou *chun-pi*, F. P. S., 452, qu'on prescrit dans le *kan* des enfants, la dyspepsie, la diarrhée, la spermatorrhée et les affections urinaires. Le médicament doit provenir d'un coq pour une femme, d'une poule pour un homme. C'est tout à fait l'analogue de la *Pellicula stomachi gallæ interioris*, indiquée dans la Pharmacopée de Londres de 1721, qui était prescrite dans les mêmes cas. (F. P. SMITH.)

La fiente de poule passe pour guérir la tympanite.

PIGEON, *pe-ko-tsee*.

La colombine (*tso-pw'an-lung*, F. P. S., 397), ou fiente de pigeon blanc, est employée comme anthelmintique, antiscorbutique et vulnéraire. On en fait surtout usage en vétérinaire.

FAISAN, *chan-ki*; Pen-tsao.

On fait une assez grande consommation de la chair de diverses espèces de faisan.

REPTILES.

TORTUE, *pie-kia*, Pen-tsao; *pieh-kiah*, F. P. S., 409; *bietsia*, Tatar., 22; *pit-kalp*, Carey, 18.

On emploie un *Emys* du Kiang-sou, du Hou-nan, dont on mange la chair, qui passe pour pectorale et émolliente. Sa graisse empêche, dit-on, les cheveux de blanchir. L'écaille, incisée en petits fragments, est donnée en décoction corroborante. La carapace, dont on a grand soin de compter les traces de côtes, car lorsqu'il y en a neuf leur valeur est plus grande, passe pour avoir une saveur salée, froide; elle pénètre le foie. On la fait bouillir dans de l'eau vinaigrée pour en faire une gelée. On la donne contre les chancres, les hémorrhoïdes; elle passe pour apaiser la chaleur des os des phthisiques. Elle est aussi très-es-

timée dans le traitement du rhumatisme, la débilité et l'aménorrhée. On s'en sert comme aphrodisiaque. .

Calcinée et pulvérisée, l'écaille de *pie-kia* sert à faire une teinture antifébrile.

Le *hoa-kouei, wu-kwei,* est une tortue terrestre ou d'eau douce,
dont la carapace, *shwui-kwei-kiah (pai-kwei-pan,* F. P. S., 1142;
qui-pahn, Carey, 56 ; *guy-ban,* Tatar., 216) sert à faire une gélatine
très-estimée. On la réduit en poudre pour en faire des pilules toniques, arthritiques, et surtout très-vantées pour les maladies des
reins. Les cendres facilitent l'accouchement et cicatrisent les plaies.

La tortue à poils, *lou-ma-kouei,* Pen-tsao, *luh-mau-kwei,* passe
pour chasser les serpents et reptiles venimeux. Elle doit son aspect
au développement de conferves parasites. Sa chair est réputée
excellente contre des maladies de toutes sortes.

Scinque, *che-long-tsee,* Pen-tsao.

Une espèce de *Scincus,* qu'on trouve dans les montagnes du
Hou-pe, du Kouei-tcheou et de Ping-yang, est quelquefois employée en médecine contre la suppression des urines, la gravelle et
quelques hémorrhagies. On recommande de ne pas donner ce
médicament à saveur salée, et qui a un peu de poison, avec le
soufre et le *fou-y (Populus tremula).*

Gecko, *cheou-kong,* Pen-tsao; *loui-kong-che.*

Très-commun dans toute la Chine, le gecko est dit avoir une
saveur salée et contenir un peu de poison. Mais son principal
mérite est d'être le *criterium de la virginité.* Il suffit de mettre
dans le creux de la main de la fille suspectée un peu de sang de
cheou-kong, et de lui faire plonger la main dans l'eau; le sang
tombe-t-il, c'est un signe assuré que la fille n'est pas vierge.

Serpents, *shie,* F. P. S., 1061; *sze-tuy,* Tatar., 399; *che,* Pen-tsao.

On emploie dans la médecine chinoise la chair et la peau de

divers serpents, tels que le *choui-che*, en ayant bien soin d'en séparer la tête et la queue, où on suppose que le poison est accumulé.

La peau d'un serpent venimeux, blanc, à ponctuations noires, passe pour efficace contre le rhumatisme, la lèpre, la paralysie, et le *tchang-fou*. Ce serpent vient des montagnes du Ssetchuen, où il est connu sous le nom de *pe-hoa-che*, Pen-tsao.

On recueille le fiel du *tsien-tsoui-fou*, espèce venimeuse, contre les écrouelles et les ulcères, ainsi que celui du *lin-che*, Pen-tsao, grande espèce du Yun-nan, qu'on dit assez forte pour dévorer les hommes et les animaux.

Le *jen-che*, Pen-tsao, couleuvre du Kouang-si, longue de huit à dix pieds, entre dans l'alimentation des habitants, bien qu'elle passe pour renfermer un peu de poison. Elle est indiquée contre l'ophthalmie, les douleurs abdominales, etc.

Sous le nom de *long-y*, nous avons trouvé, dans notre collection de drogues, une dépouille épidermique provenant d'une couleuvre, d'après la trace des plaques du ventre, les formes de la queue s'atténuant insensiblement, et du cou peu marqué.

Le *ou-che*, noir, non venimeux, dissipe les flatuosités.

Le *leang-teou-che*, Pen-tsao, ou serpent à deux têtes, par suite de la forme de sa queue, passe pour antifébrile; le *kin-che*, Pen-tsao, du Kouang-si, est antidyssentérique.

Le *shie-hwang*, F. P. S., 1038, est un bézoard de serpent.

TCHI-CHE, *ch'i-shé.*

Serpents longs d'un à trois pieds, communs dans la province de la côte, au nord du *Tche-li*, se trouvent dans les masures, les rochers; on les chasse les 7 et 8 mai, et on les prend facilement, parce qu'ils s'enroulent. On en enlève les entrailles; on lave le corps; on les met en cercle et on les fixe avec de petites épines de bambou; on les sèche à feu doux. De son habitude de chercher un refuge dans les haies et crevasses, on conclut que, mêlé à d'autres drogues, il se faufile dans les recoins les plus secrets du corps.

CRAPAUD, *mang*, Pen-tsao ; *siao-mo.*

Plusieurs espèces passent pour jouir de vertus médicinales.

GRENOUILLE, *chan-ho*, Pen-tsao.

Plusieurs espèces de grenouilles sont employées par les Chinois.

On en prépare des bouillons et une gélatine considérés comme excellents dans la convalescence. Une grenouille brune, avec des taches noires sur la tête, le *tsan-chou*, Pen-tsao ; *czan-zu*, Tatarinov, 105, est surtout estimée pour la confection des bouillons et consommés.

La grenouille rainette, *ouei*, *kouei*, est mangée dans les cas de faiblesse générale.

Cette espèce paraît ne pas exister aux environs de Pékin.

Le têtard, *ko-to*, Pen-tsao ; *ko-teou*, *ko-tao*, qui ressemble à un petit poisson, est employé contre la maladie dite *kiai-tchouang.*

SALAMANDRE, *ho-kiai*, Pen-tsao.

On trouve dans les montagnes du Kouang-tong et du Kouang-si des salamandres de petite taille, à dos couvert de pustules, et de couleur jaune terne. Les Chinois disent qu'on les rencontre toujours par paires, et que le mâle se distingue par sa tête plus arrondie. Ces salamandres ont une saveur salée, ont un peu de poison, et sont préconisées contre la toux. On en fait aussi grand usage comme aphrodisiaque.

La salamandre terrestre, *Salamandra maculata*, Lour. (*houkong*) est préconisée contre l'épilepsie.

POISSONS.

On fait usage des os de quelques poissons, *juy-czen-yu*, Tatarinov, 241.

ICHTHYOCOLLE, *yu-kio ; iu-ka ; yuy-bao*, Tatar., 240.

Les Chinois l'extraient des vessies natatoires de plusieurs poissons, et en particulier du *my-yu, Sciæna lucida,* Richards., très-commun dans toutes les mers de la Chine; du *ta-houang-yu, Otolithus maculatus,* C. Val., qui habite également la mer, et du *mung-yu, Anguilla pekinensis,* Basil., qu'on trouve abondamment dans les rivières, et en particulier dans celle de Ning-po. On se procure la vessie natatoire des deux premières espèces en arrachant par les ouïes les entrailles et tous les organes internes; on en sépare soigneusement la vessie, qui est assez développée, et on la fend longitudinalement en deux; puis on en extirpe la membrane interne pour ne conserver qu'une matière blanche, cornée, très-extensible, qui est recherchée comme aliment et donne une gelée assez fade. Pour obtenir la vessie du *mung-yu,* on ouvre longitudinalement le ventre, et on la traite comme nous venons de le dire; on met ensuite les vessies tremper dans l'eau pendant environ deux heures, puis on les fait ramollir, sans eau, au bain-marie. Quand elles ont acquis la consistance convenable, ce qui est assez difficile à saisir, disent les Chinois, on les bat avec un marteau de fer; on les malaxe à la main et on en fait des masses, sur lesquelles on fait des incisions pour en activer la dessiccation. Ainsi préparées, elles sont aptes à faire facilement une colle excellente.

L'ichthyocolle de *my-yu* est en petites plaques cornées, longues de 0^m20, larges de 0^m10 et épaisses de 0^m002; celle du *ta-houang-yu,* de même aspect que la première, est ordinairement en plaques arrondies, ayant 0^m25 de largeur sur 0^m10 de longueur, et 0^m002 d'épaisseur; l'ichthyocolle de *mung-yu* est en longs rubans blanchâtres, longs de 0^m40 à 0^m50 sur 0^m03 de largeur et 0^m002 d'épaisseur; souvent on soude ensemble deux vessies.

Nous avons vu aussi de la colle de poisson de Chine, sous forme de boules jaunâtres, ayant environ 0^m02 à 0^m03 de diamètre; mais nous n'avons pu nous procurer aucun renseignement sur ce produit.

Ce n'est du reste pas des espèces indigènes que provient la plus grande quantité d'ichthyocolle consommée en Chine, et la quantité en est considérable ; mais la majeure partie provient de l'Inde, où on la retire de diverses espèces de *Polynemus, P. tetra-dactylus, quadrifilis,* etc. Il est à noter que cette exportation, qui se faisait depuis un temps immémorial, n'a été connue des Européens qui habitent l'Inde que vers 1839. (ROYLE.)

L'ichthyocolle est largement consommée dans l'alimentation : elle est recommandée dans les hémorrhagies, les pertes, et dans certaines affections puerpérales ; elle passe pour faciliter l'accouchement ; on en fait la base de plusieurs médicaments externes et agglutinatifs ; mélangée à de la suie, elle constitue un médicament, *yen-kiao,* employé contre la lèpre et le psoriasis.

L'ichthyocolle est d'autant plus estimée qu'elle est plus transparente ; elle est ordinairement en baguettes cannelées, transparentes, jaune terne clair. On lui substitue souvent la gélatine en tablettes grosses, longues, opaques, brun foncé, et qu'on fabrique avec la peau de divers animaux.

Huile de poisson, *yu-san,* F. P. S., 784.

Elle est préparée avec les entrailles de divers poissons. L'huile jaune du *houang-ku-yu* a une forte odeur de poisson ; elle sert à tuer la vermine et dans les affections cutanées, mais elle est plus employée dans la vétérinaire qu'en médecine.

Cyprin doré, *kin-yu.*

Ce poisson passe pour délétère et est employé par les Chinois dans quelques cas de suicide ; pour cela on le pile frais avec un peu d'eau et on avale le tout ; la mort est certaine surtout si l'ingestion a été faite après avoir mangé de l'opium. Un des meilleurs traitements à suivre consiste à faire boire au malade le jus d'excréments humains ; on peut aussi les lui donner torréfiés et pulvérisés !

Hippocampe, *mo-yu; hoey-ma,* Carey, 96.

Cette espèce a la réputation de faciliter les accouchements ; il suffit d'en tenir un individu dans la main pour que l'expulsion du fœtus se fasse.

REQUIN, *cha-yu,* Pen-tsao.

Ses nageoires préparées servent comme aliment.

MOLLUSQUES.

COQUILLES, *p'oh-fen; hai-ko-fen,* F. P. S., 179; *ko-fen,* Pen-tsao.

Les coquilles d'un grand nombre de mollusques terrestres, fluviatiles ou marines, sont pulvérisées et lixiviées avec le plus grand soin par les Chinois, qui en préparent une poudre absorbante, employée dans les éruptions, et plus souvent pour la toilette.

Les coquilles marines du littoral du Chan-tong sont calcinées et pulvérisées pour préparer des médicaments contre la fièvre, l'apoplexie et les hémorrhagies.

Nous avons reçu aussi sous le nom de *ko-fen* les valves d'un *Unio.*

La coquille d'huître, *li-za,* calcinée et pulvérisée, est mêlée au suc de quelques plantes contre les maladies charbonneuses.

On fait aussi usage des valves d'un *Arca,* que M. Debeaux rapporte à l'*Arca granosa,* et qu'il nomme *hai-ko-siao-tchou.*

PERLES, *yang-chu,* F. P. S., 1034; *tchin-chou,* Pen-tsao.

On en recueille une certaine quantité sur les côtes de la Corée et du Sse-tchuen, dans l'huître perlière, *tchin-tchou-mou.*

Elles sont employées quelquefois en médecine. (Dr WILLIAMS.)

Il faut rappeler ici que les Chinois emploient beaucoup de perles obtenues artificiellement des *Unio* et *Anodonta,* qu'ils parquent dans ce but, et qu'ils obligent à produire la matière nacrée jusqu'à complet épuisement de l'animal.

La nacre de perle est préconisée contre les ophthalmies.

LIMACE, *ouo-nieou; ko-nieou-che-yu,* Pen-tsao; *wo-niu,* Tatar., 480.

Les limaces, qui portent le même nom que les *Helix,* sont employées contre la rétention d'urine; elles passent pour avoir un peu de poison.

HALIOTIDE, *che-kiue-ming,* Pen-tsao; *tse-chue-ming,* Deb., *szi-tsio-min,* Tatar., 416; *shih-kiueh-ming, fuh-yu-kiah,* F. P. S., 503; *sae-kut,* Carey, 61.

Les coquilles d'haliotide, rapportées par quelques personnes à l'*Haliotis auricularia,* paraissent être celles de l'*Haliotis funebris.* On enlève la partie rugueuse pour ne conserver que la nacre, qui est broyée et lavée avec le plus grand soin. Elle a une saveur salée; elle est employée contre les ophthalmies et contre la chaleur du ventre et des os.

PORCELAINE, *hai-po.*

Le *Cyprœa cauris* est préconisé comme amulette contre la peste.

SEICHE, *ou-tsee-yu,* Pen-tsao; *wu-t'sch-yu, meh-yu,* F. P. S., 338; *wu-tse-yu,* Tatar., 490.

Ce mollusque, qu'on trouve abondamment sur les côtes du Tche-kiang, où il sert, sur une grande échelle, à l'alimentation, est aussi employé en médecine. Sa chair passe pour tonique et emménagogue.

La quantité de seiches qui est recueillie dans les eaux des îles Chu-san est énorme, près de 60,000 piculs (6,000,000 de livr.), et encore ce chiffre est-il loin d'être exact, car il s'en fait sur les lieux une consommation considérable, et d'autre part une grande quantité est apportée à la côte par les embarcations des indigènes sans qu'il soit possible de s'en rendre un compte exact.

On emploie l'os de seiche, *ou-tsee-kou (chay-piao-siao,* Tatarinov, 40; *hai-piao-siao; hia-p'iau-siu,* F. P. S., 339), comme astringent, styptique et anthelmintique. Sous le nom de *meh-yu-kuh*, F. P. S., 929, on fait usage de l'os de seiche pulvérisé pour arrêter l'écoulement du sang des blessures; c'est un remède domestique.

L'encre de seiche, *wu-ts'ih-meh*, F. P. S., 1037, mélangée de vinaigre, est donnée dans l'angine de poitrine; la légende dit que c'est l'encrier de *Tsin-che-houang* tombé à la mer qui s'est métamorphosé en seiche.

HUÎTRE.

La culture des huîtres, en vue d'assurer la reproduction et la conservation du naissain, paraît avoir été mise en pratique depuis un temps immémorial par les Chinois. Dans le détroit de Nimrod (Chu-san?), ils élèvent des murs de vase hauts de deux pieds, au-dessous du niveau de la basse mer, et les recouvrent de pierres grossières sur lesquelles le naissain se dépose et se développe. On a soin d'enlever ces pierres au bout de quelques mois, pour éviter qu'elles soient recouvertes par la vase. La plus grande partie des huîtres recueillies ne sont pas consommées fraîches, mais elles sont desséchées pour l'exportation. La pêche des huîtres est abandonnée pendant les mois de printemps et d'été pour celle des seiches, du maquereau et des poissons du large; du reste, la pêche est, d'une manière générale en Chine, subordonnée aux travaux de l'agriculture et alterne avec eux.

INSECTES.

CANTHARIDE, *si-pan-mau*, F. P. S., 1082; *si-pan-mao*, Pen-tsao.

On trouve quelquefois le *Cantharis Erythrocephala* en Chine, mais les Chinois ne font guère usage que du mylabre.

EPICAUTA, *tsao-mao; tsau-mau.*

On trouve en Chine quelques espèces de ces insectes, réunis

aux cantharides par divers auteurs, mais on ne les emploie guère.

MYLABRE, *pan-mao-tchong*, Pen-tsao; *ban-mao*, Tatar., 4; *mao-tchong*.

Le mylabre employé par les Chinois est le *Mylabris cichorii*, Bilberg, caractérisé par ses élytres noires, marquées de deux bandes jaunes transversales et de taches jaunes sur le bord interne. Il est commun dans les diverses provinces, et vit sur certaines plantes, *Faba, Dolichos, Evonymus, Silene*, etc., où on le recueille en automne pour le dessécher et l'employer comme émétique, diurétique et contre-poison.

Le mylabre est très-fréquemment prescrit pour agir sur les organes urinaires, et aussi pour déterminer l'avortement, bien que le code mandchou ait édicté des peines très-sévères contre ce crime. Mais son usage le plus fréquent, ou tout au moins le plus vanté, est contre l'hydrophobie, par suite de la théorie que les Chinois ont conçue de cette maladie et de l'action du médicament; pour eux, la morsure d'un chien enragé détermine l'imprégnation de l'individu mordu, et la guérison ne peut avoir lieu que par l'expulsion du produit par les voies urinaires, car l'hydrophobie persiste tout le temps de sa gestation. Or, comme le mylabre détermine souvent des accidents du côté de la vessie, caractérisés par des urines sanguinolentes, ils supposent que le *fœtus canin* se trouve alors expulsé avec elles.

Le mylabre paraît être la base d'un remède anti-ophthalmique, dont le principal élément est constitué, d'après les Chinois, par les excréments de chauve-souris.

Il est très-probable que les Chinois emploient au même usage diverses espèces de mylabre, qui d'ailleurs sont assez faciles à confondre.

M. le professeur Maisch, de Philadelphie, a trouvé que le mylabre de la Chine renfermait un tiers de cantharide de plus que la cantharide officinale.

D'après M. Debeaux, on lui substitue souvent l'abeille.

Le mylabre passe pour un poison âcre, salé, froid; son usage est surtout funeste pour les femmes. On l'administre contre les chancres, les tumeurs, la dureté du ventre, les ulcères, la corruption du sang, mais il est surtout préconisé contre la rage.

Méloé, *kiang-lang; cian-lan,* Tatarinov, 84.

Cet insecte, de couleur noire, passe pour un poison, et on en fait usage contre la dyssenterie, la leucorrhée et la rage. Mais comme il est assez rare, on lui substitue le mylabre de la chicorée.

Mante, *tang-lang; sang-piao-siao,* Pen-tsao; *tang-lang.*

Une espèce verte, à abdomen très-développé, est préconisée contre la blennorrhagie, la spermatorrhée et l'incontinence d'urine. On fait aussi usage de ses nids, *sang-piao-siao; tang-lang* (*san-piao-siao,* Tatarinov, 319.)

Grillon, *tsao-ma,* Pen-tsao; *czan-tuy.,* Tatar., 106; *ky-tsee, houang-ku.*

Le grillon, qui plaît beaucoup aux Chinois en raison de son chant continuel, sert de base à un médicament qu'ils préconisent pour faire sortir les échardes entrées dans la peau.

On en fait aussi usage contre la rage : on fait prendre à la personne mordue trois ou quatre taupes-grillons dans une cuillerée de vin chinois : l'insecte est un peu plus petit que celui d'Europe. On fait prendre aussi au malade, en trois fois, trente pilules (de nature non connue) par jour. Il ne doit pas sortir de chez lui de la journée; avec ce traitement il est guéri, et même, dit-on, préservé pour toujours. (Perny.)

Sauterelle, *fou-tong,* Pen-tsao; *tcha-mong.*

Elle passe pour un poison.

LIBELLULE, *tsing-ling*, Pen-tsao.

On emploie les libellules contre les ulcérations de la verge.

ABEILLES, *mi-fong*, Pen-tsao.

Les abeilles, autrefois très-cultivées par les Chinois, surtout depuis les empereurs mongols, sont aujourd'hui l'objet d'une attention moindre, depuis qu'on n'emploie guère plus que la cire de *pe-la*. On trouve encore cependant des ruches nombreuses en exploitation dans le Hou-nan et le Hou-pe.

Le miel (*fong-mi*; *fung-mih*, F. P. S., 528) que fournissent les abeilles est de diverses couleurs, mais on estime surtout celui qui est blanc; il passe pour avoir une saveur douce, sans poison, bien que, pris en trop grande quantité, il détermine des coliques et même des convulsions. On l'emploie comme édulcorant, laxatif et pectoral, et on lui attribue même la propriété de dissoudre les cataractes lorsqu'il a été appliqué sur les yeux; on administre le miel comme antidote des alliages de cuivre.

La cire (*mi-la*; *chuan-la*, Tatar., 74), que fournissent les abeilles, avait été longtemps négligée par les Chinois; elle est blanche (*pih-mih-lah*, F. P. S., 1254) ou jaune, *chuan-la*, Tatarinov, 74 (*hwang-lah*, F. P. S., 1255); *wong-lap*, Carey, 179. On l'administre contre les douleurs d'estomac, la toux, le délire, les hémorrhagies vaginales, etc. Mêlée à du jaune d'œuf et de la colle d'âne, elle constitue un médicament très-employé contre la diarrhée, la dyssenterie. On s'en sert pour enrober les pilules et pour fabriquer divers emplâtres et onguents contre les contusions et écorchures.

Les abeilles elles-mêmes sont entrées dans la thérapeutique chinoise comme remède de l'inappétence, de la dyssenterie et de la lèpre; on en fait aussi usage comme antidote des alliages de cuivre.

GUÊPES, *houang-fong*, *fong-tang*, Pen-tsao; *fong-tang*;

houang-fong; *fyn-fan*, Tatar., 137; *fong-fan*, Debeaux;
ma-fong; *houang-fong*.

Les guêpes noires sont dites *ou-fong*.

Les jaunes ont un peu de poison. Elles sont employées contre
l'enflure douloureuse du ventre, les vomissements et les taches
sur le visage.

On se sert quelquefois des dépouilles des larves torréfiées,
dont on fait des pilules.

Les nids de guêpe, *ouo-fong*; *fyn-fan*, Tatarinov, 187, sont
employés dans les maladies du cuir chevelu.

BOURDON, *tou-fong*, Pen-tsao ; *ma-fong*; *tchou-fong*.

Abondant dans les montagnes de Ou-tou-chan, où il habite
sous terre dans de petits trous, le bourdon est armé d'un aiguil-
lon qui le rend très-dangereux. Il est de couleur rouge-brun.

On l'emploie contre les morsures d'araignée, les ulcères, la
leucorrhée. Il passe pour blanchir le visage.

Une espèce voisine, de couleur noire, *tchou-fong*, vit au milieu des roseaux, où elle se construit des nids gros comme un
œuf; elle est très-recherchée des enfants, qui lui trouvent une saveur
aigrelette. On prétend qu'elle guérit les rages de dents.

GALLES DE CHÊNE, *mo-che-tse; mu-shih-tsze, muh-shih-tsze,*
F. P. S., 463; *mo-szi-tsy, sian-dou, sian-wau-tsy,*
Tatar., 297, 345, 344.

Les Chinois, qui les considèrent comme des fruits, emploient
en médecine les galles perforées, desquelles le *Cynips* est sorti;
ils s'en servent en poudre, qui est donnée dans la dyssenterie, la
diarrhée chronique, les sueurs nocturnes, les pertes séminales, et
dans la maladie *kan* des enfants. Ils en font aussi des applications
à l'extérieur dans le cas de certaines éruptions et de maladies
cutanées.

Les galles de chêne employées par les Chinois sont absolument semblables à celles que nous connaissons.

Sous le nom de *lo-lo-fong*, M. Debeaux décrit des galles de chêne, très-pesantes, de couleur gris noir à la surface, très-hérissées, qui se trouvent sur le *Quercus castaneifolia*. Il donne le nom de *tchuen-ho* à des galles légères, rondes, d'un jaune pâle, et tout à fait semblables à celles du *Quercus Robur*.

M. Tatarinov en indique une sorte sous le nom de *sian-dou*, 345.

VER A SOIE, *tsan,* Pen-tsao; *tsan-piao-siao.*

Le *Bombyx mori* est employé comme médicament quand il est mort. Sa saveur est salée; il est sans poison.

On l'emploie comme aphrodisiaque et antileucorrhéique.

La chenille du bombyx, *kiang-tsan, tsan-yong-eul,* est torréfiée et donnée dans les inflammations de la gorge.

On se sert aussi quelquefois de la chrysalide, *tsan-piao-siao; czan,* Tatar., 115.

Les cocons, *tsan-toui,* sont aussi usités.

On a fait autrefois une huile empyreumatique de soie, *yu-ch'au,* F. P. S., 808.

La soie brute, *houang-se,* est indiquée dans quelques cas.

Les excréments de ver à soie sont aussi parfois employés.

PUNAISE, *tcheou-tchong,* Pen-tsao.

On fait usage de ces insectes torréfiés (*Cimex*); on emploie surtout les punaises de bois, et parmi celles-ci, celles qui vivent sur les saules, *tou-po-tchong.*

CIGALE, *tsan-tay,* Pen-tsao; *tchang-ti-po,* Debeaux; *tsy-leao; chan-tchong; sin-toey,* Carey, 137.

Sans poison; on emploie la dépouille des larves (*sin-toey,* Carey, 137), torréfiée, pulvérisée et mise en pilules, comme anthelmintique et contre la céphalalgie : elle est donnée aux enfants comme fébrifuge.

On leur substitue quelquefois la cigale du Chan-tong, *hong-liang-tchong* ou *chu-ki* (*Cicada sanguinolenta*, Oliv., *Huechys sanguinea*, Am. et Serv.). On trouve cette espèce dans le Sse-tchuen, le Chan-si, le Hou-nan et le Hou-pe, sur les *Ailanthus, Broussonetia*, etc., où ces insectes vivent en très-grande quantité en automne et sont récoltés par les paysans pour les fournir aux droguistes.

On leur arrache les pattes et les ailes, le corps étant seul employé dans la médecine contre la stérilité, l'impotence, les désordres menstruels, le lumbago, etc. On s'en sert particulièrement en applications vaginales dans les maladies des femmes. On les mêle à de l'oliban, de l'arsenic, du sel ammoniac et à de la farine de riz, contre les abcès strumeux du cou. Mais leur principal emploi est contre l'hydrophobie, en raison de la strangurie qu'ils déterminent, ce qui s'accorde avec la théorie chinoise de cette affection. (Voir p. 68.)

COCHENILLE, *ya-lan-mi; koa-kin-kouei; hong-hou-ly.*

Cet insecte est importé en Chine comme colorant, mais il ne paraît pas être très-usité en médecine.

LAQUE, *tsee-kang; tsze-kwang, tsze-kang, ch'ih-kiau,* F. P. S., 496; *tsy-kao-zun,* Tatar., 467.

Le produit de sécrétion du *Coccus Lacca* est employé comme astringent et styptique.

Il entre dans la composition de certaines eaux et d'emplâtres préconisés contre les éruptions cutanées.

COCHENILLE A CIRE, *la-tchong; pe-la-tchong,* Pen-tsao; *ch'ung-peh-lah,* F. P. S., 546.

On a beaucoup discuté sur cet animal et sur la plante qui le porte. Sir G. Staunton pensait que c'était le *Cicada* (*Flata*) *lim-*

bata qui déterminait la production de la cire par ses piqûres ; mais il est aujourd'hui démontré par les travaux de M. Westwood qu'on doit rapporter cet animal à un *Coccus*, le *Coccus pela*, W. (*C. sinensis*, Pereira).

Quant à la plante *pe-la-chou* ou *niu-tching*, sur laquelle il vit, les opinions ont été aussi très-variées. Le Pen-tsao la place entre les *Ligustrum glabrum* et *japonicum*, mais cette origine est contestée par le voyageur R. Fortune.

D'après le Père Grozier, l'insecte à cire vivrait sur le *kan-la-chou*, dans les lieux secs, et sur le *choui-la-chou*, dans les lieux humides. M. Stanislas Julien dit qu'il vit de préférence sur trois espèces d'arbres : *kiou-tching* (*Rhus succedanea*), *tong-tching* (*Ligustrum glabrum*) et *choui-kiun* (*Hibiscus syriacus*). Le docteur Thorel dit avoir vérifié la culture du *Coccus* sur le *Ligustrum lucidum* dans le Sse-tchuen, et avoir entendu parler de cultures qui seraient faites aussi sur le *Rhus succedanea*, Lin., un *Hibiscus* et un *Fraxinus*, mais il n'a pu vérifier le fait. M. R. Fortune dit que le *Coccus* est cultivé sur un arbre qu'il rapporte à un *Fraxinus* et qui croît abondamment le long des ruisseaux, des canaux et des fleuves du Tche-kiang.

Aujourd'hui on est généralement d'accord pour admettre que c'est un *Rhus* (le *Rhus succedanea*, Lin.) qui fournit la majeure partie du *pe-la*, si ce n'est la totalité.

Le *Coccus pela* se trouve dans les mêmes régions que celles où l'on cultive l'opium (THOREL), et particulièrement dans les parties sèches et élevées du Sse-tchuen, à une altitude de 1,000 à 1,800 mètres, où il gèle souvent.

On cultive le *Rhus succedanea* avec le plus grand soin et en grande quantité, surtout dans certains cantons ; on le couvre d'insectes trois ou quatre ans après sa plantation, en plaçant sur les branches des bouchons de paille avec des fragments de rameaux couverts d'insectes ; trois ou quatre jours après, ces nids grossissent, et les branches se recouvrent de nombreux insectes blancs nouvellement éclos ; ils tendent à descendre à terre pour y chercher de l'herbe, et quand ils ne peuvent le faire ils reviennent sur la face

inférieure des feuilles, qu'ils abandonnent bientôt pour se fixer dé-
finitivement sur les branches, dont ils percent l'écorce pour y pui-
ser leurs aliments; ils grossissent alors et avec rapidité.

Au commencement de juin, l'arbre, étant chargé de cire, semble couvert de gelée blanche; on l'arrose (sans doute pour faciliter la récolte) et on enlève la cire; si on tarde jusqu'en août, l'adhé-
rence est trop considérable et gêne la récolte. Les insectes laissés
sur l'arbre le repeuplent pour la saison suivante; ils pondent en août
des œufs carmin, du volume d'un grain de riz, qui, par l'incu-
bation, deviennent aussi gros qu'une tête de poulet, disent les Chinois; ils atteignent ce volume au printemps, alors on en charge
les arbres suivant leur force (MAC GOWAN).

M. A. S. Packard jun. dit que cette cire est sécrétée, comme
celle des abeilles, par de petits follicules situés au-dessous de
l'enveloppe abdominale, et donne ainsi la solution d'une question
qui avait été discutée par plusieurs naturalistes.

La cire (*pe-la,* Itier; *bay-la,* Tatar., 13; *peh-lah, shu-lah,*
F. P. S., 1254), indiquée, il y a longtemps déjà, par Charpen-
tier, de Cossigny, Macartney et le chevalier Paravey, est blanche,
inodore, insipide, cristalline; elle offre l'aspect du blanc de ba-
leine; elle est plus cassante que la cire d'abeille; elle est fusible
à $+ 82°,5$; très-peu soluble dans l'alcool et l'éther, elle est facilement soluble dans le naphthe. Sur la plante, elle recouvre les rameaux d'une couche blanche, veloutée, peu dense et quelquefois
épaisse de 0,005 à 0,01.

On la distingue de la laque blanche parce que celle-ci est cassante, demi-transparente, fusible à $+ 62$ degrés, soluble dans
l'alcool et l'éther, et imparfaitement saponifiée par les alcalis.
La matière ciréiforme du *Flata limbata* est soluble dans l'eau, et
est infusible (HANBURY).

On la purifie en lui faisant traverser une passoire placée dans un
chaudron d'eau bouillante.

La cire *pe-la* a complétement remplacé la cire d'abeille;
elle est employée par les Chinois comme médicament interne et
externe.

GALLE DE CHINE, *ou-pey-tsee*, Pen-tsao ; *ou-poey-tsee*, Mérat,
Delens ; *wu-bey-tsy*, Tatar., 481 ; *wu-pu-tsze*, F. P. S.,
762 ; *pe-yo-tsien*, *yen-fou-tze*, *yen-kieou-tse*, Rondot ;
ou-bi-tsze, *hoo-boi-tsse*, Carey, 32, 215.

Elle est produite par un insecte du genre *Aphis*, l'*Aphis sinensis*,
qui vit sur l'arbre *yuen-fu-tsee*, *yen-fou-tsee-nieou* (*Rhus semialata*,
Murr., var. *Osbeckii*) ; on en trouve dans le Tche-kiang et le Sse-tchuen.

Quelques personnes pensent qu'il vit sur une Hamémalydée, le
Dystilium racemosum.

Les œufs sont pondus sur les feuilles, où ils sont abrités par de
petites coques qui grossissent, deviennent dures et se transforment
en noix de galle, analogues par leur forme à celles que les puce-
rons déterminent sur les feuilles des peupliers ou des térébinthes.
Généralement triangulaires, tuberculeuses, cornées, elles ont la
surface externe veloutée, une couleur jaunâtre, et sont translucides sur la cassure. On les passe à la vapeur d'eau bouillante
pour tuer les insectes qu'elles renferment.

Une variété est en forme de corps ovoïdes, amygdaliformes,
ayant 0,01 à 0,02 de diamètre, sur une longueur de 0,05 à
0,10 ; leur paroi est dure, cornée ; on trouve dans l'intérieur des
détritus de *Coccus*.

On s'en sert en teinture à cause de leur forte proportion de tannin.

Saveur douce, sans poison.

Préconisées contre l'odontalgie et le prurit, elles font partie
d'une sorte d'électuaire impérial qui est très-estimé et qu'on ne
peut obtenir que de la cour.

MOUCHE, *ou-kou-tchong* ; *wu-gu-czun*, Tatar., 483 ; *wu-
kuh-ch'ung*, F. P. S., 608.

Les larves du *Musca carnaria*, recueillies sur l'homme ou les animaux putréfiés, sont torréfiées et employées comme médicament
(DEBEAUX).

On les donne aux enfants cachectiques et scrofuleux.

Taon, *lou-fou-lang ; màng-tchòng* (?) ; *fey-mang,* Pen-tsao ;
min-tchong.

Ces insectes, dont on distingue une variété noire et une variété
jaune, abondent dans les montagnes de Hiang-ko-chan ; ils tour-
mentent beaucoup les bœufs et les chevaux.

Leur saveur est douce ; ils renferment du poison. On ne doit
pas les associer à *kan-kiang* (gingembre), *tan-sang* (*salvia,* faux
ginseng), ou à *cho-yo* (pivoine).

On emploie le taon contre la morsure des serpents et pour favoriser la menstruation.

Luciole, *yu-ho.*

La luciole est recommandée dans les ophthalmies ; elle agit aussi
contre les tumeurs abdominales.

Iule, *ma-lou,* Pen-tsao ; *chan-che-tong.*

Long de cinq à six pouces, de couleur jaune, ce myriapode est
vénéneux ; on l'emploie contre les tumeurs abdominales.

Scolopendre.

Le *Scolopendra morsitans, ou-kong,* Pen-tsao ; *wa-kung, wu-
gun,* Tatar., 484, est employé comme anthelmintique ; on en fait
usage surtout pour faire sortir le poison des éruptions, des chancres, et la croyance populaire générale est qu'il fait parler les enfants qui sont muets par suite de quelque empoisonnement.

On les recueille dans les maisons et on les nourrit dans des
vases fermés. Desséchés et mêlés à du *sam-chou* (alcool de riz),
ils constituent un remède infaillible contre les vers.

ARACHNIDES.

Araignée, *py-tsien,* Pen-tsao.

On emploie une espèce contre les ulcérations de la gorge et

l'odontalgie. On fait aussi usage d'une araignée maçonne, *tche-tang*, Pen-tsao, qu'on considère comme un poison, contre la maladie dite *ting-tchong*.

Les araignées des arbres, *tsao-tche-tchou*, Pen-tsao, marquées de dessins sur le corps, passent pour fébrifuges et sont administrées contre la maladie dite *tin-tchouang*.

SCORPION, *hie*, Pen-tsao; *hiai; hia-mo; sie-tsy*, Tatar., 360; *siai-tze*, Debeaux; *ts'iuen-hieh*, F. P. S., 1027.

Le *Scorpio europeus* passe pour avoir été acclimaté dans la vallée du Yang-tsee-kiang, ou tout au moins au sud de cette rivière, par un officier du temps de la dynastie mongole, qui en avait apporté dans un tube de bambou. Aujourd'hui on en trouve partout (F. P. SMITH). Ceux qui sont destinés à l'usage médical sont recueillis dans le Chan-tong, le Hou-nan et le Hou-pe.

Quand une personne est piquée par un scorpion, le remède populaire est d'exposer la partie lésée à la fumée du soufre; on emploie à cet usage des allumettes faites avec les résidus ligneux du chanvre.

On croit aussi à l'efficacité de l'impression sur la partie blessée du caractère 10 fait avec de la boue de ruisseau; cela équivaut au signe de croix de nos paysans.

Il est âcre-doux, et renferme du poison; on l'emploie torréfié contre l'apoplexie, les tumeurs de ventre et les écrouelles. Il entre dans la composition d'une teinture célèbre, le *fung-liau-sing-siu*, dont on vante les effets dans toutes sortes de maladies des plus dangereuses.

CRABES, *pan-kia; hai*, Pen-tsao.

Les Chinois, qui consomment une assez grande quantité de crabes, ont remarqué que certaines espèces déterminent des accidents d'empoisonnement, qu'ils traitent par la racine de *heou-nao* (*Nelumbium*) dans une tasse de thé (DEBEAUX).

On fait usage des carapaces sèches ou torréfiées de plusieurs espèces de crabes du littoral.

CREVETTE, *hia,* Pen-tsao.

ÉCREVISSE, *long-hia.*

CLOPORTE, *chou-fou,* Pen-tsao; *sou-fou; kia-pin,* Carey, 54; *pe-kio-tchong, ty-sse-pio.*

Les cloportes passent pour favoriser la menstruation et dissiper les douleurs du ventre qui accompagnent la suppression des règles.

SANGSUES, *choui-tche,* Pen-tsao; *ma-houang; shwui-chih, mah-hwang,* F. P. S., 580; *choui-tche,* Debeaux; *szuy-czzi,* Tatar., 421.

Les sangsues (*Hirudo sinica,* Moq.-Tand.; *Iatrobdella sinica,* Bl.) ne sont pas rares en Chine, mais on les emploie peu, car les Chinois sont convaincus que leurs morsures sont venimeuses. On ne les applique guère, dans un tube de bambou, que sur les érysi-pèles phlegmoneux et les anthrax, pour en sucer le sang empoi-sonné.

Desséchées, *kan-choui-tche,* elles sont avalées en poudre dans de l'eau-de-vie dans les cas d'aménorrhée ou de tumeurs abdomi-nales.

LOMBRIC, *ti-long.*

On en fait usage après l'avoir torréfié.

ASTÉRIES, *pang-tchia.*

OURSINS, *tche-kiu,* Pen-tsao; *tsa-po-taï,* Debeaux.

HOLOTHURIE, *tai-pang,* Debeaux.

Le *Tripang edulis* (Jæger) fournit aux Chinois un aliment qu'ils estiment beaucoup et qui est l'objet d'un commerce considérable sur les marchés de Manille et de Soo-loo, où on en distingue plu-

sieurs sortes. La préparation en est très-minutieuse : M. Cheyne
va jusqu'à dire qu'on ne peut être assuré de la réussir qu'après
une expérience de quatre années. Elle consiste dans la coction
d'abord, puis dans la dessiccation des animaux. La coction, qui
se fait dans de grands vases remplis d'holothuries, dure un temps
variable pour les diverses sortes ; mais, quelle que soit sa durée,
la dessiccation consécutive doit être aussi rapide que possible. On
reconnaît que les animaux ont assez bouilli quand, en les reti-
rant, leur surface se dessèche promptement comme celle d'un œuf à
la coque bien cuit. Quand on a une très-grande quantité d'holothuries, il y a avantage à donner une première ébullition courte
et à recuire quand les animaux sont à moitié secs ; on obtient
ainsi des tripangs plus ridés et d'un aspect plus favorable pour la
vente. La dessiccation, qui donne de meilleurs résultats quand elle
est obtenue par la chaleur du soleil, s'opère presque toujours au
feu de bois sur des claies, car elle peut se faire ainsi en quatre ou
cinq jours au lieu d'une vingtaine de jours, laps de temps trop
long quand on prépare une cargaison.

Les tripangs se récoltent à la Nouvelle-Calédonie, autour des
îles du protectorat français, sur les côtes de la Cochinchine, autour des îles Loyalty et sur la côte australasienne.

Les principales sortes sont :

1° *Bang-kolungan,* longs de 11 à 15 pouces, bruns sur le
dos, blancs et comme incrustés de chaux sur le ventre, avec une
ligne de mamelons de chaque côté ; rudes, rigides, peu mobiles,
ils se contractent et se dilatent à volonté. On les trouve à l'intérieur
des bancs de corail par 2 à 10 brasses, sur un lit de corail ou de
sable, où on les recueille en plongeant ; cette sorte demande cinq
minutes de cuisson, si le pot en est rempli, dix dans le cas contraire ; on remue jusqu'à ce que l'animal devienne dur et ridé : il
a alors la consistance du caoutchouc, et est bleu et ambré.

2° *Keeskesan,* long de 6 à 12 pouces, ovale, presque noir, uni
sur le dos ; ventre gris noirâtre avec une ligne de mamelons de
chaque côté ; contracté, il a la forme d'une tortue terrestre ; on
le trouve sur le haut des récifs de corail, sur un lit de sable et de

corail, dans l'eau peu profonde; même cuisson que le précédent.

3° *Talepan*, long de 9 pouces à 2 pieds, noir rougeâtre, avec de larges piquants rouges sur le dos, caractéristiques; se trouve partout sur les récifs par 2 et 3 brasses; plus difficile à préparer que les précédents, il demande dix minutes de cuisson; quelquefois on le cuit deux fois avant de le sécher, en raison de la difficulté de sa conservation.

4° *Manang*, petit, atteint rarement 8 pouces, ovale, presque noir, uni, sans papilles ni excroissances; se trouve surtout aux îles Fidji, où les Américains le récoltent; dix minutes de cuisson, sèche très-vite (valeur, 15 à 25 dollars le picul).

Outre ces espèces, on en distingue d'autres inférieures :

5° *Sapatos china*, mêmes dimensions que *manang*, brun rougeâtre, très-ridé; se trouve au sommet des récifs de coraux; demande quinze minutes environ de cuisson, mais sèche vite s'il a bien bouilli.

6° *Lewlavan*, dimensions variables, noir, ridé, étroit; se trouve sur diverses parties des récifs.

7° *Balati blanco*, long de 9 pouces, ovale, blanc et orangé, rejette une matière blanche adhérente aux doigts; se trouve sur le sable en dedans des récifs; comme il s'enfonce le jour dans le sable, le meilleur moment pour le prendre est une belle nuit de lune : demande ébullition de trois ou quatre minutes si le pot est plein; la cuisson est indiquée par la contraction.

8° *Matan* ressemble à *balati blanco*, mais est brun, tacheté de blanc; demande deux ou trois minutes d'ébullition si le pot est plein; doit être retiré dès qu'il est contracté.

9° *Haagenan*, long d'un pied, gris ou verdâtre; se trouve en dedans des récifs de corail; demande une ébullition de vingt minutes; on doit le récolter avec précaution, car il se brise aisément en plusieurs morceaux.

10° *Sapatos grande*, l'espèce la moins estimée, long de 12 à 15 pouces, brun et blanc ridé. (Capitaine CHEYNE.)

D'une manière générale, les tripangs qu'on trouve dans les eaux profondes et qui sont noirs, sont de meilleure qualité que ceux qu'on trouve dans les lais et relais de la mer ou dans une eau peu profonde; ces derniers sont en général moins bruns.

MÉDUSE, *hai-che,* Pen-tsao; *hai-seng,* Debeaux.

On conserve dans du sel des méduses de très-grande taille qu'on emploie comme corroborantes; on fait aussi usage de diverses espèces de rhizopodes, que les pêcheurs traitent par l'alun pour durcir leur corps gélatineux. (DEBEAUX.)

Le *tsou-no-tsee,* ou polype à vinaigre, est constitué par des portions du corps de Médusaires, qui jouissent de la propriété de changer en vinaigre l'eau alcoolisée. Signalé d'abord par le Père Huc, qui dit qu'on le recueille sur les côtes du Léao-tong, le *tsou-no-tsee* se place dans un grand vase rempli d'eau douce à laquelle on ajoute quelques verres d'eau-de-vie; après vingt ou trente jours ce liquide se trouve transformé en un vinaigre clair, très-fort et d'un goût très-agréable; à mesure qu'on retire une certaine quantité de liquide, on la remplace par une quantité égale d'eau pure sans addition d'eau-de-vie. Dans le nord de la Chine, on emploie le *tsou-no-tsee* desséché; on en fait aussi usage comme condiment.

L'existence du polype à vinaigre a été niée par quelques personnes, qui pensent que c'est une matière résultant de la fermentation acide du vin de riz; on l'obtiendrait en abandonnant ce vin à lui-même pendant un temps très-long, et on trouve au fond du vase un précipité visqueux, blanchâtre, qu'on dessèche, et qui communique rapidement une grande acidité au liquide où on le plonge.

Il est cependant évident que la matière productrice du vinaigre est formée par le corps d'un animal voisin des Méduses.

CORAIL, *chan-hou; hoey-siac,* Carey, 93.

Le corail rouge ou rose, tiré de la mer, où il a l'apparence d'un arbuste plus ou moins rameux, est employé dans la médecine chinoise. Il a une saveur douce et est sans poison. On en fait priser la poudre dans l'épistaxis ; cette poudre fait tomber aussi les polypes des fosses nasales. Le corail est encore employé contre les ophthalmies et contre la maladie dite *cheou-fong*.

Les Chinois font également usage de divers madrépores et po-lypiers, *cha-tchong-lo*, qui sont importés de l'Inde.

SPONGILLE, *tsee-chao-hoa; lin-siao-chua*, Tatar., 265.

Les Chinois ne font pas mention de l'éponge, *hai-jong*, qu'ils paraissent ne pas connaître. Ils emploient depuis longtemps les cendres d'algues brûlées aux mêmes usages que l'éponge brûlée chez les Européens. Nous avons reçu une certaine quantité de spongille d'eau douce sous le nom de *siao-houa*, mais il ne nous est pas possible de savoir si c'est la même espèce que celle indi-quée par M. Tatarinov.

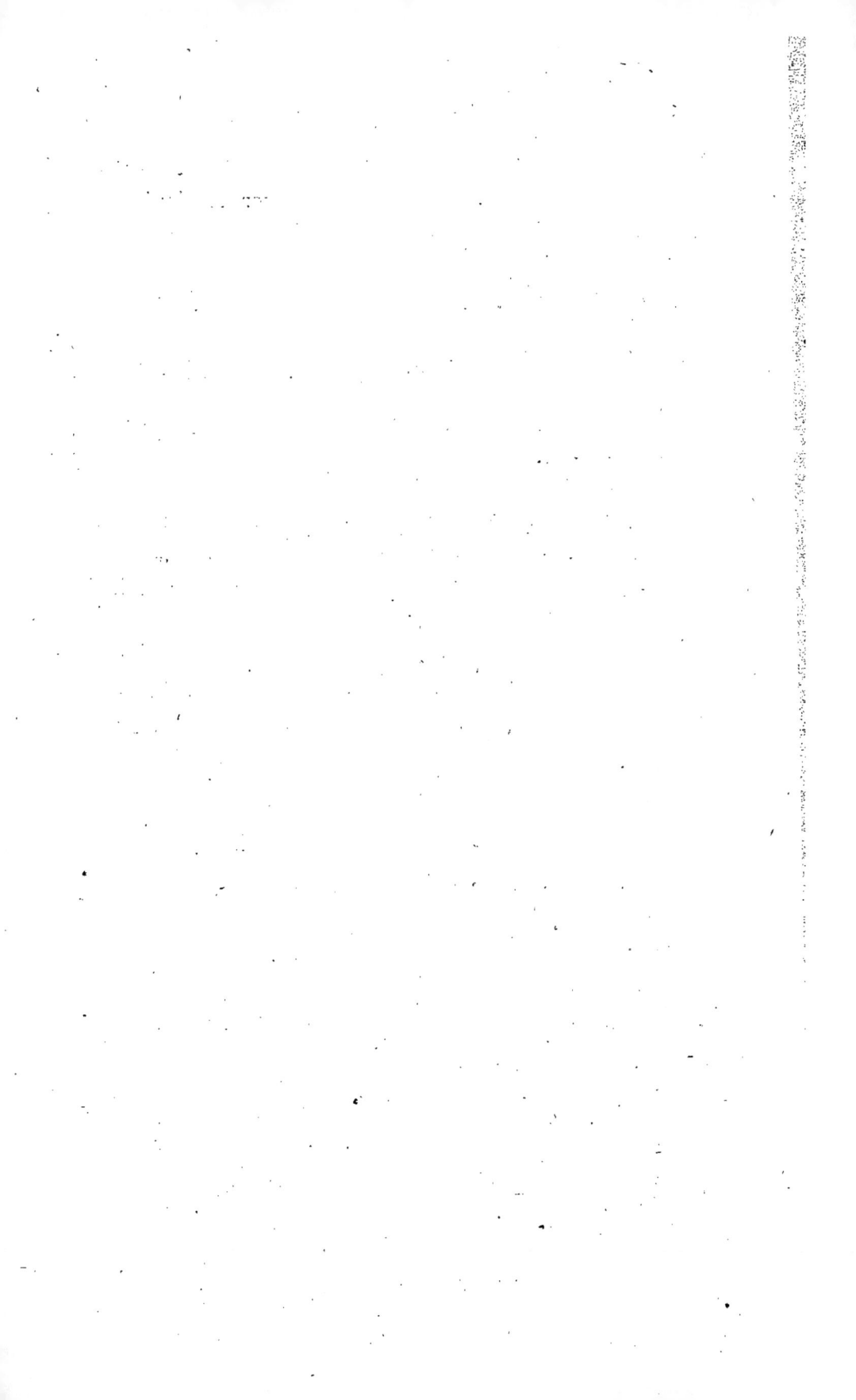

VÉGÉTAUX

ALGUES.

ALGUES, *hai-tai; chay-day, chay-tsao, kun-bu*, Tatar., 39,
41, 252; *hai-tsai, hai-tsau, teou-fa-tsay, t'u-fah-ts'ai*,
F P. Smith, 24, 29.

Les Algues sont plus fréquemment employées par les Chinois
comme aliment que comme médicament; ils recueillent avec soin
diverses espèces de *Laminaria, d'Iridæa*, de *Rhodomenia*, qu'ils
trouvent sur le littoral, et importent en outre des quantités con-
sidérables d'autres algues, qui figurent avec honneur sur leurs
tables sous forme de gelées, plus ou moins parfumées, car ils
leur attribuent, ainsi qu'à toutes les productions marines, la propriété, très-appréciée par eux, de rendre l'homme plus vigoureux
dans toutes les circonstances de la vie.

Les anciens auteurs chinois, sans connaître l'iode, qui donne
aux algues une efficacité particulière contre le goître, indiquaient
dans le traitement de cette maladie une teinture et une poudre
d'algues.

FUCUS SACCHARINUS (Laminaria saccharina), *hay-tay; hai-tai;
kouan-pou, hai-ouan; kwan-pu, hai-wan*, F. P. Smith,
601; *chin-chou*, Debeaux; *yang-ts'ai; chay-day*, Tatarinov, 39.

Cette algue, que les Japonais nomment *kam-boa*, est recueillie
avec soin sur les côtes de Yeso, où on en trouve trois variétés,

rouge, noire et mince ; elle fait, après avoir subi une préparation qui la débarrasse de ses impuretés, l'objet d'une importation considérable pour Chang-haï. (NOURY.)

PLOCARIA CANDIDA (Gracilaria lichenoides), *che-hoa-tsee ; che-houa-tsee ; shih-hwu-ts'ai*, F. P. Smith, 197.

La mousse de Ceylan, *Agar-agar*, à fronde cartilagineuse, cylindrique, filiforme, plus ou moins ramifiée, est importée en très-grande quantité en Chine, où, d'après M. Crawfurd, elle forme le chargement complet de navires ; elle est très-recherchée pour faire des gelées alimentaires avec du sucre et pour divers usages industriels. Les Chinois l'emploient indifféremment en place du *Sphærococcus cartilagineus*, var. *setaceus*.

Sous le nom d'*Agar-agar*, *hai-tsay*, c'est-à dire végétal marin, les Chinois, dit M. W. Williams, désignent toutes sortes d'herbes marines (*sea-weeds*) comestibles.

L'*agar-agar* préparé porte le nom de *leang-tsay* ou végétal frais ; *che-hoa-tsay* est le nom de nombreuses espèces d'herbes marines.

Agar-agar est le nom malais de l'algue marine (*Plocaria* [*Fucus*] *tenax*) qui croît sur les rivages rocailleux des îles de la Malaisie, et d'où l'on extrait par le feu une gelée glutineuse qui est préparée comme aliment.

Une gelée qui se rapproche beaucoup de celle-ci est également faite avec d'autres algues et appliquée à plusieurs usages utiles.

Le bambou avec lequel sont fabriquées les lanternes est couvert de papier saturé de cette gomme, qui, quand elle est sèche, est demi-transparente. On s'en sert également dans les manufactures de papier et de soie. Elle est incomparable comme pâte et n'est pas susceptible d'être attaquée par les insectes. Ses admirables qualités et la modicité de son prix la rendent digne de l'attention de nos manufacturiers. (W. WILLIAMS.)

Diverses espèces de Laminariées et de Floridées sont recueillies sur les côtes du Japon et du Chan-tong. On les nettoie et on les fait bouillir pour en former une gelée qui est très-employée en médecine et comme préparation culinaire. (W. WILLIAMS.)

SPHÆROCOCCUS CARTILAGINEUS, *var.* Setaceus; *che-hoa-tsay; shih-hwa-ts'ai,* F. P. Smith, 197; *tsai-hoa,* Debeaux.

Cette algue, qu'on trouve abondamment sur le littoral chinois, passe pour jouir de propriétés rafraîchissantes et antidyssentériques; elle est fréquemment substituée aux nids de salangane que leur prix élevé ne rend accessibles qu'aux riches.

HELMINTHOCORTON, *hai-tsao; hai-tsau.*

Sous le nom de *hai-tsao,* les Chinois font un assez fréquent usage d'un mélange de plusieurs petites espèces d'algues, qui agissent comme vermifuges.

Le *lou-jong-tsao* est également un mélange d'algues, ayant des propriétés anthelmintiques.

SARGASSUM BACCIFERUM, *long-siu; chay-tsao,* Tatarinov, 41; *tsai-tze,* Debeaux.

Passe aussi pour vermifuge.

CONFERVA, *tsai-hoa.*

Les algues d'eau douce sont quelquefois employées à faire des applications sur les engorgements.

CHAMPIGNONS.

Les Chinois, qui savent tirer parti de toutes les substances alimentaires qu'ils rencontrent, n'ont pas manqué de faire un usage considérable des champignons, *hiang-kouo;* mais ils donnent la préférence à ceux qui croissent sur les arbres (*muh-rh,* F. P. Smith, 459), bien que moins délicats que beaucoup d'espèces terrestres; sans doute leur abondance plus grande, et, d'autre part, le plus petit nombre d'espèces vénéneuses, les ont guidés dans cette préférence. Ils recherchent en général les Polypores, plutôt que les Agarics, et consomment aussi quelques Helvelles, *kouei-k'ai, ti-k'ai.*

Les Chinois, qui ont reconnu que certains champignons, tels que les Amanites, *ti-tan,* sont vénéneux, emploient contre ces empoisonnements l'alun et la chicorée.

SCLEROTIUM CLAVUS (Claviceps purpurea), *mey-me; mei-meh,* F. P. Smith, 415.

Les Chinois ne font pas usage, en général, de l'ergot, bien qu'ils aient constaté les propriétés abortives de ceux du riz et du maïs.

SPHÆRIA SINENSIS (Cordyceps sinensis), *tchong-tsao; hia-tsao-tong-tchong; siao-cao-dun-czun,* Tatarinov, 341; *hia-ts'au-tung-ch'ung,* F. P. Smith, 300; *hia-tsao-tom-tchom,* Réaumur; *hia-tsao-tong-tchòng,* Du Halde; *to-tsu-ka-so,* Thunberg; *tong-chong-ha-cho,* Reeves; *hea-tsaou-taong-chung,* Westwood.

Ce champignon, que les Chinois pensent être le *ver-plante* (plante pendant l'été, animal pendant l'hiver), est une espèce parasite de certaines chenilles, qui paraissent appartenir au genre *Hepialus.*

Il est rangé au nombre des *lang-tan-ho* (médicaments rares) et se vend en paquets réunis par un fil de soie, et dont chacun contient une douzaine d'individus, longs chacun d'environ trois pouces, et constitués moitié par la chenille et moitié par le parasite.

On le dit abondant dans le sud du Thibet; mais presque tout ce qui est employé aujourd'hui vient de Kia-ting-fou, dans le Sse-tchuen. Il était autrefois beaucoup plus rare et était récolté dans le Hou-pe et le Hou-nan.

Ce champignon passe pour être extrêmement réconfortant et pour rivaliser avec le *ginseng*; aussi le paye-t-on quelquefois son poids d'argent. Pour l'employer, on le place (5 grammes environ) dans le corps d'un canard qu'on fait cuire dans son jus à petit feu, et dans la chair duquel passe toute sa vertu; le Chinois qui en a mangé deux fois par jour pendant huit à dix jours, est alors susceptible des prouesses génésiques les plus grandes.

On lui reconnaît d'ailleurs une action efficace sur la jaunisse, la phthisie, et nombre d'autres maladies graves.

Pachyma cocos, *fou-lin*, Pen-tsao; *pe-fo-lim*, Cleyer, 189; *fo-lin*, Mérat, Delens; *bay-fu-lin*, Tatarinov, 9; *fu-lin*, Tatar., 178; *fu-szen*, Tatar., 179; *füh-ling*, Hanbury, 125; F. P. Smith, 832; *fou-lin*, *pe-fou-lin*, Debeaux.

Cette substance, dont les Chinois font usage aussi bien comme aliment, sous forme de gâteaux, que comme médicament, jouit auprès d'eux d'une grande réputation. Elle se présente sous forme de larges tubérosités, d'un volume très-variable, de quelques onces à plusieurs livres, et recouvertes d'une peau brune rugueuse; l'intérieur est dur, blanc, quelquefois tigré de brun ou de noir, quelquefois jaune-cannelle. Les plus estimées sont les plus blanches et les plus dures. On les recueille sur les racines de conifères, des vieux pins (*Pinus sinensis* et *longifolia*), et du *Cunninghamia* particulièrement (E. Simon), ou quelquefois isolées dans le sol des terrains où peu de temps auparavant existaient de ces arbres. La récolte s'en fait dans le Pe-tchi-li, le Tche-kiang, le Koueitcheou et le Chan-tong. Les meilleures viennent du Sse-tchuen.

Les anciens auteurs, tels que Cleyer et Martini, ont comparé le *fou-lin* à la squine, ce qui est inexact, puisqu'on n'y trouve pas trace de fécule; d'autres (Loureiro, Endlicher) ont pensé que c'était une sorte de champignon parasite des racines des conifères; mais les travaux plus récents de MM. D. Hanbury et Carey (*Linnæan Society*, t. XXIII, p. 94, 1861) font considérer aujourd'hui le *fou-lin* comme un état maladif des racines, occasionné très-probablement par la présence d'un champignon dont le mycelium pénètre de toutes parts la substance ligneuse et en modifie profondément la structure ; ces bandes de mycelium se présentent au microscope sous la forme de fines bandelettes plus ou moins mélangées avec des corps irréguliers, qui sont sans doute les restes du tissu ligneux plus ou moins altéré.

Insipide et inodore, la partie interne du *foŭ-lin* est à peine soluble dans l'eau ou l'alcool froids ; elle se dissout plus facilement dans une dissolution faible de carbonate de soude, et la liqueur, traitée par un acide ou l'eau de chaux, fournit un léger précipité gélatineux, qu'on suppose être de l'acide pectique ou du pectate de chaux. — Du reste, une production analogue qui se rencontre aux États-Unis, et qui est désignée sous le nom de *pain des Indiens,* a été trouvée par le professeur Ellett composée de pectine pure.

Le *fou-lin* est une substance insipide, douce, tempérée, qui pénètre les poumons, la rate, les petits intestins ; il passe auprès des Chinois pour très-réconfortant, et ils en font un grand usage dans les affections fébriles et la dyspepsie. Son effet le plus marqué est d'éteindre la soif et de provoquer la sécrétion urinaire.

M. O. Debeaux pense qu'on doit le rapporter au *Pachyma hoelen* de Fries.

PACHYMA, *tchou-ling ; chu-lim,* Cleyer, 207 ; *choo-ling ,* Berkeley, Hanbury ; *chu-ling,* F. P. Smith, 871 ; *chou-lin,* Debeaux.

On trouve dans les provinces méridionales de la Chine, sur le tronc d'un *Liquidambar,* et aussi, dit-on, sur quelques autres espèces, des excroissances qu'on recueille au printemps et à l'automne. Ces corps tubériformes, qui ont été étudiés par M. Berkeley, sont moins développés, moins réguliers et moins pesants que le *pé-fou-lin.* Ils sont recouverts d'une peau mince, brun foncé, généralement assez rugueuse ; l'intérieur est jaune-brun, homogène, et a l'apparence du liége. Le *tchou-ling* est fréquemment mangé aux vers. Sa structure se rapproche beaucoup de celle du *pe-fou-lin*, mais les fibres qui.pénètrent sa substance sont plus entrelacées et plus rameuses, et n'ont aucune apparence de mycelium. On y trouve aussi, mais avec des dimensions plus petites, les corpuscules irréguliers du *pe-fou-lin*; on y rencontre quelquefois aussi des cristaux prismatiques. Les réactions du *tchou-ling* n'offrent rien qui les distingue du *pe-fou-lin*; on n'y trouve pas trace de fécule ou de cellulose, et tout porte à croire que ce corps n'est pas un champignon. M. Debeaux le rapporte au *Tuber regium* de Rumphius. Les médecins chinois recommandent le *tchou-ling* contre les fièvres et dans quelques affections des organes urinaires. On en fait des gâteaux qu'on vend dans les rues.

MYLITTA LAPIDESCENS HORANINO, *loui-ouan; ley-wan*, Tatarinov, 262; *lui-hwan*, F. P. Smith, 751.

Ce champignon souterrain se présente en globules irréguliers arrondis, longs de quatre à dix lignes, quelquefois accolés par un pédoncule mince qui se trouve à une ou aux deux extrémités; ce qui leur donne un peu l'apparence d'un cordon de pilules imparfaitement séparées. L'extérieur est brun foncé ou brun grisâtre, finement réticulé; l'intérieur a une cassure compacte, granuleuse, un peu farineuse, brun sale ou rougeâtre. Ces globules ont une saveur faible. On les recueille en terre dans le Hou-pe et dans divers cantons du Sse-tchuen et du Chen-si. On les préconise comme anthelmintiques et dans un grand nombre de maladies des enfants; la poudre est employée quelquefois à saupoudrer la tête dans quelques maladies du cuir chevelu. On lui attribue aussi une action magique puissante contre les mauvais esprits.

LYCOPERDON GIGANTEUM, *ma-po; ma-bi*, Tatarinov, 281; *ma-peh*, F. P. Smith, 671; *ma-po*, Debeaux.

Cette espèce, qui atteint quelquefois des dimensions énormes, fournit à la thérapeutique sa poussière rouge-brun, qu'on administre, après l'avoir mélangée à du miel et à du sucre, dans les affections de la gorge, dans l'aphonie, et contre les hémorrhagies.

LYCOPERDON SQUAMMATUM, *kiuen-py; kiuen-peh,* F. P. Smith, 672.

On recueille aux environs de Ning-po cette espèce pour l'usage médical; elle est employée comme emménagogue, cordiale et antitussique. Grillée et pulvérisée, elle passe pour astringente.

EXIDIA AURICULA JUDÆ, *nien-mao; mo-y,* Debeaux.

Ce champignon, assez commun à certaines époques à la Nouvelle-Calédonie sur les arbres en décomposition, y est récolté et desséché pour être importé en Chine, où il sert dans l'alimentation, suivant les uns, où on l'emploie dans la préparation de la laque, suivant les autres.

PHLEBIA MESENTERICA, *mo-y,* Debeaux.

Ce champignon est quelquefois substitué à l'*Exidia auricula Judæ* (DEBEAUX).

POLYPORUS ANTHELMINTICUS, *tchou-tan; chuh-tan,* F. P. S., 909.

Ce champignon, qui se développe sur les ramifications des bambous, est brun et passe pour vénéneux; on en fait usage comme anthelmintique et astringent.

POLYPORUS IGNIARIUS, *ling-che-tsan; chi, ling-chi-tsan,* F. P. Smith, 910.

Sous ce nom, on désigne diverses sortes de champignons qui jouissent de la propriété d'être phosphorescents dans l'obscurité, et auxquels les Chinois attribuent, par cela même, des propriétés

magiques; ils leur reconnaissent, entre autres, la faculté de prolonger indéfiniment la vie.

POLYPORUS VERSICOLOR, *houa-che*, Debeaux.

Ce champignon est employé dans les maladies inflammatoires
du poumon et des intestins.

POLYPORUS LUCIDUS, *tchou-lin-hoa*, Debeaux.

Ce champignon, qui est usité dans la médecine vétérinaire,
est quelquefois substitué au vrai *tchou-ling*.

Sous le nom de *hong-nieou-eul*, nous avons dans notre collection
un *Polyporus* remarquable par sa couleur rouge de saturne intense.

MOUSSES.

Les mousses (*tsin²-tay; tay-sien*) ne paraissent pas entrer dans
la matière médicale chinoise; cependant M. Tatarinov indique un
mélange de mousses, de lichens, et de *Dendrobium Ceraia*,
qu'il désigne sous le nom de *szi-chu*, 405.

HÉPATIQUES.

HÉPATIQUE, *kouei-pe; koui-pe*, Debeaux.

Assez commune dans le Tche-fou, on la recueille pour faire
des infusions théiformes. (DEBEAUX.)

LICHENS.

CETRARIA (?), *tien-hoa*, Debeaux.

Lichen employé comme émollient et béchique.

LECANORA, *che-jouy; szi-chua,* Tatarinov, 407; *shih-jui,* F. P. Smith, 652.

Les Chinois font usage de quelques lichens comme émollients on pour en tirer la matière colorante.

ÉQUISÉTACÉES.

EQUISETUM HYEMALE, *mou-tsee; mu-tsey,* Tatarinov, 304; *muh-ts'ih,* F. P. Smith, 414; *mo-tse,* Debeaux.

Très-employée pour polir le bois, en raison de la grande quantité de silice que renferment ses tiges, la Prêle est usitée dans les inflammations des yeux et dans l'épiphora; elle passe aussi pour astringente. On emploie en médecine la poudre grossière faite après avoir enlevé les gaînes qui partent des nœuds de la tige.

On en récolte une grande quantité dans le Kan-sou et le Chen-si.

Le *mou-tsee* est souvent mêlé avec l'*Equisetum arvense.*

Sous le nom de *houen-kin* (*wen-king,* F. P. Smith), on désigne une espèce qui vient du Pe-tchi-li.

LYCOPODIACÉES.

LYCOPODIUM HYGROMETRICUM, *se-mang; tsian-bay,* Tatarinov, 458.

Cette espèce, qui par la dessiccation se roule en forme de boule et s'étend dès qu'on l'expose à l'humidité, ne pouvait, en raison même de cette disposition, manquer de jouer un rôle dans la thérapeutique chinoise, qui lui attribue les propriétés les plus fantastiques.

LYCOPODIUM, *kuen-pe.*

FOUGÈRES.

Les Chinois font usage contre la fièvre ardente, la dysurie, l'hématurie et diverses autres affections des voies urinaires, d'une poudre jaune qu'on tire du Hou-nan; du Sse-tchuen et du Tche-kiang; cette poudre, *hai-kin-cha*, Pen-tsao; *hai-kin-sha* (sable doré de mer), F. P. Smith, 442; *hae-kin-sha*, D. Hanbury, 73, est formée de spores de plusieurs espèces de fougères qui vivent sur le tronc des arbres, auxquels elles adhèrent fortement; cette poudre est très-fine, jaunâtre, et brûle comme de l'amadou. Ce sable naissant dans un arbre, disent les Chinois, ouvre les petits intestins et tous les passages du corps.

NIPHOBOLUS LINGUA, *che-ouey; sh'ih-wei;* Hanbury, 122; F. P. Smith, 760.

On en emploie les frondes ovales-pointues, stériles ou fertiles, comme pectorales, diurétiques et astringentes : on les préconise contre les bronchites.

F. P. Smith rapporte à l'*Adianthum capillus Veneris,* sous le nom de *chih-chang-sang,* 685; *che-tchang-seng;* une fougère du Chen-si, que les médecins chinois préconisaient autrefois contre la fièvre et l'impetigo, et qu'ils croyaient anthelmintique : aujourd'hui, elle passe pour un peu délétère et émétique.

NEPHELIUM et PTERIS, *kiue; kiueh,* F. P. Smith, 441.

Les racines et rhizomes de plusieurs fougères appartenant à ces deux genres, assez communs en Chine, servent, en temps de disette et malgré leur amertume, à l'alimentation; on en fabrique aussi une sorte de farine (*kiueh-fen*) alimentaire. En thérapeutique, ces parties passent pour diurétiques, adoucissantes et vulnéraires.

PTERIS SERRULATA, *fong-oey-tsao.*

PTERIS SEMIPINNATA, *che-hoei*, Debeaux.

Frondes employées comme succédanées du Capillaire dans les affections des voies respiratoires.

OSMUNDA JAPONICA, *tche-mou; tche-mo*, Debeaux.

Ses rhizomes servent surtout en vétérinaire.

POLYPODUM REPANDUM, *hou-soui-pou-tsao*, Pen-tsao ; *cottouy-bo*, Mérat, Delens.

On en emploie les rhizomes après les avoir débarrassés de leurs poils ; ils sont amers, pénètrent les reins, remédient à la fracture des os, consolident les dents et tuent les vers.

ASPLENIUM RUTA MURARIA, *kiuen-tsin*.

Cette petite espèce de fougère, qui ne diffère pas sensiblement de l'espèce européenne, est employée en infusions pectorales.

ASPIDIUM BAROMETZ, *kao-tsee; kin-mao-keou; kau-tsih*, F. P. Smith, 760, 1029.

Cette fougère, sur laquelle on a raconté tant de faits extraordinaires sous le nom d'*Agneau de Scythie*, est employée dans la thérapeutique chinoise comme tonique et exerçant une action spéciale sur les organes génito-urinaires.

GLEICHENIA (Mertensia) DICHOTOMA, *pou-tsai; pou-tsui*, Debeaux.

Anthelmintique.

CYCADÉES.

CYCAS, *fong-ouey-tsao; fong-wei-tsiao*.

Cette espèce, des provinces méridionales, fournit, ainsi que les deux suivantes, une fécule qu'on emploie en guise d'arrow-root.

CYCAS CIRCINALIS, *ou-chan-souy.*

On en mange les noix après les avoir grillées ou fait fermenter, pour les priver d'un principe amer et émétique.

CYCAS REVOLUTA, *tie-chou-kouo; tie-shu-kuo.*

Il donne un sagou très-estimé; ses noix, ovales, rouges, sont très-estimées.

GRAMINÉES.

ORIZA SATIVA, *tao; tou; no; tie; mi, tau, tu, no,* F. P. S., 984; *mi, y-tze-gin,* Debeaux.

Le Pen-tsao distingue une variété qui devient glutineuse quand elle est bouillie, *no* (c'est le *kiang-mi* de Pékin), de celle qui ne le devient pas, *king;* le riz de rivière porte le nom de *choui-tao,* le riz sec celui de *kan-tao.*

Le riz glutineux, *no,* dont le meilleur vient du Kiang-sou, moins digestif que le riz commun, *kang-mi,* est préféré pour la fabrication de l'alcool, du *con-gee,* etc.

Le riz constitue la base de l'alimentation des Chinois, de même que de celle de tous les peuples orientaux; dans le Hou-nan, le Chen-si, le Chan-si et la province de Chan-tong, cependant, les indigènes lui préfèrent le froment.

Il passe pour adoucissant, stomachique et diurétique. La cendre de paille de riz, *tau-kan,* est administrée comme remède alcalin dans les maladies des voies urinaires.

La farine de riz, *mi-fen,* sert dans la cuisine et pour nourrir les petits enfants; on en fait aussi des cataplasmes.

Le riz germé (*kiu-ya, kuh-ya, p'ih-mi*) est usité, en guise d'orge germée, comme tonique et peptique.

Le gruau de riz (*chuh, mi, hi-fan,* F. P. Smith, 282) entre fréquemment, de même que les autres gruaux, dans la diète des

Chinois, qui le considèrent comme indiqué dans le traitement de toutes les maladies auxquelles le terme *dys* est appliqué.

L'esprit de riz (*chao-tsieou; shau-tsiu*, F. P. Smith, 1086) est fait très-fréquemment avec du riz glutineux, mais on fait aussi de l'alcool avec les diverses sortes de céréales et en particulier avec le jus du sorgho sucré : il renferme toujours une certaine quantité d'huile de vin, qui lui communique son odeur et sa saveur.

ZEA MAIS, *yu-me; pao-kou; tchen-tchou-my; yü-shuh-shu,* F. P. Smith, 686; *ko-liang,* Debeaux.

Cette Graminée n'est pas indigène; elle est surtout employée pour distiller.

COIX LACRYMALIS et EXALTATA, *yi-yi, y-jin-my; i-mi-zen,* Tatarinov, 219; *i-yi-jin, y-y-jin,* F. P. Smith, 274, 580; *y-yn-gin,* Debeaux.

Cette Graminée, dont on fait un gruau très-estimé, fournit, par la fermentation de ses graines, un alcool qui passe pour antirhumatismal; on prépare avec ses semences des infusions rafraîchissantes, adoucissantes et nutritives, qui sont recommandées dans les affections des organes urinaires. Les médecins chinois en préconisent aussi l'emploi dans les affections pulmonaires et contre la phthisie.

HOLCUS SORGHUM, *kao-leang; kau-liang,* F. P. Smith, 526.

Connu depuis la dynastie des Han, l'*Holcus Sorghum* présente un assez grand nombre de variétés qui sont cultivées dans les diverses provinces de l'empire. On en emploie les fruits pour fabriquer un alcool, et le résidu sert à engraisser les porcs, à nourrir les chevaux, bœufs et autres animaux. La plante atteint dix pieds de haut; dans quelques localités, on la substitue au riz pour l'alimentation, en la préparant de la même manière; elle est plus nourrissante.

Le sorgho passe pour rafraîchissant, émollient, diurétique; on en fait usage contre la diarrhée et les affections urinaires.

SORGHUM SACCHARATUM, *lou-sou; lu-suh, tih-che,* F. P. Smith, 1080; *kin-tsao-che,* Debeaux.

Cette espèce se reproduit par graines qu'on sème en avril et par déchirement des tiges : elle fournit, par ses feuilles, un fourrage excellent, par ses fruits, un aliment très-nutritif et une matière colorante foncée. Elle est, du reste, assez peu cultivée en Chine, et sa grande renommée tient plutôt aux essais d'acclimatation qui ont été faits en France, en Angleterre et aux États-Unis.

PANICUM MILIACEUM, *chou; chou-me; shu; shu,* F. P. Smith, 1040; *ko-ye,* Debeaux.

Très-employé comme aliment, il passe pour avoir une action salutaire sur le poumon; soumis à la cuisson, il devient glutineux; sa paille nourrit les bestiaux.

PANICUM ITALICUM, *mei-tsee.*

Il ne devient pas glutineux à la cuisson; il est du reste employé aux mêmes usages que le précédent.

Les diverses espèces de grains usités dans l'alimentation chinoise, et qui sont fournis par le genre *Panicum* et les genres voisins, sont encore assez mal connus; il serait intéressant qu'un naturaliste placé dans des conditions favorables pût débrouiller cette question.

PENNISETUM ITALICUM, *siao-my; liang; ku-tsu; ku; liang, siau-mi,* F. P. Smith, 1040.

D'après M. Bretschneider, cette plante est cultivée sur une

7.

très-grande échelle dans le nord de la Chine tandis que dans le Hou-pe on cultive surtout le *Pennisetum glaucum*.

Le grain décortiqué est *siao-mi*.

PENNISETUM SPICATUM, *yu-ku; yu-kou.*

Cultivé dans les jardins impériaux, car le grain en est réservé pour la table impériale.

OPLISMENUS CRUX GALLI, *chouy-pai; pai.*

Il est cultivé depuis longtemps et jouit des mêmes propriétés que le *Coix*.

PHRAGMITES ROXBURGHII, *ouei; ouy; tchou-ten-tsao; lou, lu, tih, wei*, F. P. Smith, 867; *y-tsao*, Debeaux.

Les jeunes pousses servent à l'alimentation; elles passent pour diurétiques. Les feuilles sont réputées rafraîchissantes. Les cendres de la tige incinérée passent pour escharotiques. Les racines sont rafraîchissantes, stomachiques et astringentes.

AVENA SATIVA, *lin-tang-me; hiang-me; tsio-me; ye-me, t'sing-ko; yu-mai; ling-tang-mai; tsioh-meh, ye-meh*, F. P. Smith, 768.

Elle passe pour émolliente, laxative et nutritive. On en prépare un gruau qu'on donne aux femmes en couche pour exciter les contractions utérines et favoriser l'expulsion du placenta. Cet effet ne tiendrait-il pas à la présence d'ergot?

BAMBUSA ARUNDO, *tchou* [1]; *ky-tchao-tchou*, Pen-tsao; *yüh-chuh*, Hanbury, 96; *chuh*, F. P. Smith, 115.

Le bambou, dont les Chinois savent tirer un si grand parti, et qui est appelé à rendre des services incalculables partout où on

---

[1] Le *tchou* est le *Bambusa spinosa* des missionnaires.

introduira sa culture, présente un grand nombre de variétés que les Chinois distinguent par des noms différents.

On mange les jeunes pousses des bambous (*dan-czzu-ie*, Tatarinov, 150; *chu-siuen*, F. P. Smith; *chou-ye, fan-ye*, Debeaux).

Presque toutes les parties du bambou ont quelque usage dans l'art de guérir.

Les rhizomes (*yu-tchou; yüh-chuh*, Hanbury, 96; *yuh-chuh, wei-jiu*, F. P. Smith, 116), s'emploient comme rafraîchissants, arthritiques et antifébriles; ils se présentent sous la forme de morceaux contournés, longs de quelques pouces, jaune-brun pâle, à demi transparents, portant des anneaux concentriques à inégale distance et conservant des traces des fibres radicales. Assez flexibles, ces morceaux ont une saveur douce, mucilagineuse, et une odeur faible : ils se gonflent beaucoup dans l'eau. On donne aussi le même nom aux rhizomes de diverses plantes qui ont été rapportées à un *Polygonum* ou à un *Momordica*, et aussi à une plante voisine du *Caragana flava*. On emploie aussi, sous le nom de *tchou-jou* (*chuh-jü*), les racines de diverses espèces de bambou auxquelles on attribue des propriétés astringentes, styptiques et antifébriles.

La séve, *tchou-li, chuh-lih*, qui s'écoule des tiges vertes, exposées à la chaleur, est indiquée dans les affections catarrhales, bronchiques et cérébrales déterminées par le vent et l'humidité.

Les feuilles du bambou, *kin-tchou, kin-chuh*, sont réputées toniques, anthelmintiques, stomachiques et carminatives. Les rhizomes sont rafraîchissants, toniques et alexipharmaques.

Les feuilles du bambou *tan-tchou, tan-chuh*, servent à faire des décoctions dans les diverses affections de la tête et de la poitrine déterminées par une trop grande humidité : on en fait aussi des injections contre la chute de la matrice.

Les semences du bambou passent également pour jouir de propriétés médicales.

Mais les Chinois estiment particulièrement certaines excroissances, *tchou-jou, chuh-juh*, du volume d'un œuf de poule, qu'on

trouve sur les rameaux du bambou amer, et ces concrétions sin-
gulières que nous connaissons sous le nom de *tabaschir* (*tien-tchou-
houang*, Pen-tsao; *czzu-chuan*, Tatarinov, 131; *tchou-houang,
tien-tchou-houang, tchou-kao; chuh-hwang, tien-chuh-hwang, chuh-
kao*, F. P. Smith, 1123).

Le tabaschir, qui se trouve dans les cavités du bambou, est
une substance douce, froide, pénétrant le cœur, et qui est souveraine contre les catarrhes, les affections choréiques et épilepti-
formes des enfants, les phlegmes, la paralysie et l'excès de chaleur.
Il se présente en morceaux durs, opaques, anguleux, fragmentés,
fragiles et ordinairement parfumés.

TRITICUM VULGARE, *siao-me*, Pen-tsao; *mai, da-may, siao-
    may,* Tatarinov, 145, 357; *siau-meh,* F. P. Smith,
    1204, 145, 357; *siao-may.*

Le froment passe pour nourrissant, mais pour échauffant; on
le recommande contre les hémorrhagies, comme diurétique et
on ajoute qu'il rend les femmes fertiles.

La farine de froment (*houey-mien, pe-mien; hwui-mien, mien-
fen*, F. P. Smith, 1259) s'obtient au moyen de pilons du caractère
le plus prmitif, et est en général assez grossière; les Chinois lui
attribuent des propriétés malsaines.

Les Chinois recommandent l'emploi du pain rassis (*chin-ping,
man-t'su, mien-pao, mo-mo*, F. P. Smith, 158) contre la diarrhée,
la dyssenterie chronique, la leucorrhée, les sueurs, etc.; ils connaissent aussi l'emploi des pilules de mie de pain, et font également des cataplasmes de pain.

Ils emploient, à l'extérieur, le son (*me-fou; meh-fu, meh-fu-t'si,*
F. P. Smith, 154) en cataplasmes après l'avoir mélangé à du
vinaigre: à l'intérieur, ils l'administrent en infusion contre les
flux, l'hématurie et les sueurs intenses: c'est une croyance populaire qu'un oreiller rempli de son frais arrête les progrès de la
variole et des autres maladies graves chez les enfants.

Le levain (*kiuh*, F. P. Smith, 617) entre dans la confection de gâteaux qui sont donnés comme stomachiques, peptiques et antidyssentériques.

On fait aussi des cataplasmes d'amidon (*mien-fen*, F. P. Smith, 1260) sur toutes sortes d'enflures.

TRITICUM REPENS, *me-hou; meh-huh*, F. P. Smith, 1203.

Les longs rhizomes de cette Graminée sont souvent mélangés aux diverses orchidées épiphytes; ils sont émollients.

Sous le nom de *seaou-hwan-sai*, M. Hanbury (114) indique un rhizome qui se rapproche du *Triticum repens*, de couleur jaune claire, sans saveur ni odeur, et qu'il n'a pu identifier; il proviendrait d'une plante aquatique de Cochinchine.

SECALE, *lay*, F. P. Smith, 1004.

L'existence de cette céréale en Chine ne paraît pas prouvée, ou tout au moins elle n'y est cultivée que dans une très-petite proportion.

HORDEUM DISTICHUM, *ta-me; ta-mai; meh*, F. P. Smith, 120.

Connue des Chinois depuis les temps les plus reculés, l'orge sert à la nourriture des hommes et des chevaux, et est souvent aussi employée à la distillation; on en fait, avec du miel et du gingembre, une infusion, *ta-meh-chuh*, qui est préconisée contre les affections des voies urinaires, et qu'on recommande aussi pour les petits enfants qu'on ne peut nourrir au sein; l'orge sert encore à préparer des cataplasmes et des lotions anti-ophthalmiques; le son d'orge est fréquemment substitué à celui du blé. On fait un grand usage du levain d'orge, *tsiu-mu*. L'orge germée (*may-ia*, Tatarinov, 292; *meh-ya, meh-nieh*, F. P. Smith, 121), séchée au soleil, est très-usitée comme stomachique, lénitive et résolutive. On la fait entrer dans un grand nombre de prescriptions, surtout pour les affections puerpérales ou dans les maladies du jeune âge. C'est en particulier le remède souverain du *kan* des enfants. L'orge passe pour arrêter la sécrétion lactée chez les femmes qui ont perdu leur enfant.

HORDEUM HEXASTICHON, *tao-ya*, Debeaux.

SACCHARUM SINENSE, *kan-tche,* Pen-tsao ; *gan-czza,* Tatarinov, 192 ; *kan-che;* F. P. Smith, 1108 ; *kan-che,* Debeaux.

On cultive en Chine une et peut-être deux espèces de canne à sucre, dont on distingue plusieurs variétés.

La mélasse (*ou-tang; wu-t'ang; t'ang-tsiang, t'ang-kau,* F. P. Smith, 1196) entre dans la matière médicale, ainsi que le sucre (*che-my, cha-tang, shih-mih, sha-t'ang,* F. P. S., 1109).

SACCHARUM, *kan-leang.*

Les Chinois-Tartares le cultivent pour en manger les tiges encore vertes; ils tirent de Formose le sucre qu'ils emploient.

SACCHARUM SPICATUM, *mao-ken; mao-yen,* Tatarinov, 291 ; *mau-ken,* F. P. Smith, 1006.

Cette identification a été faite par M. Tatarinov; M. Porter Smith dit que ce nom est donné indifféremment aux racines de Glaïeuls et de Graminées.

ANDROPOGON SCHOENANTHUS, *mao-hiang,* Debeaux.

Employé quelquefois comme parfum.

ORCHIDÉES.

Les orchidées épiphytes, que les Chinois confondent et mêlent souvent avec d'autres plantes, telles que *Viscam,* Mousses et Lichens, etc., appartiennent à plusieurs espèces, dont quelques-unes ont reçu des noms particuliers :

Le *mou-hou; muh-huh, kin-huh,* F. P. Smith.

Le *kan-che-hou; kan-shih-huh*, F. P. Smith.

Le *sien-che-hou; sien-shih-huh*, F. P. Smith.

Le *che-lien-tsao*.

Toutes ces plantes sont articulées, solides, cylindriques ou aplaties, d'une couleur jaune d'or (on dit qu'elles sont vertes au moment de la récolte): elles portent quelquefois des restes de racines et quelques feuilles à nervures parallèles. Elles passent pour toniques, stomachiques et antiphlogistiques.

Sous le nom de *mou-tse-kou; mow-tsze-koo*, 112, M. Hanbury a décrit les pseudo-bulbes d'une Orchidée plus ou moins ovales, plissés, translucides et cornés, dont la longueur varie d'un demi-pouce à un pouce un quart.

DENDROBIUM CERAIA, *kin-tchai-che-hou; che-hou; ou-sy-che-hou; szi-chu*, Tatarinov, 405; *shih-huh, wuh-seh-shih-huh*, F. P. Smith, 366.

Cette Orchidée, qu'on nomme quelquefois *houang-tsao*, se récolte sur les pierres dans le Kang-houi, le Kang-si, le Hon-nan et la province de Canton.

VANDA (?), *tiao-lan*.

ORCHIS, *tou-tchin-tsee*.

Le salep des Chinois, qui offre la plus grande analogie d'aspect avec celui de nos pharmacies, est-il indigène ou est-il introduit de l'Asie centrale?

CYPÉRACÉES.

CAREX HIRTA, *cha-tsao; sha-t'sau*, F. P. Smith, 196.

Des rhizomes de cette espèce, qui, d'après M. F. P. Smith, sont souvent confondus avec ceux du *Cyperus esculentus*, sont employés aux mêmes usages.

SCIRPUS TUBEROSUS, *ou-yu ; pou-tsy; wu-yu, puh-tsi*, F. P. S.,
407 ; *pe'-tsai,* Debeaux.

On en prépare une fécule assez grossière qu'on emploie dans
l'alimentation sous le nom de *ma-ti-fen*. On en mange aussi les
tiges souterraines, soit cuites sous la cendre, soit à l'état de conserves dans du sirop de sucre.

SCIRPUS CAPSULARIS, *ten-sin-tsao ; tang-sin-ts'au,* F. P. Smith,
1025.

La moelle interne sert à maintenir ouverts les orifices des tra-
jets fistuleux. On en fait aussi des mèches de chandelles.

On en prépare des décoctions qui passent pour diurétiques,
lithontriptiques et pectorales.

SCIRPUS, *chun ; shun, ma-ti-ts'au,* F. P. Smith, 1024.

On mange les tubercules d'une Cypéracée qu'en raison de son
habitat humide le Pen‑tsao indique comme rafraîchissante.
(F. P. SMITH.)

CYPERUS ESCULENTUS, *cha-kien-hiang-fou-tsee,* Pen-tsao ; *sian-
fu-tsy,* Tatarinov, 346 ; *sha-ts'au, hiang-fu-tsze,* F. P. S.,
342 ; *hiang-fo-tsao,* Debeaux.

On en recueille les tubercules dans le Hou-nan pour l'usage
médical ; subtièdes, ils pénètrent le poumon et le foie, dissipent
les phlegmes et les douleurs utérines ; leur action est tonique,
stimulante, stomachique et astringente.

On fait quelquefois usage des fleurs et des jeunes pousses.

M. Debeaux donne ce nom d'*hiang-fau-t'see* à l'espèce suivante.

CYPERUS ROTUNDUS, *san-ling ; sang-ling ; kin-san-ling, king-
sang-ling, ts'au-sang-ling,* F. P. Smith, 343.

Cette espèce, qu'on rencontre dans le Hou-pe, le Sse-tchuen et le Chen-si, fournit à la médecine ses tubercules arrondis, pointus à une extrémité, et qui ont été séparés les uns des autres ; quelques-uns sont un peu triangulaires, d'où le nom de *san-ling ;* l'intérieur est sec, jaunâtre, ligneux ; la saveur et l'odeur sont faiblement aromatiques. Ces tubercules, de qualité très-inférieure à ceux du *Cyperus esculentus,* passent, bien que presque inertes, pour apéritifs, galactogogues, toniques et vulnéraires : amers, tempérés, ils pénètrent le poumon et le foie et dissolvent les oppressions.

Sous le nom de *san-len-cao,* M. Tatarinov (334) désigne un mélange de *Cyperus* et de diverses espèces de *Scirpus.*

LILIACÉES.

TULIPA (?), *kouang-kou ; kwang-koo,* Hanbury, 113 ; *kwang-ku,* F. P. Smith, 1107.

Les bulbes, qui sont tantôt blanchâtres ou jaunâtres, très-pointus à une extrémité, servent contre les abcès strumeux et les ulcères.

LILIUM CANDIDUM, *pe-ho,* Pen-tsao ; *che-hiang-pe-ho ; che-yang-ho ; peh-hoh,* F. P. Smith, 635 ; *pe-hoa,* Debeaux.

Les bulbes, qui pénètrent le cœur et les poumons, sont donnés comme toniques avec du bouillon de poulet, et sont employés aussi contre la toux, dont ils enlèvent la malignité.

On se sert aussi des bulbilles axillaires.

Les fleurs, contusées dans l'huile, servent à faire des onctions sur les éruptions vésiculeuses.

LILIUM TIGRINUM, *kiuen-tan,* Pen-tsao ; *kiuen-tan-hoa ; po-ho,* Bretschneider ; *bay-che,* Tatarinov, 6.

Ses bulbes sont fréquemment substitués à ceux du *Lilium candidum.*

LILIUM BULBIFERUM, *chan-tan; shan-tan*, F. P. Smith, 632.

Les Chinois en mangent les bulbes, et emploient les fleurs non encore épanouies et desséchées aux mêmes usages que celles de l'*Hemerocallis*. Ce bulbe est administré dans les flux utérins, la chorée et diverses éruptions.

Le *szan-dan* est rapporté par M. Tatarinov (192) au *Lilium concolor*.

ALOE CHINENSIS, *lou-houey; lu-wei, siang-tan*, F. P. Smith, 38; *lo-hoei*, Debeaux; *lu-chuy*, Tatarinov, 274. (*Aloe et Catechu*.)

Cette espèce, qu'on trouve dans les provinces de Canton, d'après le Pen-tsao, fournit un suc auquel on substitue souvent l'aloès étranger. L'aloès chinois se présente en morceaux irréguliers, épais d'un pouce, noir foncé, un peu poreux, offrant des cristaux brillants dans la cassure; la saveur en est âcre et amère; la surface extérieure offre ordinairement l'empreinte de feuilles de Graminées. L'aloès passe pour anthelmintique, stomachique et purgatif. On en fait un fréquent usage, soit à l'intérieur, soit à l'extérieur.

ALLIUM CEPA, *cun (zun)*, Tatar., 99; *tsong; tsung*, F. P. S., 7; *tsoun-tsee*, Debeaux.

Les oignons entrent pour une large part dans la diététique des Chinois, qui en connaissent un grand nombre de variétés; ils en donnent une infusion dans les catarrhes, les rhumatismes, la dyssenterie, etc. On en fait avaler aux noyés une forte infusion pour exciter le vomissement et la réaction. On en applique des cataplasmes sur les abcès, bubons, etc. On en fait des embrocations sur les fractures.

ALLIUM ASCALONICUM, *hiai*, F. P. Smith, 31.

Employé comme astringent, tonique et digestif, il sert surtout à faire des applications vulnéraires et résolutives.

ALLIUM SATIVUM, *ta-souan; suan*, Tatarinov, 378; *swan*, F. P. Smith, 33.

Les Chinois font aussi une grande consommation de l'ail, dont ils doivent la connaissance aux Mongols; on lui attribue beaucoup de qualités : c'est un stimulant, un stomachique, un antispasmodique, etc.

ALLIUM ULIGINOSUM, *kieou*, Pen-tsao; *tsiu-cay*, Tatar., 457; *kau*, F. P. Smith, 34.

Plus petite que le poireau, cette espèce est d'un très-grand usage parmi les Chinois, qui la croient cordiale et excellente pour purifier le sang; ils lui reconnaissent aussi une grande efficacité contre les flux et les hémorrhagies. Ses graines sont appliquées aux mêmes usages et sont surtout recommandées contre la spermatorrhée, si fréquente en Chine.

ALLIUM TRIQUETRUM, *kiai-pe; kiai-pe*, Debeaux.

Passe pour émollient résolutif.

ANEMARRHENA ASPHODELOIDES, *tche-mou*, Pen-tsao; *czzi-mu*, Tatarinov, 126; *che-moo*, Hanbury, 106; *chi-mu*, F. P. Smith, 67.

Le rhizome de cette Liliacée, dont les feuilles et les fleurs ressemblent à celles du poireau, se récolte dans le Chan-si, le Hou-nan et le Chen-si; il se présente en échantillons du volume du petit doigt, longs de quatre à cinq pouces, aplatis ou offrant un léger sillon en dessus; il est couvert, excepté dans les petits morceaux, de poils rudes dressés, roux ou jaunâtres, qui se transforment en écailles vers une extrémité d'où part à angle droit une hampe. La surface externe est convexe, garnie de fibres radicales, où en montre plus ordinairement les cicatrices; l'intérieur est jaune, spongieux ou amylacé. La saveur est très-amère, l'odeur faible et agréable.

On lui attribue des propriétés lénitives, rafraîchissantes et diurétiques; on l'emploie aux mêmes usages que la Scille.

HEMEROCALLIS FULVA, *hiuen-hoa*, Debeaux.

Fleurs antispasmodiques, souvent mélangées à celles du *Lilium tigrinum*.

HEMEROCALLIS FLAVA, *ma-lan-hoa*, Debeaux.

Fleurs employées comme calmantes et antispasmodiques.

HEMEROCALLIS GRAMINEA, *hiuen-tsao; siuan-eao*, Tatar., 364; *hiuen-ts'au*, F. P. Smith, 511.

On en mange les jeunes feuilles, qui paraissent exercer une action stimulante très-marquée; on dessèche les fleurs pour faire le *kin-tsin-ts'ai* ou *fleurs de lis*.

Le bulbe est diurétique et employé dans la dysurie et la jaunisse.

ÉRIOCAULONÉES.

ERIOCAULON CANTONIENSE, *kou-tsin-tsao; juh-tsin-cao*, Tatarinov, 205; *kuh-tsing-ts'au*, F. P. Smith, 417.

Cette espèce et l'*Eriocaulon setaceum* se vendent, en bottes sèches, comme céphaliques et styptiques contre le saignement de nez; on les préconise surtout contre les ophthalmies consécutives de la variole chez les enfants (SMITH). La moelle sert à faire des mèches de chandelles.

COMMÉLYNÉES.

COMMELYNA BENGALENSIS, *leou-tsy-tong; ho-tan-t'u*, Morison.
COMMELYNA POLYGAMA, *hia-tsy-tsao; ia-czzi-cao*, Tatarinov, 221; *yah-chih-ts'au, chuh-yeh-ts'ai*, F. P. Smith, 279.

Les Chinois cultivent fréquemment cette espèce pour leur alimentation pendant le printemps; ils en font usage à l'intérieur contre l'angine, la dyssenterie, la dysurie, etc.; et à l'extérieur ils l'appliquent sur les abcès, les morsures, etc.

COMMELYNA (ANEILEMA) MEDICA, *me-men-tong; may-men-dun,* Tatarinov, 293; *meh-men-tung*, F. P. Smith, 66, 278; *mo-ton-yuen*, Debeaux (*Commelyna vulgaris*).

Les tubercules mucilagineux et émollients de cette espèce sont très-usités en Chine et en Cochinchine dans les maladies de poitrine et de l'abdomen. Ils sont plus riches en fécule que ceux de l'*Ophiopogon japonicus*, et sont employés aux mêmes usages.

ALISMACÉES.

ALISMA PLANTAGO, *tche-tsien-tse-tsao; tse-sie; tse-sie,* Tatarinov, 438; *tseh-sie, shwui-sie,* F. P. Smith, 30.

On en emploie les feuilles contre la lèpre et dans quelques cas pour exciter l'utérus et provoquer la sécrétion du lait; le fruit est quelquefois aussi usité en médecine, mais c'est surtout aux rhizomes que les Chinois attribuent les vertus les plus merveilleuses. Ces rhizomes, qu'on récolte dans le Chan-tong, le Chen-si, le Hou-nan, et surtout le Sse-tchuen, sont globuleux, ovoïdes, charnus et âcres; on les coupe en tranches d'un pouce à un pouce et demi de diamètre, jaune pâle, amylacées, amères, souvent attaquées des vers. Leur action est tonique, rafraîchissante, diurétique, galactogogue, etc.; mais, de plus, on leur attribue une puissance très-grande d'excitation sur l'appareil génital féminin; on dit aussi que leur usage permet à l'homme de marcher sur l'eau!

SAGITTARIA SINENSIS, *tse-kou; kih-tsay; cy-gu,* Tatar., 101; *ts'ze-ku,* F. P. Smith, 1010.

On le cultive dans quelques parties de la Chine pour son rhizome alimentaire.

BUTOMÉES.

BUTOMUS UMBELLATUS, *kie-tsao; kiai-ts'au,* F. P. Smith, 168.

On en mange les rhizomes, qui sont aussi employés en médecine comme réfrigérants, adoucissants et résolutifs.

MÉLANTHACÉES.

VERATRUM NIGRUM, *ly-lou; li-lu,* F. P. Smith, 1231 ; *li-lu,*
Tatarinov, 264.

La racine, terminée par des radicules, offre un corps entouré de fibres chevelues, résistantes ; elle passe en Chine pour être un poison âcre ; elle est émétique, errhine, anthelmintique ; on l'emploie comme vomitif dans l'apoplexie et en onctions dans le traitement de la gale et des dartres.

MELANTHIUM COCHINCHINENSE, *tien-men-tong,* Pen-tsao; *tian-myn-dun,* Tatarinov, 428; *teen-mun-tung,* Hanbury,
101; *kien-men-tung,* F. P. Smith, 704.

Les tubercules, charnus, transparents, jaune-brun, varient du volume d'une plume d'oie à celui du petit doigt ; ils sont généralement longs de trois à cinq pouces, aplatis, un peu contournés, et portent des sillons longitudinaux ; mucilagineux et un peu sucrés, ils n'ont pas d'odeur marquée. Ils sont souvent perforés d'un trou. Ces tubercules, qu'on récolte dans le Fo-kien, le Kouang-tong et diverses autres parties de la Chine, servent à préparer certains bonbons, qui sont préconisés dans plusieurs affections de poitrine, de l'estomac, et dans la débilité. On les substitue quelquefois à la Scille, dont ils partagent à un certain degré les vertus. C'est une racine amère-douce, froide, qui pénètre le poumon et les reins, apaise la soif de la fièvre, et qui a des vertus marquées contre la blennorrhagie ; avant de l'employer, les Chinois enlèvent la partie médiane des tubercules.

MELANTHIUM, *pe-pou.*

Sous les noms de *peh-pu, ye-t'ien-men-tung,* F. P. Smith (705) indique des tubercules recueillis dans la province de Canton, et qui passent pour pectoraux, antiphlogistiques, anthelmintiques et vulnéraires. Plus petits que ceux du *Melanthium cochinchinense,* ces tubercules sont secs, bruns, plissés, et longs de deux à quatre pouces ; leur saveur est douceâtre.

SMILACÉES.

POLYGONATUM JAPONICUM, *ouey-jouy; ouey-souy.*

D'après M. Debeaux, on en mange les rhizomes, qu'on conserve dans le sirop de sucre ou dans le vinaigre.

SMILAX CHINA, *tou-fou-ling; tu-fu-lin,* Tatarinov, 472; *tu-fuh-ling,* F. P. Smith, 1060; *tou-fou-lin,* Debeaux.

Cette plante, que M. Porter Smith considère comme très-voisine, sinon identique, avec le *Smilax lanceæfolia* de Roxburgh, croît dans la province du Kouang-si. On emploie, depuis la dynastie des Ming, ses racines contre les affections syphilitiques ; elles restaurent l'estomac et corroborent les os et les nerfs. Ces racines sont tubéreuses, brunes, irrégulières, noueuses, plus ou moins ramifiées et munies de radicules assez longues et contournées ; l'intérieur est blanc amylacé, avec des taches jaunâtres ; la saveur en est douce et très-légèrement amère.

SMILAX CAREX, *ch'ien-hu; tsien-hou.*

Racines brunes à centre spongieux, ayant un peu l'odeur de la

8

Salsepareille et une saveur légèrement amère ; préconisée contre l'asthme et les affections des organes respiratoires.

SMILAX LANCEÆFOLIA, *pe-tse-lin*, Debeaux.

Employé comme succédané de la Squine, avec laquelle il a la plus grande analogie.

SMILAX OVALIFOLIA, *tchuen-heou-tse*, Debeaux.

Employé comme succédané de la squine.

OPHIOPOGONÉES.

OPHIOPOGON JAPONICUS, *me-men-tong*, Pen-tsao ; *mou-do*, Kæmpfer ; *me-muem-tum*, Cleyer, 14 ; *mih-mung-tung*, Hanbury, 100 ; *meh-men-tung*, F. P. Smith, 815.

Cette plante, qui croît dans diverses parties du Tche-kiang, fournit à la matière médicale ses tubercules jaune pâle, translucides, ridés, mous, flexibles, longs d'un pouce à un pouce et demi, pointus aux deux extrémités, traversés par un cordon central très-fin ; ils ont une saveur douce aromatique et une odeur peu agréable ayant quelque chose de térébenthiné ; ils ne renferment pas de fécule.

M. Smith dit que leur action a quelque analogie avec celle de la Scille ; les Chinois les emploient comme toniques, pectoraux et rafraîchissants ; ils sont préconisés contre les affections bilieuses.

DIOSCORÉES.

DIOSCOREA BATATAS, *tao-yu*, Debeaux.

DIOSCOREA SATIVA, *chou-yu*, Pen-tsao ; *shu-yu, shan-yao ;* ... *szan-iao*, Tatarinov, 394 ; *chan-yo, shan-yo, shü-yu,*

F. P. Smith, 373; *tsan-yu*, Debeaux. (*Discorea oppo-sitifolia.*)

Les diverses espèces de *Dioscorea* sont employées comme nu-tritives et toniques, mais on préfère celles qui croissent sponta-nément. Leurs racines, douces, tempérées, pénètrent les poumons, les reins et la rate, en dissipent la trop grande chaleur, arrêtent le flux du ventre; la meilleure est la blanche, dite *in-hou*.

On cultive dans le Hou-nan et le Fo-kien une *Dioscorea*, *houai-chan-yu*, qui donne, dit-on, des fleurs blanches dans le cinquième mois, et dont les rhizomes atteignent le poids de 5 à 6 cwt. (50 à 60 livr. angl.). On pèle ces tubercules pour n'en employer que la partie la plus centrale, sous forme de morceaux longs de trois à six pouces, épais d'un pouce et demi, coniques, en forme de cigares, parfaitement blancs et très-consistants : coupés ensuite en tranches minces, ces morceaux sont comme un biscuit de fé-cule, *shan-yoh*, qu'on emploie en médecine comme nutritif, ex-cellent contre l'inappétence, la dyspepsie et l'amaigrissement. Il s'en fait une consommation considérable.

Les fumeurs d'opium mangent fréquemment des morceaux minces et crus d'igname.

L'igname pénètre le poumon, la rate, les reins, agit sur l'hu-mide radical, apaise les esprits, etc.

DIOSCOREA TRIPHYLLA, *chou-yu*, Pen-tsao; *szu-iuy*, Tatarinov, 420; *shü-yu*, F. P. Smith, 374.

Les Chinois en mangent les feuilles et les rhizomes, malgré leur mauvais goût, et en font des applications sur les engelures et les parties engorgées.

HYDROCHARIDÉES.

HYDROCHARIS MORSUS RANÆ, *pan-pien-lien; feou-pin; hoang-pin-lien*, Debeaux.

D'après son habitat, on lui attribue des propriétés réfrigérantes.

IRIDÉES.

IRIS, *tse-lan*, Pen-tsao; *tseh-lan*, F. P. Smith, 553.

On mange les rhizomes de plusieurs espèces d'*Iris* du Hou-nan, et on les emploie aussi à parfumer l'infusion de thé; on en fait un fréquent usage comme parfum.

Les feuilles sont préconisées dans les affections puerpérales.

IRIS OXYPETALA, *ma-lan*, Pen-tsao; *ma-lan-chua*, Tatarinov, 288; F. P. Smith, 555.

Les rhizomes sont recommandés comme antifébriles et dans les affections graves en rapport avec une perte de sang.

IRIS FLORENTINA, *pe-tchy; pai-chih; peh-chi*, F. P. Smith, 554.

Cette Iridée vivace, qu'on trouve dans toutes les provinces au sud du Yang-tsee-kiang, est à fleurs blanc jaunâtre, à feuilles rougeâtres.

Ses rhizomes, bruns, plissés, tuberculeux, sont très-employés dans la toilette par suite de leur odeur parfumée, moindre cependant que celle de l'espèce européenne; ils entrent dans la matière médicale comme toniques, emménagogues, diaphorétiques, etc.

On en emploie la poudre contre l'épistaxis; on en fait des fumigations pour chasser les moustiques. On fait avec les feuilles une décoction pour lotionner les éruptions des enfants.

PARDANTHUS CHINENSIS, *che-han*, Pen-tsao; *sze-gan*, Tatarinov, 398; *shie-kian*, F. P. Smith, 839.

Les rhizomes, bruns, irréguliers, durs et munis de radicelles, d'une couleur jaune de chrome à l'intérieur, ont une saveur très-prononcée, âcre même à l'état frais, et jouissent d'une grande réputation dans le peuple contre les maux de gorge. Le Pen-tsao

les considère comme désobstruants, carminatifs et diurétiques;
le *che-han*, un peu amer, tiède, pénètre le poumon, le foie et la
rate, ouvre l'estomac, éclaircit les yeux, chasse le sang corrompu
et les menstrues, arrête la toux et les vapeurs qui montent. On
l'administre cuit avec du gingembre, mais il faut être prudent
dans son emploi, car il passe pour un poison.

CROCUS SATIVUS, *sa-fa-lan; ki-fu-lan; fang-fung-hoa; si-
hang-hung-hua; fan-hong-hoa; po-fou-lan*, Pen-tsao;
fan-hong-hia, tsang, Pen-tsao; *fan-hung-hwa*, F. P.
Smith, 1008; *tsan*, Tatarinov, 432.

Le Safran, que l'on recueille principalement dans le Thibet et
que les Mongols emploient dans leur cuisine, est employé dans la
thérapeutique chinoise pour faciliter la menstruation, favoriser
l'éruption variolique, et aussi comme stimulant, carminatif et antispasmodique.

CROCUS THIBETANUS, *fan-chun-chua; tsan-chun-chua*, Tatarinov, 174, 432; *tsang-hong-hoa; tsang-hung-hwa*,
F. P. Smith, 323.

Cette espèce est recueillie dans le Thibet et est employée aux
mêmes usages que la précédente.

IXIA SINENSIS, *che-han*.

COLCHICUM VARIEGATUM(?), *hiang, ming; pei-mu*, F. P. Smith,
518, 1229.

Les Chinois emploient une sorte d'*Hermodacte*, très-voisine de
celle de l'Inde, et que MM. Hoffmann et Schultes rapportent à
l'*Uvularia grandiflora;* on en trouve deux variétés, l'une plus
grande, très-cultivée aux environs de Ning-po, l'autre plus petite
et plus estimée, du Sse-tchuen. On recueille les bulbes au printemps ou à l'automne. L'Hermodacte du Sse-tchuen est dépouillé

de son enveloppe, blanc ou jaune, fragile en deux lobes facilement séparables, et souvent brisé en plusieurs morceaux; sa
grosseur varie du volume d'un pois à celui d'une bille, suivant
l'origine; sa saveur est nulle. Les Chinois s'en servent contre les
fièvres, la toux, la dysurie, les hémorrhagies, le rhumatisme, etc.;
ils croient qu'il augmente la sécrétion lactée et fait disparaître les
abcès mammaires.

AMARYLLIDÉES.

AMARYLLIS, *chan-tsee-kou; szan-cy-gu,* Tatarinov, 389;
mau-ku, shan-tsze-ku, F. P. Smith, 50.

On fait usage des bulbes, débarrassés de leurs radicules, et
auxquels on attribue des propriétés vénéneuses faibles; ils sont
petits, cornés, irrégulièrement ovales, contractés. On les emploie dans la scrofule, certaines affections spécifiques, les anthrax, l'hydrophobie, etc.

Les feuilles sont usitées en cataplasmes sur les bubons, les
abcès, et dans les affections de poitrine.

Les fleurs passent pour utiles dans les affections des organes
urinaires.

CRINUM SINENSE, *ouen-chou-lan; wan-shü-lan,* F. P Smith,
321.

D'après le docteur Morison, cette espèce ou celle voisine, *Crinum toxicarium,* est employée comme émétique et diaphorétique,
comme succédané de la Scille et de l'Ipécacuanha. Les Chinois la
recommandent contre les plaies d'armes.

NARCISSUS TAZETTA, *chouy-sien-hoa; chou-lien-hoa,* Debeaux.

On trouve dans quelques pharmacies les fleurs sèches de cette
Amaryllidée, qui sont récoltées autour des tumulus de la province de Chan-tong. (DEBEAUX.)

AGAVÉES.

AGAVE CHINENSIS, *t'u-ch'in-hiang*, F. P. Smith, 25.

Cette espèce, dont le Pen-tsao ne fait pas mention, paraît venir de Formose et avoir été introduite assez récemment dans la médecine chinoise. (F. P. SMITH.)

ZINZIBÉRACÉES.

ZINZIBER, *kan-kiang; seng-kiang,* Pen-tsao; *sen-kiang; jan-tzian,* Tatarinov, 195; *szen-tsian,* Tatarinov, 403; *cay-gung,* Mérat, Delens; *kan-kiang, peh-kiang,* F. P. Smith, 476; *kiang,* Debeaux.

Le Gingembre chinois, qui est depuis peu introduit sur le marché anglais, est encore recouvert de sa peau dure et brune et difficile à détacher par macération. Il est toujours assez compact. Sa longueur est d'environ un pouce; sa surface est ridée et sillonnée. Il a été décrit par Bassermann (*Pharmaceutisches centrale Blatt, für* 1835).

On en fait une grande consommation à l'état frais comme condiment, et aussi dans la médecine domestique. Appliqué sur le front et les tempes, il dissipe le mal de tête; sur les gencives, il guérit le mal de dents. On le préconise aussi contre les morsures d'animaux. En lotions, il est recommandé dans les ophthalmies. Il réchauffe les organes intérieurs atteints par le froid.

ZINZIBER CASSUMUNAR (?), *tien-tchou-kan-kiang; t'ien-chuh-kan-kiang,* F. P. Smith, 1283.

C'est à cette espèce, ou au *Curcuma Zedoaria,* Roxburgh., qu'on doit rapporter le rhizome jaune dont les Chinois font usage contre les indigestions, la dyssenterie et le lumbago. (SMITH.)

CURCUMA LONGA, *kiang-houang; tsian-chuan,* Tatarinov, 442; *kiang-hwang,* F. P. Smith, 1209; *kean-wang,* Mérat, Delens; *hiang-kiang,* Debeaux.

Racine âcre, amère, très-froide, qui résout les oppressions du flux menstruel; se présente sous forme de morceaux durs, irréguliers, tuberculeux, jaune clair à l'extérieur, jaune-safran ou orangé à l'intérieur; elle a une saveur aromatique agréable.

Très-employée dans la teinture, elle sert à l'extérieur dans les affections cutanées rebelles, et à l'intérieur contre la colique, l'aménorrhée et les congestions.

CURCUMA ROTUNDA, *pong-ouo-mong; tsang-kiang,* Debeaux.

On emploie aux mêmes usages que le *Curcuma longa* les tubercules du *Curcuma rotunda,* qu'on cultive dans diverses parties de la Chine méridionale.

CURCUMA, *yu-kin,* Pen-tsao; *yo-kin,* Cleyer, 65; *iuy-tsin,* Tatarinov, 246; *yu-kin,* Hanbury, 95.

Tubercules oblongs et ovales, appointés à leurs extrémités, longs d'un à deux pouces, ayant une pellicule extérieure mince, adhérente, gris brunâtre, ordinairement flexible. La cassure en est brillante et montre une substance sèche, demi-transparente, cornée, jaune-orangé, se partageant aisément en deux parties, une interne et une externe. Leur odeur est aromatique; leur saveur est celle du *Curcuma;* ils sont riches en fécule. (HANBURY.) Cette racine est âcre, amère, tiède, dissipe le mauvais sang, et pénètre le cœur et le poumon comme *kiang-houang, C. longa.*

KÆMPFERIA, *chan-nay; shan-nai, shan-lai, san-nai,* F. P Smith, 588.

On rapporte au genre *Kœmpferia,* et peut-être à quelque genre voisin, des racines à odeur agréable et à saveur chaude et aromatique, qu'on trouve en rondelles minces, oblongues ou circulaires, du diamètre d'un pouce environ, blanches au centre, avec un épiderme rouge-brun ridé.

On les mange quelquefois en guise de Gingembre; mais on en fait surtout usage comme stimulant, stomachique et carminatif. C'est un remède vulgaire contre l'odontalgie; on en fait aussi fréquemment la base de liqueurs pour détruire la vermine.

On doit en rapprocher la racine de *lien-kiang*.

AMOMUM VILLOSUM, *chou-cha-my; so-xa-mi,* Loureiro; *yang-chou-sha,* Hanbury, 191; *shuh-sha-mih,* F. P. Smith, 60; *sa-nhon,* Cochinchinois.

Importé récemment de Cochinchine, cet *Amomum* se trouve seulement dans la province de Canton. Il est très-employé comme stomachique et réchauffant.

Il se présente sous forme de capsules longues d'un pouce et demi, ovales, rarement subarrondies, presque triangulaires, terminées par une pointe obtuse avec une cicatrice terminale, arrondies à la base, qui est portée par un pédicelle de deux à quatre millimètres; leur péricarpe, brun foncé, offre des stries longitudinales faibles, et est couvert d'aspérités qui, dans l'eau, deviennent des aiguillons courts, minces, très-serrés; la cassure donne une odeur de goudron.

Les semences, employées presque exclusivement par les Chinois, sont anguleuses, réunies en une masse trilobée brun-rouge, et ont une odeur de goudron, d'après Hanbury, camphrée, d'après M. Porter Smith.

La hampe fructifère est couverte de poils serrés, surtout vers l'extrémité.

Cette Amomée jouit des mêmes propriétés que ses congénères.

AMOMUM XANTHOIDES, *cha-jen-kou; cha-jin; shuh-sha-mih,* F. P. Smith, 61; *sha-jin-ko,* Hanbury, 90; *si-cha-tau,* Dr Williams.

Les capsules privées de semences de l'*Amomum xanthoïdes,*

telles que M. Hanbury les a reçues directement de Chine, par les
soins de M. Lockart, sont attachées à un pédoncule commun,
long de cinq pouces environ, et portant encore les bractées embras-
santes ; la portion supérieure de ce pédoncule, qui est plus épaissie
que le reste, porte les fruits, une douzaine au plus, réunis et
portés par des pédoncules courts et bractées. Les capsules sont
raccourcies, déprimées ; mais, par leur séjour dans l'eau chaude,
elles prennent une forme subovale ou sphérique, et leur dia=
mètre est de trois quarts de pouces environ. Le péricarpe est couvert d'aiguillons longs et recourbés, plus longs vers la base; leur
saveur est presque nulle.

Le *cha-jin* est tiède, pénètre le poumon, la rate, les intestins,
les reins, les uretères et l'estomac, facilite la digestion, arrête le
vomissement et dissipe les douleurs des viscères. La meilleure
sorte vient de Siam.

Les masses séminales, *shu-sha-jin,* sont compactes, triangulaires, longues de six lignes, noires, et recouvertes d'une membrane blanchâtre. Les Chinois en font des décoctions stomachiques, toniques et carminatives, et qui passent pour dissoudre les
corps étrangers avalés accidentellement, tels que le cuivre, le
fer, les arêtes, etc. On leur substitue quelquefois les semences
de l'*Electaria Cardamomum* de Siam.

AMOMUM GLOBOSUM, *tsao-keou; tsao-ko; tsao-kouo; tsao-keu,*
Loureiro; *cao-go,* Tatarinov, 35; *tsao-kow,* Hanbury,
88; *tau-k'au, ts'au-tau-k'au,* F. P. Smith, 58; *me-tle,*
Cochinchinois; *gros Cardamome rond de la Chine*
Guibourt.

Il présente deux variétés :

1° Le *gros rond,* employé comme stomachique; très-variable de
grosseur, depuis un sixième de pouce à un ou deux pouces, il est
en capsules un peu ovales ou globulaires, pointues aux extrémités, obscurément trigones, excepté vers la base, et quelquefois
fixées à un long pédoncule; le péricarpe pénètre la masse des

graines, il est brun nacré, avec des stries longitudinales interrompues et très-aromatiques. Les semences sont cohérentes, en trois masses soudées, gris-verdâtre, anguleuses, avec un sillon profond sur le côté, et ont une odeur et une saveur faibles de thym.

2° Le *petit rond*, *tsao-ko*, est en capsules pédicellées, presque sphériques, un peu striées dans le sens de l'axe, ridées en tous sens par la dessiccation, à coque mince, légère, facile à déchirer, jaunâtre en dehors, blanche en dedans. Les semences sont en un petit amas globuleux cohérent, assez grosses, peu nombreuses, presque cunéiformes, à surface un peu chagrinée, de couleur gris cendré; elles offrent un sillon en V sur la face externe; leur saveur et leur odeur sont très-aromatiques. Cette variété diffère de la grosse par plus de rides en réseau; les capsules sont plus minces et plus fragiles, moins adhérentes aux grains, plus globuleuses, non triangulaires ni déprimées.

De saveur âcre, tiède, le *tsao-ko* pénètre l'estomac, dissipe les congestions et les phlegmes, chasse la malignité et exerce une action très-utile dans les fièvres tierces.

AMOMUM AMARUM, *y-tche-tsee,* Pen-tsao; *i-czzi-zen,* Tatarinov, 218; *yih-chi-tsze,* Hanbury, 92; *yih-chi-tze,* F. P. Smith, 56.

Cet *Amomum*, qui vient de la Cochinchine et de Quan-lun-houo, offre des capsules ovales ou ovoïdes, pointues aux deux extrémités, longues de six à neuf lignes, à péricarpe brun foncé, coriace, inerme, et marqué de nombreuses stries interrompues, longitudinales. L'odeur et la saveur de ces capsules, dues à l'huile essentielle des lacunes, sont aromatiques et agréables, tandis que les péricarpes des autres Amomées sont en général inertes.

Les semences, au nombre de six, sont obscurément anguleuses, larges, très-fortement soudées; elles ont une saveur aromatique amère qui rappelle la myrrhe.

Tonique, stomachique, cordial et astringent, le *yih-chi-tsze* est surtout préconisé contre l'incontinence d'urine et les pertes nocturnes.

AMOMUM MEDIUM, *tsao-ko; cao-go*, Tatarinov, 35; *t'sau-kwo*, F. P. Smith, 59.

Il se trouve dans le Kouang-si et le Yun-nan; il fournit des capsules allongées, ovales, longues d'un à deux pouces, portées fréquemment sur un pédoncule long et grossier; le péricarpe, qui laisse voir la structure triloculaire, est rougeâtre, très-rugueux, assez épais, un peu cassant, à saveur très-peu aromatique.

Les semences, soudées en une masse dure, anguleuse, rougeâtre, sont faiblement unies entre elles par une membrane; elles ont une saveur chaude, résineuse.

On en distingue une variété plus petite, constituée par des fruits non mûrs, *ying-ko-sheh*.

L'*Amomum medium* est employé aux mêmes usages que l'*Amomum globosum*, avec lequel il a la plus grande analogie. On administre la décoction de ses graines dans les affections de l'estomac, ou en teinture contre le catarrhe.

AMOMUM CARDAMOMUM, *pe-teou-ko; pe-teu-keu*, Loureiro; *dou-kou*, Tatarinov, 163; *pe-teou-keou, pe-teou-kouang; pe-tow-kow, hang-kow, seaou-how*, Hanbury, 94; *peh-tau-k'au, tang-po-tau-kau, to-kuh*, F. P. Smith, 57.

Originaire de Siam, et aujourd'hui cultivé dans la province de Canton, où il donne une qualité inférieure, cet *Amomum* a des capsules ou globuleuses ou obscurément triangulaires, garnies de côtes blanc jaunâtre.

Les semences, soudées en une masse globuleuse, qui se divise facilement en trois parties, ont une saveur aromatique et térébenthinée; on les emploie dans le pyrosis, la dyspepsie, les affections pulmonaires et la débilité générale.

AMOMUM (?), *pong-ouo-chou; p'ung-wo-shuh,* F. P. Smith, 53.

C'est un rhizome qui peut fournir une fécule analogue à l'Arrow-root, et que les Chinois emploient contre le pyrosis, le choléra, les dérangements menstruels, etc.

AMOMUM, *san-tsy, zen-szen-san-ci,* Tatarinov, 195; *san-tsih, kwang-san-tsih, jin-san-san-tsih, kin-pu-hwan,* F. P. Smith, 55.

Les Chinois emploient comme un vulnéraire excellent et styptique la racine d'un *Amomum,* qui se présente sous la forme de morceaux coniques, longs d'environ un pouce, à surface jaune, ridée et marquée de nodosités, à intérieur jaune pâle; la saveur en est amère et un peu sucrée, et rappelle un peu celle du *ginseng.*

AMOMUM (?), *pe-ky,* Pen-tsao; *peh-kih,* F. P. S., 54.

Les rhizomes du *peh-kih,* qui sont préconisés contre l'hémoptysie, la phthisie, les cancers, les brûlures, etc., sont en tranches aplaties, ovales, creuses, ombiliquées sur une de leurs faces, qui offre des rayons divergents; la face convexe présente un tubercule central et des anneaux concentriques; la substance est amylacée, sèche, blanche, et a une saveur gommeuse et amère.

AMOMUM, *pou-ky.*

ALPINIA CHINENSIS (*Alpinia officinarum,* Hance), *kao-leang-kiang; hong-teou-keou; iao-lan-cian, lian-tsian,* Tatarinov, 198, 256; *kean-wang,* Mérat, Delens; *kaou-leang-keang-tsze, hung-tow-kow,* Hanbury, 93; *kau-liang-kiang, kau-liang-kiang-tsze,* F. P. Smith, 40, 41; *leang-kiang,* Debeaux.

Cette plante, qui provient de la province de Canton, donne à la matière médicale ses fleurs, qui passent pour alexipharmaques et pour dissiper les fumées du vin. Les fruits, qui portent le nom de *hung-tou-k'au*, sont des capsules longues de six lignes sur trois d'épaisseur, oblongues, un peu rétrécies à leur partie médiane, piriformes par exception ; elles sont couronnées par les débris du calice et sont portées quelquefois sur un pédoncule grêle ; leur surface est tantôt ridée, tantôt lisse, suivant qu'elles ont été récoltées avant la maturité ou à la maturité. Dans le premier cas, le péricarpe est épais et adhère aux semences ; dans le second, il est glabre, mince, fragile, non déhiscent, aromatique et piquant.

Les semences sont réunies en une masse trilobée, enveloppée d'une pellicule blanchâtre ; chaque lobe est formé de trois semences superposées, aplaties, triangulaires, marquées à l'intérieur de stries très-fines et enveloppées d'une arelle coriace ; leur saveur est âcre, brûlante, et rappelle celle du grand Galanga (HANBURY).

Quelquefois désignée sous le nom de *man-kiang*, la grande variété de l'*Alpinia chinensis*, qui paraît avoir été confondue avec plusieurs autres plantes de la même famille, a des racines ligneuses, flexibles, avec des cercles noueux à l'extérieur, rouge-brun à la surface, rouge pâle dans la cassure, qui est nette ; amères, poivrées, moins aromatiques que celles de la petite sorte ; leur longueur est de deux pouces, leur épaisseur, de dix lignes ; elles ont une certaine analogie avec le Gingembre.

L'*Alpinia* passe pour stomachique, cordiale, sialagogue et antipériodique.

ALPINIA ALBA, *tsao-kao-hoa; tao-qua, qua-leu,* Muséum; *tsao-quo,* Cochinchinois.

Cette espèce, qui croît dans la province du Yun-nan, est caractérisée par des capsules ovales ou oblongues, à trois loges et trois valves, obscurément triangulaires, longues d'un à deux pouces, à péricarpe brun-grisâtre, profondément strié en long, épais, coriace, peu aromatique, et souvent couvert d'une sorte d'efflorescence blanche. (HANBURY.)

Les graines, aromatiques, sont très-grosses, longues de trois lignes, très-anguleuses, striées, et ont une odeur particulière. On en fait un grand usage comme condiment, et on les emploie aussi contre l'intermittence.

CANNA INDICA, *choui-tsiao-hoa; hiang-hia-tsan,* Debeaux.

MUSACÉES.

MUSA, *pa-tsiao; han-tsi'au, pa-tsi'au,* F. P. Smith, 118; *hiang-hia-tsan,* Debeaux.

Les fruits, les fleurs, les racines, les feuilles, toutes les parties de la plante sont officinales et sont données comme rafraîchissantes et contre l'ivresse.

LEMNACÉES.

LEMNA MINOR ou GIBBA, *choui-ping,* Pen-tsao; *feou-pin; sang-pin,* Tatarinov, 422; *shwui-p'ing,* F. P. Smith, 619; *shu-yun,* Debeaux.

Les lentilles d'eau servent à faire des lotions rafraîchissantes sur les furoncles, les éruptions syphilitiques, et dans beaucoup d'affections de la peau. Brûlées, après avoir été desséchées, elles servent à chasser les moustiques.

PALMIERS.

ARECA CATECHU, *pin-lang; ping-lang; si-chang-tan, ping-lang-tsze,* F. P. Smith, 81; *bin-lan,* Tatarinov, 23; *ping-lan,* Debeaux; *pim-lam,* Mérat, Delens.

Les Chinois en distinguent plusieurs variétés et appliquent principalement à la médecine le *chou-ping-lang.*

Les meilleures noix d'arec paraissent provenir de Hai-nan. Ces fruits, *ta-fou-tse* (*da-fu-tsy*, Tatarinov, 142), passent pour toniques, astringents, antipériodiques et anthelmintiques ; on en faisait une infusion théiforme contre la *mal'aria* et les vapeurs méphitiques. La poudre de noix d'arec est d'un excellent emploi contre le tænia.

Sous le nom de *ta-fou-py* (*da-fu-pi*, Tatarinov, 141), les Chinois désignent l'enveloppe, fibreuse et grossière comme de l'étoupe, de l'*Areca chou-ping-lang*, dont ils vantent l'action comme excellente dans les hydropisies, flatulences et obstructions de l'abdomen ; ils s'en servent aussi en infusion pour déterger la peau dans diverses affections cutanées.

On fait également usage de la racine, qui contient un poison dont on la débarrasse par le procédé suivant : on la met à tremper pendant sept ou huit jours dans de l'urine d'enfant, qu'on renouvelle chaque jour ; d'autres la mettent simplement dans l'eau. On la coupe ensuite en sept ou huit morceaux allongés, minces, qu'on place chacun dans un morceau de gingembre, et qu'on enveloppe ensuite de beaucoup de papier. On place les racines ainsi préparées sous des cendres chaudes ; quand le papier est consumé, elles ont perdu leur poison, qui a été absorbé par le gingembre. Dans le cas où le mauvais principe n'aurait pas entièrement disparu, le corps se couvre de pustules. La racine de *chou-ping-lang* ne doit jamais être administrée aux femmes enceintes.

CARYOTA (?), *kouang-lang ; kouang-lang-tse ; mien-mu ; tie-mu ; tsung.*

Une espèce de ce genre paraît fournir le Sagou, *kouang-lang-mien.*

SAGUS (?), *so-mu-mien ; cha-cou-my*, Mission. ; *cha-cou-mii,* G. L. C., *si-kuh-mi, so-muh-mien*, F. P. Smith, 1011 ; *tsi-choui-mia,* Debeaux.

Le Sagou qu'on trouve en Chine paraît être entièrement d'origine étrangère, et c'est avec doute qu'on indique l'existence dans les provinces méridionales, de Palmiers qui produiraient cette substance.

BORASSUS, *to-lo.*

BORASSUS FLABELLIFORMIS, *pe-to-lo.*

Il fournit une séve sucrée dont on peut faire du sucre, ou qui, par fermentation, donne de l'arack.

CHAMÆROPS FORTUNEI, *tsang-loü, pou-kouei.*

Ce Palmier, dont l'acclimatation s'est faite heureusement dans plusieurs parties de l'Europe, est un bel arbre qui fournit des fibres excellentes pour la fabrication du papier.

Le Chamærops *pou-kouei* est une variété à feuilles délicates du Chan-tong.

RHAPIS FLABELLIFORMIS, *tsong-chou; hu-san; ku-san; tsung-chu; tsun-szu,* Tatarinov, 465; *tsoun-ka,* Debeaux.

La spathe (*tsun,* Tatarinov, 464) et les racines sont employées comme astringentes.

CALAMUS DRACO, *tsy-lin-kiay; hiue-kiai; sie-tsy,* Tatarinov, 359; *ki-liu-kieh, hiueh-kieh, chuh-kieh,* F. P. Smith, 177.

Le Sang-dragon est employé comme astringent, styptique, tonique et vulnéraire; presque tout celui dont on fait usage en Chine vient du *Pterocarpus Draco.*

PHŒNIX DACTYLIFERA, *vou-lao-tsee; wu-lou-tsu; po-sse-tsao; po-ssu-tsao; hai-tsao; tsao; tsau,* F. P. Smith, 349.

Les dattes, *vou-lao-tsee, fan-tsau,* sont employées comme émollientes, pectorales et nutritives. Elles ne sont pas originaires de la Chine.

Cocos nucifera, *ye-chou; tsi-kie; ye-tsü; ye-tsze*, F. P. S., 271; *yai-tze*, Debeaux.

Ses inflorescences et celles du Palmier Palmyra (*Borassus*) fournissent une liqueur susceptible de fermentation, le *yen-shü-tsiu* du Haï-nan; on fait avec le liquide des palmiers le sucre de *Jagre*.

La noix de coco, *ye-tsu; sü-yü; yue-wang-t'ou*, sert à faire des coupes dans lesquelles la présence de liquides vénéneux s'indique par effervescence ou chaleur; elle passe pour un styptique puissant, de même que l'écorce.

Le lait de coco est recommandé dans l'hydropisie et l'hématémèse.

Le brou du cocotier est très-employé pour faire des cordages.

AROÏDÉES.

Arisoema (dracontium) triphyllum, *pan-hia*, Pen-tsao; *bansia*, Tatarinov, 5; *sang-pwan-hea*, Hanbury, 115; *pwan-kia*, F. P. Smith, 86; 100, 721.

Cette plante, que M. Tatarinov rapporte à l'*Arum macrorum*, tandis que le Dr Schott, de Vienne, l'identifie au *Pinellia tuberifera*, est très-caustique et très-rare, et entre dans la composition de plusieurs préparations destinées à obtenir l'anesthésie locale avant certaines opérations. Il est probable que plusieurs espèces voisines d'Aroïdées, du Hou-pe et du Kiang-nan, fournissent les petits tubercules desséchés, sphériques ou piriformes, larges d'un ou deux centimètres; leur surface est blanche ou blanc jaunâtre, avec de petites fossettes brunes qui se trouvent surtout autour de la partie ombilicale déprimée; l'intérieur est parfaitement blanc, compacte et amylacé; leur saveur est faible, un peu amère; mais la plante elle-même a une saveur très-âcre quand elle est fraîche.

A l'état frais, on l'emploie comme émétique et diaphorétique.

Préparée, elle est donnée dans les fièvres, le rhumatisme, l'apoplexie et les maladies des reins; elle passe surtout pour dissiper les phlegmes de toute nature. Son action, d'après M. Smith, se rapproche de celle du Colchique.

ARUM PENTAPHYLLUM, *nan-sin, nan-sin-miao; nan-sing,* Cleyer, 88; *nan-sin,* Hanbury, 116; *tien-nan-sin,* Tatar. 308, 430; *nan-sing, t'ien-nan-sing, hu-chang,* F. P. S., 101.

Employé également dans la confection de certaines préparations anesthésiques locales, dont on fait usage pour quelques opérations chirurgicales, pour ouvrir les abcès, par exemple, l'*Arum pentaphyllum* se présente sous forme de tubercules durs, bruns clairs, d'un demi-pouce à un pouce et demi, aplatis ou arrondis, avec une dépression entourée généralement de plusieurs fossettes; ils offrent une partie centrale ombiliquée, et portent plusieurs tubercules plus petits à leur base; l'intérieur est solide, amylacé, et donne, après avoir été mastiqué quelque temps, une sensation d'âcreté très-forte, de brûlure même.

Ce médicament, qu'on tire principalement du Sse-tchuen, est vénéneux et passe pour altérant, diurétique, apéritif et vulnéraire; les Chinois le préconisent contre l'apoplexie, l'hémiplégie et diverses autres maladies qui ont pour cause un excès d'humide. Réduit en poudre et mêlé à du vinaigre ou de l'huile, le *nan-sin* s'applique en cataplasmes sur les gonflements et les tumeurs. Cette racine, âcre, amère, tempérée, a du venin, mais elle le perd par sa coction avec du gingembre contus et *pan-hia* (*Dracontium triphyllum*) déjà cuit; elle pénètre la rate et les poumons.

UVULARIA GRANDIFLORA, *pey-mou; pei-mu; hiang, ming,* F. P. Smith, 1229.

COLOCASIA INDICA, *fan-yu,* Debeaux.

On préconise les feuilles fraîches contre la morsure des serpents venimeux; on fait aussi usage des rhizomes.

COLOCASIA ESCULENTA, *yu; yu-teou; iuy-tou,* Tatarinov, 244; *yu-tu-t'u,* F. P. Smith, 173, 1133; *teou-yu,* Debeaux.

Les Chinois cultivent sur une large échelle cette plante dans le Hou-pe pour l'usage alimentaire; elle y remplace le *Colocasia macrorrhiza* de l'Asie méridionale.

CALADIUM XANTHORHIZUM, *kouei-kieou; du-tsio-lun,* Tatarinov, 166; *kwei-k'iu, tuh-kioh-lien,* F. P. Smith, 174.

Le tubercule arrondi et irrégulier de cette Aroïdée est souvent confondu avec celui de l'*Arum pentaphyllum;* il passe pour délétère, anthelmintique, alexipharmaque; vulnéraire, etc. Les Chinois le préconisent dans les jaunisses graves et pour faciliter les accouchements difficiles.

ACORUS CALAMUS, *tchang-pou; choui-tchang-pou; shih-ch'ang-p'u; shui-c'hang-p'u,* F. P. Smith, 18.

La racine, brune, ressemblant à une corde usée, à saveur âcre, tiède, pénètre le cœur et les poumons; on en fait usage contre les oppressions invétérées et contre les chancres, et comme un restaurant du corps et de l'esprit. Quoi qu'en dise le Pen-tsao, cette plante croît en Chine, où elle est abondante, et elle est recherchée pour sa saveur chaude et aromatique.

ACORUS TERRESTRIS, *che-tchang-pou; czan-pu,* Tatarinov, 103; *szi-czan-pu,* Tatar., 409; *chang-p'u,* F. P. Smith, 19.

Il est également employé dans la médecine chinoise.

ACORUS GRAMINEUS, *che-tchang-pou; shih-c'hang-p'u,* F. P. Smith, 19; *chan-po-tze,* Debeaux.

Petite espèce cultivée par les Chinois.

TYPHACÉES.

TYPHA BUNGEANA, *hiang-pou, pou-houang,* Pen-tsao ; *pu-chuan, sian-pu,* Tatarinov, 322, 350 ; *hiang-p'u,* F. P. Smith, 1219 ; *pou-houang,* Debeaux.

Les Chinois en recueillent les étamines et le pollen, plus ou moins mélangés de débris sétacés des fleurs, pour en constituer le *pou-houang* (*p'u-hwang,* Smith ; *pu-chuan,* Tatarinov, 322), poudre jaune, inflammable, qu'ils tâmisent et emploient comme astringente, styptique et desséchante. On en fait aussi usage contre la blennorrhagie, et on en fait une confection usitée à l'intérieur et à l'extérieur.

Ils tirent des rhizomes une fécule pour en faire des gâteaux qui passent pour rafraîchissants, toniques, diurétiques et galactogogues ; ils mangent aussi les rhizomes, en guise de légumes, et leur attribuent les mêmes propriétés.

CUPRESSINÉES.

JUNIPERUS, *tse-pe; tseh-peh,* F. P. Smith, 584.

BIOTA ORIENTALIS, *pe-song, pe-chou; bay-sung, bay-tsy, bay-tzy-zen,* Tatarinov, 14, 18, 32 ; *peh-sung, peh-shu,* F. P. Smith, 1147 ; *pe-song-tze,* Debeaux. (*Cupressus sempervirens.*)

Cet arbre, qui est cultivé dans un très-grand nombre de jardins, y est soumis au caprice des Chinois, qui le taillent de façon à lui donner toutes sortes de formes d'animaux fantastiques. Son bois est très-recherché des ébénistes chinois.

Les feuilles servent à faire des décorations, des garnitures de présents, et sont données comme remèdes astringents et styptiques. On emploie les fruits comme stimulants et toniques ; dépouillés de leur enveloppe, ils se présentent sous la forme d'amandes huileuses, petites, ovales, pointues, jaune rougeâtre, et à odeur forte, *peh-tsze-j'in*.

CUPRESSUS THUYOIDES, *pe,* Pen-tsao ; *pe-tsee, pe-tsee-jin; pien-peh,* F. P. Smith, 344.

Les fruits, de saveur âcre douce, pénètrent les poumons, la rate et les reins. On emploie aussi les feuilles, la résine et le bois comme astringent et antiarthritique.

CALLITRIS SINENSIS, *jou-yang; zu-sian,* Tatarinov, 498 ; *yun-hiang,* F. P. Smith, 1019; *jong-hang-song,* Debeaux.

La résine de Sandaraque, un peu plus blanche que celle du mastic, est employée, ainsi que les autres résines, comme stimulant dans le traitement des ulcères (elle fait la chair), comme déodorisant. Elle sert aussi à préserver les vêtements des attaques des insectes.

ABIÉTINÉES.

PINUS SINENSIS, *song,* Pen-tsao; *song-chou; ta-song,* Debeaux; *sung-shu,* F. P. Smith, 345.

Diverses espèces de *Pinus* fournissent à la matière médicale de la résine, leurs feuilles, leurs chatons, leur pollen, leur écorce, qui passent pour stimulants, antiphlogistiques, anthelmintiques, et dont on fait en général des teintures.

La térébenthine, *tuh-nau-hiang-yu,* F. P. Smith, 1213, sert à faire des applications dans diverses affections de la peau.

Le goudron, *tcou-nao-hiang,* obtenu par la distillation du bois des Conifères, est peu employé.

Le pollen (*song-hoa-fen; pe-hang-hoang,* Debeaux) sert à combattre les inflammations des organes respiratoires.

PINUS, *pe-go-song; pei-go-song.*

Cet arbre, originaire des montagnes du Thibet, et qu'on trouve cultivé fréquemment autour des pagodes et des sépultures des grands personnages, a un bois impérissable et incorruptible; on en recueille avec soin l'écorce blanc d'argent qui s'en détache, pour la pulvériser et la mélanger avec de l'huile et en faire un onguent très-estimé contre les dartres. (E. SIMON.)

CUNNINGHAMIA SINENSIS, *chan; cha-mou; san, sha-muh,* F. P. Smith, 879.

Toutes ses parties sont employées comme stimulantes, toniques et sédatives.

On fait aussi usage de la résine qui exsude de son tronc, *chang-song,* Debeaux (*sung-chi, sung-hiang,* F. P. Smith, 978; *sum-hiam,* Cleyer, 190; *sun-sian,* Tatarinov, 381; *song-hiang,* Hanbury, 129), qui se présente sous forme de larmes jaune pâle, irrégulières, à surface externe dépolie par le frottement, mais à cassure vitreuse et à intérieur hyalin.

TAXINÉES.

TORREYA NUCIFERA, *fey-tche, fei; fei-sse,* Pen-tsao; *fi, kaja,* Kæmpfer; *fey-tsy,* Tatarinov, 176; *fe-shih,* Hanbury, 65; *fey-chi,* F. P. Smith, 1189.

Cet arbre, qui croît dans le Tche-kiang, le Hou-pe, etc., porte des graines longues d'un pouce à un pouce et demi, ovoïdes ou oblongues, pointues aux deux extrémités, mais plus à l'extrémité supérieure; le test est brun rougeâtre, avec des taches plus foncées, fragile, et offre des stries longitudinales profondes et larges; il présente à la base une cicatrice auprès de laquelle sont deux proéminences oblongues opposées l'une à l'autre. L'amande, qui est profondément sillonnée, est couverte d'une membrane mince brun rougeâtre; sa base porte une cicatrice très-marquée. La sa-

veur de ces graines est peu marquée, aussi les mange-t-on en
guise de noisettes; on en fait usage en médecine comme anthelmintiques et laxatives. Au Japon, on en retire, par expression,
une huile qui est employée dans la cuisine.

TAXUS CUSPIDATA, *choui-song.*

SALISBURYA ADIANTIFOLIA, *pe-kouo, yu-hing,* Pen-tsao; *pe-ko-
chou; gincko,* Kæmpfer; *pe-ko,* Mérat, Delens; *bay-go,
in-siu,* Tatarinov, 11, 231; *pih-kwo, yin-hang,* Hanbury, 66; *yin-hang, peh-kwo,* F. P. Smith, 477; *gin-
ko-tze,* Debeaux.

Le Gincko, fréquemment cultivé en Chine et au Japon, porte
des graines ovales, pointues, longues d'un demi-pouce à un pouce,
sillonnées sur leur longueur des deux côtés, couvertes d'un tégu-
ment fragile, osseux, brun pâle. L'amande est enveloppée dans
une membrane délicate rouge brun.

Ces graines, que Kæmpfer indique comme servant à activer la
digestion après un trop copieux repas, renferment de la pectine, de
la gomme, du glucose, de l'acide citrique, de la chlorophylle, et un
acide gras cristallisable, l'acide ginckoïque (Dʳ SCHWARZENBACH):
elles sont réputées âcres, tièdes, et les Chinois les emploient pour
dissiper les phlegmes et arrêter les vomissements; elles pénètrent
le poumon, la rate et l'estomac. Elles passent aussi pour anthelmintiques, et on en fait des pommades avec de l'huile et du vin
pour détruire la vermine.

GNÉTACÉES.

EPHEDRA FLAVA, *ma-houang; ma-chuan,* Tatarinov, 232;
ma-hwang, F. P. Smith, 411.

Les *Ephedra,* dont le fruit mucilagineux et acidulé est mangé
par les Chinois, sont répandus dans toute la Chine. On fait usage

comme dérivatif, dans les maladies de la peau, par suite de leur action sudorifique prononcée, des tiges articulées, jaunes, quelquefois coupées en fragments très-menus. Les racines, qui passent pour plus énergiques, sont quelquefois substituées aux tiges. Le meilleur *ma-houang* se récolte dans le Hou-nan.

CHLORANTHACÉES.

CHLORANTHUS INCONSPICUUS, *tchou-lan-hoa; ki-tchao-fan-hoa, chü-lan, ki-chau-lan-hwa,* F. P. Smith, 241.

Ses fleurs et ses feuilles servent à parfumer le thé *chu-lan-cha;* on y mêle quelquefois des fleurs d'*Aglaia odorata.*

PIPÉRACÉES.

PIPER NIGRUM, *hou-tsiao; hu-tsiao; chu-tsiao,* Tatarinov, 66; *hu-tsiau,* F. P. Smith, 856; *ho-tsiao-tze,* Debeaux.

Les Chinois importent une très-grande quantité des grains de cette Pipéracée de l'Archipel indien et en font une consommation considérable, car ils les considèrent comme un stimulant énergique, diaphorétique, carminatif et antipériodique; aussi l'usage en est-il aussi habituel comme médicament que comme condiment; ils en font une infusion contre les fièvres intermittentes.

Le poivre blanc, qu'ils considèrent comme étant produit par une espèce distincte du poivre noir, est beaucoup plus estimé que celui-ci par les Chinois.

Le poivre ne croît en Chine que dans l'île de Haï-nan.

CUBEBA OFFICINALIS, *pi-chin-tze,* Debeaux.

Sous ce nom, M. O. Debeaux a désigné un fruit qui doit être rapporté au *Daphnidium Cubeba;* les Chinois ne connaissent pas le vrai cubèbe.

PIPER FUTO-KADSURA, *fong-teng-man*.

CHAVICA BETEL, *lao-ye-chou, kou-tsiang, tou-py-po; lu; kü; tu-pi-pa; tu-pih-poh, kü-tsiang*, F. P. Smith, 139; *lao-ye*, Debeaux.

L'usage du Bétel comme masticatoire est assez généralement répandu dans les provinces méridionales de la Chine; mais dans les provinces du Nord il est presque inconnu, sans doute à cause de la difficulté de se procurer les feuilles fraîches de cette Pipéracée. On dit que les Cantonais qui vont dans le Nord emploient, pour suppléer à cet excitant qui leur manque, le tabac chargé d'arsenic.

Dans le Sse-tchuen, on prépare avec ses feuilles une liqueur enivrante.

On emploie aussi ses racines et son fruit comme carminatifs, stimulants et odontalgiques.

CHAVICA ROXBURGHII, *py-po-ly; pi-po*, Pen-tsao; *pi-pa*, Tatarinov, 318; *pih-poh*, F. P. Smith, 659; *pi-po-tze*, Debeaux.

Le Poivre long est importé de l'Inde en Chine, où il est employé comme stimulant, stomachique et astringent dans le coryza, le pyrosis, la dyssenterie, l'hypertrophie de la rate et les irrégularités menstruelles. Il pénètre le poumon, la rate, l'estomac et les uretères; il chasse les flatuosités par le bas, arrête les vomissements et dissipe les phlegmasies.

Les Chinois font aussi usage de la racine de ce *Chavica, pih-poh-muh*, qu'ils croient plus énergique et qu'ils font prendre aux femmes stériles, dont ils supposent que l'utérus demande à être réchauffé.

SAURURÉES.

Houttuynia cordata, *tsy-tsay.*

Commune dans tout l'extrême Orient, cette Saururée passe pour augmenter les contractions utérines et être antileucorrhéique.

BÉTULACÉES.

Betula, *houa-mou; hwa-muh,* F. P. Smith, 170.

L'écorce, *hwa-muh-pi,* sert à teindre la barbe et les cheveux en noir; on en fait des applications sur les abcès du sein.

CUPULIFÉRÉES.

Corylus, *tsin, tche-ko; tsin,* F. P. Smith, 507.

On en mange les amandes.

Quercus, *hou; hoh, huh,* F. P. Smith, 766.

On emploie aux mêmes usages qu'en Europe le tan, *huh-p'i,* 767; qu'on a soin de recueillir sur les arbres jeunes, et dont on se sert à l'intérieur et à l'extérieur comme astringent.

Les glands, *siang-shih, lih-k'iu,* F. P. Smith, 17, servent à l'alimentation des hommes et des animaux.

La cupule, *siang-tau,* est employée comme astringente.

Quercus mongolica, *tsüh-shü,* F. P. Smith,

Quercus castaneæfolia, *fo-ly-tze,* Debeaux.

Les cupules, les écorces et les feuilles sont astringentes.

Quercus serrata, *tsin-kan-tze,* Debeaux.

Cupules et feuilles astringentes.

QUERCUS CORNEA, *tsin-li, king-lin-tse,* Debeaux; *ky-lin.*

Fruits comestibles.

CASTANEA VESCA, *pan-ly, fong-ly; li; lih,* F. P. Smith, 236; *lien-tze,* Debeaux.

Les Chinois mangent plusieurs variétés de Châtaignes; ils en font quelquefois des cataplasmes; l'enveloppe des graines passe pour vulnéraire et résolutive.

ULMACÉES.

ULMUS CHINENSIS et PUMILA, *yu-chou; iuy-szu,* Tatarinov, 243; *yu-p'i,* F. P. Smith, 408; *ou-pei,* Debeaux.

Ces deux espèces, confondues par le Pen-tsao, passent pour lénitives, diurétiques et antiphlogistiques; on fait avec le fruit, les feuilles et les fleurs, des pâtes mélangées à de l'huile ou du vinaigre et qu'on applique sur diverses éruptions. On fait aussi avec les parties internes de l'écorce une décoction, *yu-p'i-tang,* très-préconisée comme diurétique et adoucissante dans les maladies des voies urinaires et dans l'hydropisie.

MORÉES.

MORUS, *sang; san-pi; sang-chou; san-szu,* Tatarinov, 328, 330; *sang-ken-peh-p'i,* F. P. Smith, 740.

Les Chinois en cultivent plusieurs espèces et de nombreuses variétés; ils donnent au Mûrier sauvage le nom de *yen.*

Ils emploient le liber, *san-pe-py, sang-pai-pi,* comme purifiant du sang, dans une foule de maladies telles qu'hémorrhagie utérine, hémoptysie, convulsions des enfants, etc.; il pénètre le poumon, dont il chasse les esprits malins, et dissout les phlegmasies; les feuilles arrêtent les sueurs.

Les fruits noirs des mûriers (*sang-kin, tchang-pe-tze, tching-pe-tze,* Debeaux) sont préconisés contre les affections strumeuses et l'hydropisie, car ils guérissent l'humide radical, corroborent les nerfs, etc.; le jus est indiqué contre les rhumatismes et le *delirium* des ivrognes.

BROUSSONETIA PAPYRIFERA, *keou-py-cheou; tchou; kou-chou; tchou-che-tseé; tchoo-shih-tsze,* Hanbury, 60; *chu, kau-sang,* F. P. Smith, 835.

Cet arbre est assez commun en Chine et au Japon: on en distingue deux variétés, l'une à écorce blanche, l'autre à écorce tachetée; l'écorce des jeunes branches sert, après macération, à faire du papier de soie très-beau et très-fin, dont les Chinois enveloppent tous leurs objets précieux; elle servait autrefois à faire des vêtements.

L'écorce (*tchu-ko-pi,* Debeaux) est fébrifuge.

Les feuilles, lorsqu'elles sont jeunes, se mangent en guise d'épinards; on les emploie comme lénitives et diurétiques, et on en fait une tisane antiblennorrhagique.

Le *Broussonetia papyrifera* donne des fruits globuleux et rouges recherchés par les enfants. La partie la plus fréquemment employée est la graine, qui se présente sous forme de petites semences arrondies, rouge clair ou brun clair, souvent brisées, plus petites que des grains de moutarde; elles sont mucilagineuses et passent pour toniques et restaurantes.

FICUS CARICA, *ou-hoa-ko; wu-hwa-kwo,* F. P. Smith, 443.

Les fruits, *muh-man-t'u,* sont réputés nutritifs et relâchants.
Les feuilles sont appliquées sur les hémorrhoïdes enflammées.

FICUS STIPULATA, *mou-man-tou; man-t'u-lo, muh-man-t'u,* F. P. Smith, 444.

Ses fruits, desséchés, ligneux, non mûrs, sans saveur, généralement portés sur leurs pédoncules, ou en étant privés et coupés en deux, sont bouillis pour faire des applications sur les hémorrhoïdes.

ARTOCARPÉES.

ARTOCARPUS INTEGRIFOLIA, *po-lo-my; po-lo-mih*, F. P. Smith, 99.

Le fruit et les semences passent pour rafraîchissants, toniques, et pour dissiper l'ivresse.

URTICÉES.

URTICA DIOICA, *sin-ma*, F. P. Smith, 1226.

Cette Ortie passe pour arrêter les vomissements; on en emploie le suc dans les affections herpétiques et contre la morsure des serpents. (F. P. SMITH.)

URTICA SCORPIONIDES, *hie-tse-tsao; hieh-tsze-ts'au*, F. P. S., 1227; *sie-tsy-cao*, Tatarinov, 361.

Cette espèce, qui n'est pas décrite par le Pen-tsao, passe, en raison de la puissante âcreté de ses poils, pour être formidable pour tous les animaux, à l'exception du chameau. (F. P. SMITH.)

URTICA TUBEROSA, *tien-ma; cheou-ma; tche-ma; tian-ma*, Tatarinov, 427; *tien-ma, ch'ih-ma*, F. P. Smith, 1228.

On en mange les rameaux et les tubérosités, qu'on trouve quelquefois desséchées en morceaux plats, jaune brun, irrégulièrement oblongs, longs de deux pouces à deux pouces et demi sur un pouce et demi de large. La plante est prescrite contre les rhumatismes, les névralgies et le lumbago. (F. P. SMITH.)

URTICA NIVEA, *tchou-ma; pa-ma-tze,* Debeaux.

On en tire des fibres, *ts'ia-po,* qui servent à faire des étoffes très-fines et très-résistantes.

Il donne une huile, *tchu-ma-tze,* agréable et douce.

SALICINÉES.

SALIX, *yang-lieou; yang-liu,* F. F. Smith, 1264.

Plusieurs espèces de *Salix* croissent en Chine et sont distinguées par les habitants, bien que, en général, ils confondent sous les mêmes dénominations les Saules et les Peupliers.

SALIX ALBA, *pe-hiang; peh-yang,* F. P. Smith, 1264.

On en administre l'écorce contre le goître, la dyssenterie, le rhumatisme, les fractures.

Ses feuilles et celles de plusieurs autres espèces sont employées pour faire le thé *t'ien-cha,* et sont ouvertement mélangées à Chang-haï au thé destiné à l'exportation. (F. P. SMITH.)

SALIX PENTANDRA, *mou-hiang; muh-yang,* F. P. Smith, 1264.

Une espèce, ou peut-être une simple variété désignée sous le nom de *choui-hiang, tsin-hiang,* donne le bois employé pour faire les flèches; ses feuilles, semblables à celles du *Salix pentandra,* mélangées à l'écorce de la tige et des racines, sont employées contre les furoncles, les abcès mammaires et les contusions.

SALIX, *kou-lieou; ku-liu.*

Son bois est employé pour faire des boîtes; son écorce est préconisée contre l'hydropisie générale, la dyssenterie et les dérangements intestinaux.

SALIX BABYLONICA, *tiao-lieou; lieou-pi*, Debeaux.

On en préconise l'écorce dans la phthisie, et comme fébrifuge énergique. Les pieds femelles, inconnus en Europe, sont rares en Chine, où les Chinois les extirpent avec soin pour éviter la bourre qui sort de leurs capsules. (BUNGE.)

POPULUS, *yao-yang-ho; in-ian-cho*, Tatarinov, 229; *yau-hiang-hoh*, F. P. Smith, 913.

On en emploie les feuilles comme toniques, aphrodisiaques, ophthalmiques et antirhumatismales.

POPULUS TREMULA, *fong; fui*, F. P. Smith, 914.

Écorce tonique et fébrifuge.

CANNABINÉES.

CANNABIS INDICA, *ma-iao*, Tatarinov, 287.

Cette variété existe-t-elle réellement en Chine?

CANNABIS CHINENSIS, *ko-ma-jin; ma; shi; ta-ma; cho-ma*, Tatarinov, 52; *da-ma-tzy*, Tatarinov, 544; *ho-ma, ta-ma, ho-ma-jin, ya-ma, hwang-ma*, F. P. Smith, 516, 186; *chou-tsao*, Debeanx.

Le chanvre est connu des Chinois depuis un temps immémorial; mais il ne paraît pas qu'ils en aient jamais recherché le principe résineux, si employé aux Indes sous le nom de *bang*; ce qui peut d'ailleurs s'expliquer par leur mode de culture, qui ne pousse pas à la production de la résine dans le chanvre.

Les feuilles coupent, dit-on, les accès de fièvre intermittente.

On emploie les graines concassées, *ko-ma-jin* (*cho-ma-zen*, Tatarinov, 537), qui passent pour emménagogues, diurétiques, anthelmintiques, et dont on fait la base de plusieurs médicaments. Elles pénètrent la rate et le poumon.

L'huile extraite des graines par la chaleur et la pression est employée comme cosmétique.

HUMULUS LUPULUS, *fou-pen-tsee; fu-pen-tsy,* Tatarinov, 181; *fuh-pw'an-tsze,* F. P. Smith, 535.

BALSAMIFLUÉES,

LIQUIDAMBAR FORMOSANA, *fong-chou; feng; nie-nie; su-hoh-yu, su-hoh-hiang, pe-kïau-hiang, fung-yang-chi,* F. P. Smith, 997, 1102.

Cette espèce fournit, aussi bien que les *Liquidambar Altingia* et *Maximowiczii,* une résine semi-fluide, jaune pâle, que les Chinois supposent provenir d'une Labiée, et qu'on indique comme stimulante et antihémorrhagique.

On en emploie également en médecine les feuilles, l'écorce et la racine.

Les Chinois recueillent aussi avec soin les excroissances de cette espèce, *chin-ling.*

CHÉNOPODÉES.

SPINACIA OLERACEA, *po-ling; po-tsai; po-sse-tsao; po-tiue; tche-ken-tsay.*

Alimentaire.

BETA, *ta-hong-lo-pou.*

Alimentaire.

KOCHIA SCOPARIA, *ti-fu; sao-chou-tsao; ty-fou-tsee; lu-fu-tsy,* Tatarinov, 157; *ti-fu-tsze,* F. P. Smith, 593.

On emploie dans la diarrhée, la dyssenterie et les désordres des organes urinaires la plante entière, que les pauvres mangent aussi; les graines, vertes, petites, arrondies, passent pour anti-scorbutiques.

CHENOPODIUM RUBRUM, *han-tsay; tche-hien; ch'ih-hien, hien-ts'ai*, F. P. Smith, 234.

On le mange dans le Hou-pe. Ses semences passent pour rafraî-chissantes et insecticides.

AMARANTACÉES.

PUPALIA GENICULATA, *nieou-sy; niu-si*, Tatarinov, 313; *niu-sih*, F. P. Smith, 953.

Cette Amarantacée est cultivée dans diverses parties de la Chine; on en mange les jeunes pousses. Le *chu'en-mu-sih* est une variété qu'on cultive dans le Sse-tchuen pour ses racines très-dé-veloppées, brun foncé ou jaunâtre, tordues, noueuses, irrégu-lières, munies de radicules, d'un blanc sale à l'intérieur, et ayant une certaine odeur.

On rapporte à une variété dec ette espèce, ou à un *Achyranthes*, une racine du Hou-nan qui est droite, flexible, grosse comme une petite plume, jaunâtre, avec des sillons longitudinaux, une saveur amère et un peu âcre, qui fait saliver et tient à la gorge pendant plusieurs heures. Le Pen-tsao dit qu'on emploie seule-ment les pieds mâles, la plante étant dioïque. Les racines de *nieou-sy* sont préconisées dans le rhumatisme, les douleurs ostéocopes de la syphilis, les affections puerpérales, urinaires et cutanées.

Ces feuilles agissent, dit-on, sur les pupilles, qu'elles dilatent.

Le fruit, doux, tempéré, pénètre la rate et le cœur; il fait dis-paraître la dyssenterie, les vomissements; il égaye le cœur et arrête les hémorrhagies.

AMARANTUS, *tian-min-tsin*, Tatarinov, 429; *tien-ming-tsing*, F. P. Smith, 48.

AMARANTUS POLYGAMUS, *pe-yen-tsai*, Debeaux.

Plante potagère.

AMARANTUS SPINOSUS, *kia-yen-tsai*, Debeaux.

Sans propriétés médicales.

AMARANTUS OLERACEUS, *ma-tche-hien*, Pen-tsao; *ma-ch'i-hien*, F. P. Smith, 49.

Les pauvres mangent cette plante, qui passe pour lénitive et vulnéraire, et qu'on prescrit contre la fièvre, la leucorrhée, la dyssenterie des enfants, et dans presque toutes les maladies de la peau. Elle est réputée être le contre-poison de l'arsenic et du mercure.

CELOSIA CRISTATA, *ky-houan-hoa; ki-kuan; tsi-yuan-chua*, Tatarinov, 439; *ki-kwan*, F. P. Smith, 220; *ki-kouan-hoa*, Debeaux (*Celosia argentea*); *tsoun-tsian-tze*, Debeaux; *hoang-hoa-tsae*.

Cette espèce est commune en Chine, où on en cultive plusieurs variétés, à fleurs rouges, blanches ou jaunes. On en emploie les graines, plates, noires et luisantes, dans les affections du sang, les hémorrhagies, la métrorrhagie et l'absence de lochies. Elles servent aussi à faire des lotions émollientes et anti-ophthalmiques.

Pour M. Debeaux, le *Celosia cristata* correspond au *tsoun-tsian-tze*.

CELOSIA ARGENTEA, *tsin-tsiang-tsee*, Pen-tsao; *tsin-hiong-tsee; cin-sian-tsy*, Tatarinov, 96; *ts'ing-ts'iang*, *ts'au-kiueh-ming*, F. P. Smith, 219.

On en emploie aussi la semence amère, qui passe pour pénétrer le cœur et le foie, et pour faire disparaître le prurit et la chaleur de la peau. Elle partage, avec celle de *Cassia tora*, la réputation d'éclaircir la vue et de nettoyer les yeux malades. Pulvérisée,

elle est introduite dans les narines contre l'épistaxis. On mange
la plante en guise de légumes.

POLYGONÉES.

RHEUM OFFICINALE, *ta-houang*, Pen-tsao ; *e-tah-roang*, G. L. C. ;
czuan-day-chuan, day-chuan, Tatarinov, 116, 153 ;
tchuen-ta-houang; ta-hwang, hwang-liang, ho-san,
F. P. Smith, 982 ; *tai-hoang*, Debeaux.

La rhubarbe, que le Pen-tsao range parmi les poisons, parce
qu'elle a une action purgative très-marquée, est certainement une
plante chinoise, mais on n'est arrivé que récemment à déterminer
la véritable espèce qui la produit. Il est, du reste, très-probable
qu'elle n'a pas une origine unique, et que les rhubarbes du Sse-
tchuen, du Hou-pe, du Chen-si, du Kan-sou, du Thibet, sont
produites par diverses plantes ; ce qui d'ailleurs concorderait avec
la différence de valeur de ces racines.

D'après M. le docteur Thorel, la rhubarbe ne croît qu'à une
hauteur de 4,000 mètres, à la limite des neiges perpétuelles ;
mais il n'a pu vérifier quelle espèce la fournissait. M. le docteur
Fr. J. Farre pense qu'elle est due au *Rheum palmatum*, qui, dit-
il, croît surtout à Kan-zu (Mongolie du Sud) et sur le mont Kaw-
lun (frontière nord du Thibet).

Mgr Chauveau, évêque de Sébastopolis, dit que la rhubarbe se
trouve dans le Thibet, sur des montagnes que les lamas *ferment*
dès le mois de mai pour protéger la croissance de la plante, sous
peine de punitions religieuses et temporelles, de la mort même,
contre toute infraction ; ils les ouvrent à la récolte, seulement vers
le mois de septembre ou d'octobre. Depuis, en 1867, M. Dabry
de Thiersant a pu faire parvenir en France quelques racines d'une
rhubarbe qu'il avait fait récolter dans les montagnes qui séparent
le Sse-tchuen du Chan-si, au delà du Su-lin-fou ; et bien que
leur mauvais état de conservation ait pu faire craindre de les perdre, on possède aujourd'hui cette espèce. Elle a été déterminée

botaniquement par M. le professeur Henri Baillon, qui lui a donné le nom de *Rheum officinale*. C'est une plante magnifique, très-ornementale, dont les feuilles atteignent environ 1 mètre et demi de long, et dont le limbe, un peu plus long que large, est orbiculaire, profondément quinquélobé, incisé et cordé à la base, d'un vert pâle, glabre en dessus, et couvert en dessous d'un duvet doux, fin et blanc, qui n'en altère pas la couleur verte. Les hampes ont environ 2 mètres de long; elles sont ramifiées, feuillées; nues au sommet, et portent de nombreuses cymes de fleurs blanchâtres, remarquables par la profondeur de leur réceptacle concave; la partie aérienne de l'axe est épaisse, courte et ramifiée, tandis que l'axe souterrain est cylindrique et peu volumineux; aussi ne trouve-t-on que rarement cette partie dans le commerce, car elle se détruit facilement, et cela établit une différence manifeste entre les rhubarbes européennes et la vraie rhubarbe de Chine. Dans cette dernière sorte, on trouve seulement l'axe aérien débarrassé d'une prétendue écorce noire, qui n'est que la masse des bases des feuilles et des *Ochrea*. Les *étoiles* qu'on observe sur les sections transverses sont le résultat de la section plus ou moins oblique des racines adventices qui pénètrent de la base des racines dans la masse parenchymateuse de la tige, où elles apparaissent sous forme de rayons médullaires, avec des portions triangulaires de parenchyme et de bois interposé. On connaît donc enfin aujourd'hui la véritable origine botanique de la rhubarbe de Chine, sur laquelle les auteurs ont tant discuté pendant nombre d'années, et dont l'introduction est due à M. Dabry de Thiersant.

D'après des renseignements fournis au docteur Bretschneider, médecin de l'ambassade russe à Pékin, par un mandarin chinois du Kan-sou, la vraie rhubarbe croît seulement sur certaines montagnes, entre le Koo-ko-nor et le Kan-sou, dans une région habitée par des tribus sauvages complétement indépendantes du gouvernement chinois. Elles recueillent et préparent les racines de rhubarbe, qu'elles vendent aux Chinois dans une localité neutre. Autrefois la rhubarbe était transportée directement du Kan-sou à

Kiakhta par des marchands de Turkhestan (improprement dits Boukhariens par les Européens); mais, dans ces derniers temps, ce commerce est passé entre les mains des Chinois du Chan-si, qui l'ont joint à celui du thé.

Les Chinois connaissent plusieurs sortes de rhubarbe. Le *tou-ta-houang*, du Kiang-nan, est de qualité inférieure.

La sorte la plus estimée est celle qui provient du Sse-tchuen, d'où on l'apporte non parée, c'est-à-dire enveloppée d'une couche spongieuse, grisâtre, légère, épaisse d'un pouce, qui la déprécie.

La rhubarbe chinoise est jaune-rouge, à apparence variée, ferme, et laisse voir une quantité de raphidies qu'elle contient; elle doit être sèche et pas trop claire; mâchée, elle doit crier sous la dent, être plutôt amère et forte que douce, et colorer la salive en jaune foncé.

D'après M. Porter Smith, on arrache les racines deux fois par an, le premier ou le second mois de l'année, et le huitième. On les coupe en longs morceaux en forme de langues, ou quelquefois en disques-sections de racines; on les fait sécher sur des pierres fortement chauffées; d'autres fois, on les dessèche au soleil ou à la chaleur artificielle, après les avoir percées d'un trou pour les suspendre.

Les Chinois prescrivent la rhubarbe comme rafraîchissante, laxative, stomachique, emménagogue, diurétique, etc. Froide, amère, elle pénètre la rate, l'estomac, les intestins, le cœur, le foie; elle dissipe les tumeurs vénéneuses ou provenant de la corruption du sang; liquéfie le sang coagulé, etc. Cuite sept fois à la vapeur d'eau et desséchée autant de fois au soleil, elle restaure énergiquement le sang.

POLYGONUM AVICULARE, *che-joui, che-joui-tsao; wei-jui*, F. P. Smith, 592, 904.

On en emploie la racine desséchée comme émolliente et pectorale.

POLYGONUM TINCTORIUM, *ta-tsin-ye*, Pen-tsao; *da-cin, da-*

cin-ie, Tatarinov, 137, 138; *ta-tsin-yu; ta-ts'ing*, F. P. Smith, 907.

Cultivé dans le midi de la Chine, où il donne trois coupes par an, pour en fabriquer un indigo.

Le Pen-tsao l'indique dans les fièvres pétéchiales.

Une autre espèce, *siao-tsin* (*siao-sin*, Tatarinov, 354), fournit également de l'indigo et est employée aux mêmes usages médicaux que le *Polygonum barbatum*.

POLYGONUM AMPHIBIUM, *lieou; liao*, Tatarinov, 261; *liu*, F. P. Smith, 903, 1059.

Les semences, âcres, émétiques et stimulantes, sont appliquées sur les contusions et sur la tête des teigneux. Les racines peuvent être substituées à la Salsepareille.

POLYGONUM BARBATUM, *mao-liao; mau-liau*, F. P. Smith, 905.

On emploie les graines dans la colique et le choléra.

On fait avec les feuilles et les rameaux une décoction pour laver les ulcères indolents, les cancroïdes, etc.

POLYGONUM HYDROPIPER, *pien-tchou; bian-siuy*, Tatarinov, 21; *p'ien-chuh*, F. P. Smith, 906; *kouei-liao*, Debeaux.

On en fait usage comme diurétique, carminatif et anthelmintique; le suc sert à laver la peau dans les démangeaisons des affections cutanées.

POLYGONUM BISTORTA, *kiuen-seng; kiuen-san*, F. P. Smith, 145; *tsao-ho-tche*, Debeaux.

La racine de cette espèce ou d'une Polygonée voisine est employée comme tonique et astringente.

RUMEX HYDROLAPATHUM, *ye-ta-hwang, yang-ti*, F. P. Smith, 381.

On mange cette espèce et plusieurs autres (*Rumex acetosa; swan-mo; Rumex alpinus, shan-ta-hwang.*)

On se sert aussi des racines comme purgatives et vermifuges, et on les préconise contre les accès fébriles des femmes en couche.

RUMEX CRISPUS, *tsi-kien-tsao*, Debeaux.

Racines toniques et fébrifuges.

BRUNNICHIA (FALLOPIA) NERVOSA, *kai-pou-ye; hao-chan-tcha; kay-pou-yeh, hau-chan-ch'a*, F. P. Smith, 439.

Sa feuille est employée en infusion théiforme.

FAGOPYRUM ESCULENTUM, *kiao-mei; kiau-meh, suh-meh*, F. P. Smith, 162; *nin-fo-tze*, Debeaux.

Les Chinois font une grande consommation de la farine, qu'ils préparent avec ses fruits, et la préconisent contre la diarrhée et les obstructions abdominales. Ils en font aussi des cataplasmes pour recouvrir les furoncles et les abcès.

FAGOPYRUM (?), *kou-kiao-mei*.

NYCTAGINÉES.

MIRABILIS JALAPA, *yen-tche-hoa; loh-kw'ei*, F. P. Smith, 577.

On en utilise les racines purgatives pour remplacer le Jalap, que les Chinois ne connaissent pas.

On tire des fleurs un fard qu'on substitue souvent à celui du Carthame, et qu'on obtient par les mêmes procédés.

Les semences sont employées comme dentrifice.

LAURINÉES.

Camphora officinalis, *tchang-nao ; tchao-lao-chou, bin-pian,*
Tatarinov, 24 ; *chang-nau, shau-nau,* F. P. Smith,
183 ; *tchang-mou,* Debeaux.

Abondant dans le Fo-kien, le Hou-pe, le Kiang-si, l'île de
Formose et le Japon, le Camphrier est coupé et soumis à l'ébullition pour en tirer l'huile essentielle qui pénètre tout le bois.

On emploie le bois pour faire des caisses inattaquables par les
insectes et dans lesquelles on conserve les vêtements et les four-
rures ; on substitue fréquemment au bois de Camphrier celui du
Thuja nutkoensis, qu'on tire d'Alaska (Amérique russe) et qui a
une odeur analogue.

Le Camphre de Formose se récolte entre la région occupée par
les Chinois et celle qui est encore en possession des indigènes ;
aussi cette récolte n'est-elle pas sans danger, par suite des discus-
sions nombreuses et des rixes qui en résultent entre les deux parties,
dont chacune est disposée à agir au détriment de l'autre. Le bois
est coupé en petits fragments au moyen d'une coignée emmanchée
d'un long manche, mais la récolte se fait avec une grande incurie,
beaucoup d'arbres n'étant qu'incomplétement débités, et la majeure partie du bois étant perdue. Pour obtenir le camphre, on
place sur un fourneau un long baquet de bois ; le plus souvent
c'est le tronc d'un arbre perforé, et on le mastique avec de l'argile ;
on le remplit d'eau et on lute à la surface une planche percée de
trous ; on place au-dessus les copeaux de Camphrier et on les recouvre de vases de terre ; on allume le fourneau, et la vapeur,
traversant les copeaux, entraîne le camphre, qui vient se conden-
ser sous forme de petits cristaux à la partie supérieure des pots.
On l'en retire de temps à autre.

On transporte plus vers l'intérieur du pays les appareils au fur
et à mesure des besoins ; chaque atelier comprend en général
quatre appareils distillateurs formés de dix pots par baquet ;

quelquefois aussi on transporte dans les villes les copeaux de Camphrier pour les y soumettre à la distillation. Au moment où on retire le camphre des pots, il est très-propre et pur, en raison des soins pris dans son attraction. Du lieu de production, on l'apporte dans des paniers d'un demi-picul, et où il est enveloppé avec soin au moyen de larges feuilles.

On falsifie le camphre avec de l'alun, de la seiche pulvérisée et une matière mucilagineuse provenant d'une écorce d'arbre; la première de ces substances est indiquée par le goût, les autres par leur action sur l'eau, qu'elles rendent visqueuse. Le camphre, arrivé chez les négociants, est mis dans de larges cuves, contenant 50 à 60 piculs, ou dans des boîtes de fer-blanc pour l'exportation; il y laisse exsuder environ 3 à 4 pour 100 d'une huile jaunâtre, sans usage jusqu'à présent, et que son bas prix a fait négliger; c'est probablement du camphre incrystallisable. (TAINTOR.)

Le camphre brut (*tsao-nao; czao-nao*, Tatarinov, 107; *tchang-nao, hiam-nao,* Debeaux), de provenance chinoise, passe, auprès des médecins indigènes, pour être de beaucoup supérieur à celui de provenance étrangère.

On l'emploie comme déodorisant; on en fait surtout un grand usage contre toutes les névralgies.

On le mêle à la poudre du *Xanthoxylum piperitum,* contre le *prurigo decalvans* des enfants.

SASSAFRAS (LAURUS) OFFICINALE, *houang-hiang; tchang-hoan,* Debeaux.

On tire du Japon le bois et les racines de cet arbre; on les considère comme diaphorétiques et sudorifiques, et on les emploie surtout contre les douleurs rhumatismales.

CINNAMOMUM ZEYLANICUM, *jou-kouei; juh-kwei, yuh-kwei,* F. P. Smith, 250; *jou-kouei-pi,* Debeaux.

Moins employée que la Cannelle de Chine par suite de son prix plus élevé, la Cannelle de Ceylan est administrée en poudre ou en décoction dans les mêmes affections.

Elle pénètre les reins et le foie, elle restaure les os et les nerfs et facilite la menstruation.

CINNAMOMUM TAMALA, *tien-jou-kouei; tien-tchou-kouei; t'ien-chuh-kwei*, F. P. Smith, 249.

Cette écorce, importée de l'Inde, est en morceaux minces et beaucoup moins aromatique que les autres Cannelles.

CINNAMOMUM CASSIA, *kouei-tsee; kouei-pe, guy-pi*, Tatarinov, 214; *kwei-p'i, juh-kwei*, F. P. Smith, 201; *kouei-pi*, Debeaux; *kwei-pe*, Pereira; *jou-kouey*.

Cet arbre, qui croît dans le Kouang-si, fournit une écorce épaisse, provenant des branches les plus vieilles, et que par suite les Européens délaissent; elle est en morceaux droits, demi-cylindriques, longs de dix à douze pouces, raboteux et couverts de lichens crustacés à l'extérieur, très-bruns à l'intérieur, et ayant l'odeur et la saveur de la cannelle. Il en existe deux qualités, l'une récoltée à la troisième ou quatrième lune; l'autre, inférieure, à la sixième et septième lune. (REEVES.)

Une certaine quantité, provenant de l'Archipel et de la Cochinchine, est importée dans le nord de la Chine.

On emploie aussi les fleurs, *kouei-hoa*, Debeaux.

Sous les noms de *gui-czgi* (213) et *guy-sin* (215), M. Tatarinov désigne deux variétés de *Cinnamomum* que nous ne pouvons distinguer.

STYRAX BENJOIN, *ngan-sih-hiang*, F. P. Smith, 135.

Importé de Bornéo et de Sumatra, le Benjoin passe pour désinfectant, carminatif et cordial; il est indiqué contre les vers, les tranchées abdominales chez les enfants, et aussi contre la spermatorrhée. Les Chinois ont un singulier moyen de s'assurer de sa pureté; ils prétendent que, s'il est pur, sa fumée charme les souris et les fait sortir de leurs retraites.

On le remplace ordinairement par le *ngan-sih-yeou*, qui paraît être du styrax liquide et provenir de l'Inde ou de l'Archipel indien; ce produit, dont M. Hanbury a donné la description sous le nom de *shwiu-ngan-seih-hiang*, 128; paraît identique au *Rosemaloes* des Indiens.

DAPHNIDIUM CUBEBA, *py-tchin-kia; peih-ching-kea*, Hanbury, 86; *pih-ch'ing-kia*, F. P. Smith, 347; *pi-chin-tze*, Debeaux (*Piper Cubeba*).

Certainement confondus par plusieurs auteurs avec le Cubèbe, qui ne croît pas en Chine, les fruits de *peih-ching-kea* ont été rapportés par M. D. Hanbury à une Laurinée qu'il suppose être le *Laurus Cubeba* de Loureiro, qui est devenu plus tard le *Daphnidium Cubeba* de Nées ab Esenbeck. Ce sont de petites baies ayant la plus grande analogie de forme avec les grains de cubèbe, uniovulées, globuleuses, portées sur un pédoncule allongé, et offrant à leur base des traces évidentes du périanthe; le péricarpe est mince, charnu et ridé à l'état sec; l'amande est globuleuse, recouverte d'un tissu brun, brillant, cartilagineux, entouré d'un sillon étroit; les cotylédons sont épais, hémisphériques et huileux; la radicule est supère. (HANBURY.)

L'odeur en est agréable, et la saveur chaude, aromatique, un peu amère.

Le fruit du *Daphnidium*, qui passe pour carminatif, stomachique, est indiqué contre la ceptite, les bronchites, la dyspepsie, le choléra, l'hystérie et la paralysie. On l'emploie également quand il est frais pour conserver le poisson.

SANTALACÉES.

SANTALUM ALBUM, *tan-hiang; tan-sian*, Tatarinov, 424; *i-tan-hiang*, G. L. C.; *tan-hiang, peh-chen-tan, chin-tan, tcha-tan*, F. P. S., 1018; *tan-hian*, Debeaux.

Cet arbre, très-estimé des Chinois à cause de son odeur forte et aromatique, est importé de la côte du Malabar; il croît dans le Yun-nan et dans la province de Canton; le jaune, surtout celui de Mangalor, est également prisé, parce qu'il est plus odorant. On en fait des boîtes, dans lesquelles l'acier ne se rouille pas; on le brûle dans les temples. On recherche surtout celui qui provient d'arbres déjà âgés et coupés au moment où les feuilles jaunissent et dont l'écorce commence à se détacher, parce que sa teinte est plus foncée et donne de plus beaux produits.

La poudre des racines et du cœur du bois est usitée contre la gonorrhée; on en fait aussi des applications sur les parties douloureuses.

Le bois de santal est carminatif, stomachique et stimulant.

On extrait du bois une huile qui est très-estimée pour ses propriétés aromatiques; elle a la consistance de l'huile de ricin, elle est jaune et odorante.

SANTALUM FREYCINETIANUM, *tchin-kian,* Debeaux.

Importé de la Cochinchine et des îles de l'Océanie, où il commence à devenir rare, ce santal est moins estimé à cause de sa couleur plus pâle et de son odeur moins parfumée.

DAPHNÉES.

PASSERINA, *kan-soui; yan-suy.* Tatarinov, 194; *kan-sui,* F. P. Smith, 841.

Cette espèce, non déterminée encore, se trouve dans le Chen-si et le Kiang-nan, où on récolte ses racines noueuses ou tubéreuses, dont on a généralement séparé les renflements, recouverts en partie d'un épiderme rougeâtre, blancs et amylacés à l'intérieur, et souvent attaqués par les vers. On les administre dans l'anasarque, l'ascite, la tympanite, l'hydrocèle, la dysurie.

Appliqués sur les oreilles, ils passent pour guérir la surdité.

La plante renferme un suc âcre et vénéneux qui la fait employer comme caustique sur certaines tumeurs.

PASSERINA CHAMÆDAPHNE, *yen-py-hoa; yuen-hoa; iuan-chua*,
Tatarinov, 236; *yuen-hwa*, F. P. Smith, 842.

On récolte dans le Pe-tchi-li, le Hou-pe et le Kiang-si, les fleurs
de ce *Passerina*, qui sont très-petites, et qu'on emploie desséchées ou en infusion dans l'alcool; on en fait un grand usage
dans toute la Chine centrale comme cordial, tonique et fébrifuge.

Les feuilles, gorgées d'un suc âcre, sont appliquées sur les
bubons avec un mélange de fleurs et de racines; elles passent
pour avoir une action marquée sur l'utérus. On les mêle quelquefois avec du sel, pour donner une couleur rouge-brun aux œufs
conservés.

AQUILARINÉES.

AQUILARIA, *tchen-yang-mou; ya-hiang-mou; chin-hiam*,
Cleyer, 208; *sin-koa*, Kæmpfer; *czin-sian*, Tatarinov,
110; *ya-hiang*, F. P. Smith, 398, 632; *chin-heang*,
Hanbury, 117; *kiu-hiang, nan-kiang*, Debeaux.

L'*Aquilaria Agallocha*, Roxb., se trouve dans l'île de Haï-nan,
dans la province de Canton, et surtout en Cochinchine, au Cambodje, etc. Il fournit un bois clair, très-odoriférant, qui sert à
préparer divers parfums soit par distillation, soit par infusion. On
en fait une grande consommation en guise d'encens.

AQUILARIA CHINENSIS, *ya-hiang; ya-heang*, Hanbury, 118.

M. Hanbury rapporte à cette espèce un bois clair, spongieux,
formé de fibres grossières parallèles, sans arome, mais amer.

ARISTOLOCHIÉES.

HETEROTROPA ASAROÏDES, *sy-sin*, Pen-tsao; *sy-hin; si-sin*,
Tatarinov, 338; *si-sin*, F. P. Smith.

Cette plante, dont les feuilles sont fort analogues à celles de l'*Asarum europæum*, fournit à la médecine ses racines fines, fibreuses, aromatiques et âcres, surtout quand elles sont fraîches, qu'on emploie comme émétiques, diaphorétiques, diurétiques et purgatives, dans les affections rhumatismales et l'apoplexie. Sa poudre, qui est un violent sternutatoire, est employée à la destruction des polypes des fosses nasales.

ARISTOLOCHIA KÆMPFERI, *ma-teou-ling*, Pen-tsao; *ma-dou-lin*, Tatarinov, 286; *ma-tow-ling*, Hanbury, 76; *ma-tau-ling*, F. P. Smith, 88.

Les fruits de cette Aristoloche, qu'on récolte dans le Chan-tong, sont secs, ovales, pédicellés, longs d'un à deux pouces, brun foncé, formés de six valves minces et papyracées, le plus souvent brisées; ils contiennent des graines plates, larges, irrégulièrement triangulaires, ailées; ils sont supportés par un pédicelle au moins aussi long qu'eux... Ils ont un goût et une odeur faibles. On les préconise contre les affections pulmonaires, par suite de leur analogie d'aspect avec les poumons.

On emploie de préférence les semences.

M. Tatarinov a rapporté cette plante à l'*Aristolochia contorta*, qui croît aux environs de Pékin.

ARISTOLOCHIA, *tsin-mou-hiang; ch'ing-mu-hsing; cin-mu-sian*, Tatarinov, 93; *tsing-muh-heang*, Hanbury, 105; *t'u-ts'ing-muh-hiang*, F. P. Smith, 87.

Confondue par le Pen-tsao avec l'*Aristolochia Kæmpferi*, cette Aristoloche, qui croît dans le Hou-pe et le Chen-si, est rapportée à l'*Aristolochia contorta* par F. P. Smith. Ses racines, toujours mêlées de quelques rameaux, ayant la structure caractéristique de cette famille, sont brun clair à l'extérieur, blanches et farineuses intérieurement; leur volume varie d'une plume d'oie à un pouce et demi.

Elles passent pour être purgatives, hématiques et anthelmintiques, et sont fréquemment administrées, tant à l'intérieur qu'à l'extérieur, contre la rage.

PLANTAGINÉES.

Plantago major, *lieou-lou*; *tche-tsien-tsee*, Pen-tsao; *cze-cian-tsy*, Tatarinov, 109; *ch'e-ts'ien*, F. P. Smith, 884; *tche-tsien-tsao*, *liou-kia*, Debeaux.

Ses semences, très-petites, d'un noir rougeâtre, très-mucilagineuses, sont employées comme diurétiques, pectorales, émollientes, toniques et antirhumatismales.

Plantago media, *ki-kia*, Debeaux.

Quelquefois substitué au *Plantago major*.

VALÉRIANÉES.

Valeriana celtica, *kao-song*; *kau-sung*, F. P. Smith, 1230.

Cette Valériane (sorte de *Spica-nard*), qui paraît venir du Sse-tchuen ou du Chen-si, a des rhizomes couverts d'écailles sèches, brun rougeâtre, munis d'une quantité de radicules, à saveur amère, à odeur faible et non désagréable. On l'emploie comme carminatif, cordial, tonique et déodorisant; on l'a préconisée contre la phthisie, la goutte et les enflures du pied. (P. Smith.)

PLUMBAGINÉES.

Plumbago zeylanica, *yen-lai-hung*, F. P. Smith, 898.

On emploie les racines comme sudorifiques, sialagogues et vésicantes; elles sont vénéneuses.

Les semences sont antirhumatismales et antinévralgiques.

COMPOSÉES.

TUSSILAGO JAPONICA, *kouan-tong-hoa; guan-dun-chua*, Tatarinov, 210; *kwan-t'ung-hwa*, F. P. Smith, 276.

On tire du Chan-si et du Chen-si les inflorescences d'une espèce de *Tussilago* à fleurons jaunes et à bractées rouges, très-employées par les Chinois pour guérir la toux, diminuer l'asthme, chasser les phlegmes, et pour faire des lotions dans les ophthalmies. Ce médicament pénètre le cœur et les poumons, il apaise la soif.

On en fume aussi les feuilles dans les cas de toux chronique.

INULA CHINENSIS, *siuen-fou-hoa*, Pen-tsao; *siuen-hoa; sian-fu-chua*, Tatarinov, 367; *siuen-fuh-hwa*, F. P. S., 547.

Introduit en Chine au sixième siècle, l'*Inula chinensis* se cultive dans le Chan-si et le Hou-nan. On vend la plante entière desséchée; elle a une saveur amère et aromatique et des propriétés toniques et laxatives. On la préconise dans le pyrosis.

Les feuilles et les racines passent pour vulnéraires et résolutives.

Les fleurs, plus estimées encore, pénètrent le poumon, le foie, les grands intestins et les uretères, en chassent les humeurs et les phlegmes; on doit les donner à petites doses aux gens faibles.

SIEGESBECKIA ORIENTALIS, *hi-kien, hi-kien-ts'ao; hi-kien, kau-kau*, F. P. Smith, 1048.

Cette Composée, qui provient du Sse-tchuen et du Hou-nan, paraît jouir de propriétés émétiques et avoir une action heureuse contre le rhumatisme.

TAGETES, *tsin-tsan-hoa*, Tatarinov, 456.

XANTHIUM STRUMARIUM, *tsang-eul-tse; sy-eul*, Pen-tsao; *çam'lh-çu*, Cleyer, 114; *can (zan)-czz*, Tatarinov, 33;

tsang-urh-tsze, Hanbury, 63; *si-'rh, ts'ang-rh,* F. P. Smith, 1274; *tsan-eul-tze,* Debeaux.

Cette plante, abondamment répandue dans les régions chaudes et tempérées du globe, se rencontre dans diverses parties de la Chine, où elle paraît avoir été disséminée par les toisons des moutons amenés du Nord. On emploie les bractées, munies de crochets, de ses capitules, comme toniques et antistrumeuses, antidiurétiques et antirhumatismales. Ses graines servent à faire une sorte de farine indiquée contre le rhume et les vomissements, et à donner une huile très-usitée pour l'éclairage. Ses feuilles et ses jeunes rameaux, qu'on mange en guise de légumes, sont indiqués dans les fièvres, l'apoplexie, les catarrhes, les rhumatismes et la lèpre. On prépare avec ses racines un extrait préconisé dans le traitement des ulcères, des cancers, des furoncles, etc. Ses fleurs sont également officinales. On fait aussi usage d'un insecte qui vit dans ses tiges.

BIDENS LEUCORHIZA, *fang-fong.*

Sa racine, âcre, tiède, qui pénètre le poumon et en apaise la chaleur, est employée pour dissiper les esprits venteux.

BIDENS PARVIFLORA, *kouey-tchen-tsao; guy-czzen-cao,* Tatarinov, 217; *kwei-chin-ts'au,* F. P. Smith, 141.

La plante entière, broyée, est appliquée sur les piqûres de guêpe, de scorpion, de serpent, etc.; elle passe pour un remède infaillible pour faire pousser les ongles.

MATRICARIA CHAMOMILLA, *kan-kiu-hoa; ye-kiuh-hwa,* F. P. Smith, 700.

On fait avec les fleurs des lotions pour les yeux.

ANTHEMIS APIIFOLIA, *kien-tsien-kiu; k'u-kiuh, hwang-kiuh,* F. P. Smith, 73.

On en emploie les fleurs contre le rhumatisme, le catarrhe,

pour faire des lotions pour les yeux, etc. On leur substitue indifféremment les fleurs de *Chrysanthemum* et de *Matricaria*.

CHRYSANTHEMUM ALBUM, *kiu-hoa; ku; je-tsiuy-chua, tsiuy-chua,* Tatarinov, 226, 462; *kio; kiu, peh-kiuh-w'ha,* F. P. Smith, 244; *kiu-hoa,* Merat, Delens (*Matricaria Parthenium*); *ta-kiou-hoa,* Debeaux (*Pyrethrum sinense*).

Presque toutes les espèces du genre *Chrysanthemum,* qui sont nombreuses en Chine, sont indifféremment employées comme toniques et sédatives; on en fait des infusions qu'on utilise comme collyres; elles servent aussi à faire une teinture contre la débilité.

Incinérées, les fleurs de *kiu-hoa* sont insecticides et sont administrées, d'autre part, en poudre contre l'ivresse.

CHRYSANTHEMUM, *houang-kiu-hoa.*

Les fleurs sèches du Chrysanthème à fleurs jaunes sont desséchées et servent à faire des décoctions contre les maladies de la tête et des yeux, ou dans les maladies occasionnées par des fièvres ou la chaleur dans le corps.

PTARMICA SIBIRICA, *che; huang-ch'i.*

Cette plante est cultivée dans le Chan-si pour ses racines, longues de six à huit pouces, d'un jaune blanchâtre, avec un anneau épais et une moelle centrale. On leur attribuait les vertus du *ginseng;* mais aujourd'hui on ne les emploie plus que comme émollientes sur les ulcères, et comme toniques; elles ont une saveur forte et agissent comme sialagogues. Les feuilles sèches provoquent l'éternument.

CALENDULA, *kin-tsien-hoa; kin-ts'ien-kiuh,* F. P. S., 698.

Ses fleurs passent pour carminatives, sudorifiques et laxatives. On en fait la base des collyres.

Aster, *pe-kin-hoa*.

Helianthus annuus, *hiang-je-kouei; kouei-kouan*.

Ses graines sont huileuses.

Les *Artemisia*, *ye-tsao* (herbes de médecins), *aï-tsy*, Tatarinov, 1, sont assez employées par les Chinois, qui leur reconnaissent une action heureuse contre les fièvres, la jaunisse, les affections des articulations, etc.

Artemisia abrotanum, *yn-tchin-kao*, Pen-tsao; *in-czen-chua*, Tatarinov, 227; *yin-ch'in-hau*, F. P. Smith, 96.

On se sert des jeunes pousses dans l'alimentation; on en préconise le jus contre les catarrhes, la fièvre, la jaunisse et la dysurie.

Artemisia vulgaris, *ngay-ye; n'gai-ye*, Debeaux.

Emménagogue, tonique et antispasmodique, elle est aussi usitée comme antileucorrhéique et antirhumatismale.

Artemisia dracunculus, *tsin-kao*, Pen-tsao; *cin-chao*, Tatarinov, 89; *tsing-hau*, F. P. Smith, 97.

On en fait quelquefois usage comme condiment, et on en donne les tiges, feuilles, racines et semences comme anthelmintiques, arthritiques, et dans les maladies de la peau.

Artemisia indica, *pe-ngai*.

Artemisia moxa, *pe-ngai*, Pen-tsao; *ngai; y-tsao; ye-tsao, ki'-n'gai*, Debeaux; *mok-sa; ng'ai-p'ts'au*, F. P. S., 98.

Cette Composée, sur laquelle tous les écrivains ont donné des détails en raison de la renommée dont elle jouit en Chine, est remarquable par le duvet cotonneux qui la recouvre. On en distin-

que trois variétés : 1° une épineuse, des montagnes, très-coton-
neuse, dont on emploie les feuilles battues et nitrées à faire de
l'amadou ; 2° une variété ordinaire, plus spécialement préconisée
dans les maladies des femmes en couche, et dont les graines passent pour souveraines contre l'hémoptysie ; 3° une variété sauvage, plus cotonneuse et à feuilles plus découpées que l'Armoise
ordinaire, dont on recueille le duvet en automne. Pour les usages
médicaux, on le roule en petites boules qu'on brûle sur la peau
pour la cautériser. On prétend que l'effet est meilleur si on a en-
flammé le duvet avec une lentille ou un miroir ; le cautère moxa,
n'gai-ho, est indiqué contre toutes sortes de maladies. Il sert aux
initiations bouddhistes.

On pend en général l'*Artemisia Moxa* et l'*Acorus Calamus* à la
porte des maisons chinoises, le cinquième jour du cinquième
mois. Elle passe pour avoir un effet magique contre les affections
internes ; mais on en fait aussi usage comme carminative, stimulante et résolutive.

D'après le docteur Williams, l'*Artemisia Moxa* fournit un camphre limpide, soyeux, à cassure brillante, et qu'on emploie
comme fébrifuge.

On a cru pendant quelque temps que le moxa était le produit
de la piqûre d'un insecte qui développpait sur la plante des galles
jaunâtres et velues, et on trouve, dans la collection d'un juif, un
spécimen avec cette indication qui fait partie du Musée de Leyde.

ARTEMISIA ANNUA, *tsao-kao ; tsao-chu*, Debeaux.

Fleurs et graines en infusions ; tonique, fébrifuge et anthelmintique.

SAUSSUREA (COSTUS), *mou-hiang ; mo-hiam*, Cleyer ; *iuan-mu-
sian, mu-sian*, Tatarinov, 208, 302 ; *muh-heang*, Hanbury, 102 ; *put-chuk*, Indiens ; *muh-hiang, kwang-
muh-hiang*, F. P. Smith, 112.

Cette racine, qui se récolte en immense quantité dans les mon-

tagnes du Cachemyre, arrive en Chine par la voie de Calcutta et
Bombay; on dit cependant qu'on la trouve aussi dans le Hou-nan.

Sa saveur est pungente, aromatique, et son odeur rappelle
celle de l'*Iris*. On en fait usage comme purgatif et comme agissant
énergiquement contre les affections les plus graves.

ATRACTYLIS ALBA, *pe-chou; peh-shuh, yu-shuh,* F. P. Smith, 108.

On recueille dans le Kiang-sou et le Ngan-hoey des racines
dures, tordues, charnues, arrondies, d'un pouce à un pouce et
demi de diamètre, et offrant des fibres radicellaires au milieu de
leurs tubérosités; elles sont brunes à l'extérieur et ridées; l'intérieur présente une texture ligneuse tendre et est mélangé de blanc
et de jaune; odeur très-aromatique, ainsi que la saveur, qui est
cependant moins prononcée. On en fait usage comme stomachique, tonique, stimulant et diurétique, sous forme de poudre, de
pilules ou de teinture, contre la dyssenterie chronique, l'hydropisie, l'apoplexie, etc.

ATRACTYLIS RUBRA, *tsang-chou,* Pen-tsao; *ts'ang-shuh, ch'ih-shuh,* F. P. Smith, 109; *tsang-shuh,* Hanbury, 97.

Racines de la grosseur du doigt, rarement ramifiées, longues
d'un à trois pouces, à épiderme rude, brun ou noirâtre. Elle produit quelquefois des radicules; cassure blanc sale avec une partie
corticale jaune; structure lâche avec des lacunes remplies d'une
matière résineuse orange, soluble dans l'alcool fort; odeur aromatique moindre que la blanche; la saveur est chaude, aromatique et amère. Comme cette variété contient de la résine, qui manque presque toujours dans l'autre, elle est plus active et aussi plus
estimée.

ATRACTYLIS, *p'ing-shuh,* F. P. Smith, 110.

C'est une sorte qui se présente en racines irrégulières, brunes,
tordues, portant encore des traces de tige; l'intérieur est mou et

brun, l'odeur est aromatique, la saveur douce et aromatique.
Même emploi que l'*Atractylis alba*.

ATRACTYLIS, *pei-chou,* Pen–tsao; *peh-chu.*

Cette espèce, très-voisine de l'*Atractylis rubra* ou *lancea*, est
cultivée en grande quantité dans le nord de la province du Hou-
nan, où on en récolte la racine en automne, et où on la dessèche
à un feu doux; sa saveur est douce et un peu aromatique.

Le *pei-chou* est tonique, digestif et réforcontant dans les cas de
débilité.

CARTHAMUS TINCTORIUS, *hong-hoa; hong-lan-hoa,* Pen–tsao;
  hong-koua; houng-lan-hoa; hong-hoa; chun-chou, Tatarinov, 81; *hang-lan-hwa, yeh-hung-hwa,* F. P. Smith,
  1007; *hong-ho-tsy, houng-hoa-t'sai, chan-tan; hoang-
  hoa,* Debeaux.

Cette espèce, introduite du Turkhestan en Chine par Chang-
kien, est cultivée surtout dans le Hou–nan et le Sse-tchuen : on
fait avec ses fleurs rouges de petits gâteaux comprimés dont on
se sert pour la teinture; on emploie les fleurs comme stimulantes,
sédatives et emménagogues; on les donne souvent pour obtenir
l'avortement. Le Carthame passe pour pénétrer le cœur et le foie
et obvier à la corruption du sang.

On prépare avec les fleurs un fard, *yen-chi,* en les traitant par
l'eau acidulée avec du vinaigre de prunes.

Les graines, *hoang-tze,* sont employées soit en nature, soit
pour l'huile qu'elles donnent, comme lénitives et purgatives dans
l'apoplexie et l'hydropisie.

En cas de disette, on mange les jeunes rameaux.

CIRSIUM, *siao-ky; siao-tsy,* Tatarinov, 358; *siau-ki, ta-ki,
ts'z-ki,* F. P. Smith, 251.

Les racines de *Cirsium* sont, aussi bien que celles des *Cnicus,*

Carduus et *Centaurea*, mangées soit seules, soit avec les rameaux et les feuilles, et passent pour nourrissantes, antiscorbutiques et astringentes; on en fait aussi des cataplasmes sur les furoncles et engorgements.

CIRSIUM LANCEOLATUM, *siuy-duan*, Tatarinov, 371 ; *suh-twan, ch'uen-twan*, F. P. Smith, 252; *tchuen-touan.*

Cette espèce, du Chan-si, du Chen-si et du Sse-tchuen, fournit des racines brunes contournées en petits fragments dont l'intérieur est blanc sale; la saveur en est douce et mucilagineuse, avec un arrière-goût amer. La plante entière passe pour tonique, vulnéraire et arthritique, et pour consolider les fractures des os et les ruptures des tendons. La racine est employée contre la diarrhée, les affections puerpérales et des organes génito-urinaires.

CARDUUS, *ta-ky*, Pen-tsao; *da-tzi*, Tatarinov, 147; *ta-ki*, F. P. Smith, 195, 251.

Cette racine, amère, douce, très-froide, contenant un peu de poison, pénètre dans les *douze voies*, ouvre les intestins et les îles, facilite les menstrues et agit sur l'hydropisie; on doit éviter de l'administrer avec la réglisse, *yuen-hoa* (*Passerina Chamædaphne*) et *hai-tsao* (*Helminthocorton*).

LAPPA, *nieou-pang-tsee; niu-ban-tsy*, Tatarinov, 311.

Les graines sont quelquefois employées en médecine.

CICHORIUM INTYBUS et ENDIVIA, *kou-tsay; k'u-tsai, k'u-ku, t'u, ku-may-cay*, Tatarinov, 250; *ku-ma-ts'ai*, F. P. Smith, 237, 245.

Les Chinois mangent beaucoup de chicorée crue ou cuite; elle passe pour tonique, antiscorbutique, sédative du cœur; ils la recommandent contre les furoncles et l'hématurie.

L'écorce est préconisée dans la diarrhée, la dyssenterie et l'hématurie.

Les fleurs sont réputées efficaces contre le catarrhe et la jaunisse.

SCORZONÈRA, *lien-men-tong, meh-men-tung,* F. P. Smith, 1028.

On en mange les racines, qui passent pour avoir les mêmes propriétés que l'*Ophiopogon.*

LACTUCA VIROSA et SATIVA, *pai-ku, seng-tsay, sheng-ts'ai; peh-ku, sang-t'sai,* F. P. Smith, 629.

Elles sont mangées par les Chinois, qui les croient rafraîchissantes, diurétiques et laxatives.

LEONTODON CHINENSE, *pou-kong-yn,* Pen-tsao; *pu-gun-in,* Tatarinov, 323; *p'u-kung-ying,* F. P. Smith, 346; *po-kou-tsao,* Debeaux.

Cette Composée, dont on mange les pousses jeunes, passe pour tonique, apéritive, et pour augmenter la sécrétion lactée des femmes; on en fait usage intérieurement et extérieurement contre les douleurs de dents, les morsures de serpent, etc.

BARKHAUSIA REPENS, *yu-houang-lien; hou-houang-lien,* Pen-tsao; *chu-chuan-lan,* Tatarinov, 59; *hu-hwang-lien,* F. P. Smith, 117.

La racine est en morceaux irréguliers, noueux, d'un à deux pouces de long, plus gros qu'une plume, bruns ou noirs à l'extérieur, qui est couvert de cicatrices et de nodosités, à saveur très-amère; on l'emploie comme tonique, astringente et antipériodique; elle est indiquée contre le *kan* des enfants. Elle pénètre le foie, la bile, l'estomac, est restaurante et antidyssentérique.

CAMPANULACÉES.

PLATYCODON GRANDIFLORUM, *kie-hong; kie-ken, tsie-gen,* Tatarinov, 445; *kih-kang, kih-hung,* F. P. Smith, 896.

Cette Campanulacée, qui croît au Sse-tchuen, dans le Hou-pe,
le Hounan, le Chan-si, est préconisée comme tonique, astringente,
carminative, pectorale et vermifuge; elle pénètre le poumon et
en apaise la chaleur. On mange ses jeunes pousses, et on fait
surtout usage de ses racines, en morceaux courts, ridés et sillonnés, bruns, quelquefois moniliformes, gros comme le petit
doigt, sans grande saveur ni odeur. On les substitue souvent, par
fraude, au *gin-seng.*

ADENOPHORA VERTICILLATA, *cha-seng,* Pen-tsao; *sza-szen,* Tatarinov, 386; *sha-san,* F. P. Smith, 20.

Cette plante, à fleurs blanches ou violettes, qui croît dans les
montagnes de Yang-hin-chan et de Hoa-chan, se récolte à la se-
conde et à la troisième lune pour fournir sa racine laiteuse, qui a
quelque ressemblance avec le *gin-seng,* auquel elle est quelquefois frauduleusement substituée; cette racine se présente en morceaux pyramidaux, longs de quatre à huit pouces de couleur blanc
grisâtre à l'extérieur, plissés, plus clairs et plus renflés que le
gin-seng; l'intérieur est spongieux, blanc jaunâtre, et offre sur sa
section transversale une disposition particulière du tissu, surtout
dans les racines qui ne sont pas trop vieilles. En effet, la radia-
tion irrégulière des couches du centre à la circonférence le fait
paraître singulièrement plissé.

D'une saveur légèrement amère ou douceâtre, sans poison, le
cha-seng est employé comme pectoral et émollient.

CAMPANULA, *tang-seng; tang-sang, fang-t'ang-san,* F. P.
Smith, 182, 479.

On rapporte à un *Campanula* des racines qui servent à remplacer le *gin-seng* et qu'on trouve en morceaux coniques, brun sale, avec des plis et des fissures, longs d'un pied environ, cassants ou flexibles, avec des restes de radicules aux extrémités; la coupe donne la même apparence que l'*Adenophora*, mais s'en distingue par sa moelle centrale jaune clair; la racine est plus foncée, plus développée, et porte à l'extérieur des traces de suc concrété et brun.

On l'emploie contre la syphilis.

On dit que le *gin-seng* du Japon est très-fréquemment adultéré par les racines du *Campanula glauca*.

RUBIACÉES.

Galium tuberosum, *houang-tsin*.

Ce *Galium*, qui paraît être importé du Japon, fournit à la matière médicale sa racine, qui est jaune et ressemble à celle du *tchang-pou* (*Acorus terrestris*); on s'en sert après l'avoir privée de son épiderme, l'avoir soumise neuf fois à la vapeur d'eau bouillante et l'avoir desséchée un même nombre de fois au soleil; elle passe pour pénétrer les voies du poumon et de l'estomac, et pour dissoudre les flatulences et les phlegmes.

Rubia mungista, *si-tsao-ken; sian-cao-gen,* Tatarinov, 87; *ti-hiueh, si-ts'au-ken,* F. P. S., 1000; *tsien-tsao,* Debeaux.

Ses racines, qui sont très-employées comme tinctoriales, passent pour emménagogues et vulnéraires.

Rubia, *ouei-ling-sien; wey-lin-sian,* Tatarinov, 478; *wey-ling-sien, hiueh-tang,* F. P. Smith, 1000.

Les racines de ces Rubiacées indéterminées sont recommandées contre le rhumatisme et les affections syphilitiques; quelques auteurs pensent que l'une d'elles est le *Crucianella angustifolia*.

PSYCHOTRIA, *tsaï-lien*, Debeaux.

M. Debeaux rapporte à un *Psychotria*, qu'il pense être le *P. el-liptica*, des racines analogues à celles de l'Ipeca ondulé, mais à écorce plus épaisse, à anneaux presque circulaires et à meditul-lium plus ligneux. Est-ce une plante chinoise, ou est-elle importée?

UNCARIA GAMBIR, *pin-lang-kao; pin-lang-kau*, F. P. Smith, 464, 1222.

On l'importe des Archipels malai et indien, sous forme de pains cubiques, principalement pour servir pour la teinture.

On fait aussi usage des rameaux coupés, *gow-tyn*, Tatarinov, 203.

UNCARIA PROCUMBENS, *tiao-tang; t'iau-t'ang*, F. P. Smith, 1222.

On apporte du Hou-nan, du Chen-si, du Hou-nan, du Hou-pe et du Kiang-si, des fragments de cette plante, brun-rouge, munis de stipules recourbés, à saveur faiblement astringente, qu'on emploie dans les maladies des enfants, telles que la chorée, l'état fébrile, etc.

On en fait aussi une teinture qui jouit de propriétés analogues à celles de la teinture de Cachou. (F. PORTER SMITH.)

GARDENIA FLORIDA, *chan-tche-tsee*, Pen-tsao; *tche-tze; czzi-tsy*, Tatarinov, 130; *shan-chi-tsze*, F. P. Smith, 467; *che-tsze*, Hanbury, 80; *tchang-pe-hoa, kin-tze*, Debeaux.

Les fruits sont oblongs, orangés, avec deux loges imparfaites, longs d'un pouce et demi à deux pouces, surmontés par les restes du calice qui se prolongent sur la surface du fruit en six côtes longitudinales; les graines sont nombreuses et enveloppées dans une pulpe orangée.

Ses fruits pénètrent le poumon, dont ils corrigent la chaleur; ils provoquent l'urine; ils sont émétiques, stimulants et diurétiques, et employés contre l'hydropisie, la jaunisse, les affections pulmonaires, etc. On en fait aussi usage à l'extérieur comme vulnéraires.

Les feuilles entrent dans la composition de cosmétiques.

GARDENIA RUBRA, *hoang-chi-tseu; hoang-tche; hung-chi-tsze,* F. P. Smith, 468; *houang-tche-tsee.*

Cette espèce, qu'on trouve dans le Sse-tchuen, est remarquable par ses belles fleurs rouges; ses semences servent à la teinture.

GARDENIA RADICANS, *tin-lan; hwang-chi-tsze, muh-tan,* F. P. Smith, 469.

Les fruits, larges, oblongs, brun orangé ou jaunâtres, longs d'un pouce et demi environ, portent six côtes longitudinales, restes du calice persistant; les graines, nombreuses, sont enfermées dans le péricarpe fragile, à deux loges incomplètes, qui était charnu à l'état frais; elles sont acides et âcres et teignent la salive en jaune foncé. Les fruits sont employés dans la teinture, et à l'état frais ils servent à faire des pulpes qu'on applique sur les tumeurs et les contusions.

Les fleurs servent, dit-on, à parfumer le thé.

LONICÉRÉES.

Les Chinois font un usage plus fréquent des *Lonicera* à feuilles persistantes que des *Xylosteum,* bien que ces deux genres soient également communs dans le pays; ils en emploient surtout les fleurs desséchées, qu'ils appliquent sur les ulcères pour en neutraliser la suppuration, sur les bubons; ils s'en servent aussi fréquemment contre la blennorrhagie, l'hydropisie, la syphilis, en les faisant prendre à l'intérieur en infusions et sous forme de teinture.

LONICERA XYLOSTEUM, *kin-yn-hoa; jin-tong; zen-dun*, Tatarinov, 493; *hin-yin-hwa, jin-t'ung*, F. P. Smith, 552, 661.

On fait usage des fleurs, des rameaux et des feuilles.

LONICERA CHINENSIS, *kin-yn-hoa; kin-yin-hwa*, F. P. Smith, 189; *tsin-yn-chua*, Tatarinov, 446; *kin-yen-hoa*, Debeaux.

LONICERA FLEXUOSA, *lao-hian-hoa*, Debeaux.

Ses feuilles, conservées sèches dans les boutiques, exhalent quelquefois une odeur très-marquée qui se rapproche de celle du tabac.

SAMBUCUS NIGRA, *hao-tong-chou; ou-tchou-yu, tchou-fou-hoa*, Debeaux.

On en emploie les fleurs en infusion.

JASMINÉES.

JASMINUM SAMBAC, *mo-ly*, Pen-tsao; *mo-li-hoa; su-sing; moh-li; su-shing, ye-sih-min*, F. P. Smith, 578; *mo-li-hoa*, Debeaux.

Cette plante, originaire de la Perse et de l'Asie centrale, porte des fleurs blanches très-odorantes dont on fait usage pour parfumer le thé et plusieurs articles de toilette.

Les racines, qui sont vénéneuses, dit-on, servent à préparer une teinture sédative, vulnéraire et stupéfiante.

On fait avec ses fleurs une huile très-recherchée.

JASMINUM NUDIFLORUM, *la-mei*.

JASMINUM OFFICINALE, *ye-si-min; su-hing*.

Nyctanthes arbor-tristis, *hong-kio-hoa; hung-mo-li,* F. P. Smith, 765.

Recherchée pour ses fleurs, qui répandent, la nuit seulement, leur odeur fragrante, cette Jasminée sert aussi pour la teinture en rouge. On prépare avec ses fleurs une huile parfumée.

OLÉACÉES.

Olea fragrans, *kouei-hoa; kouy-hoa; kwei-hwa,* F. P. Smith; *lan-hoa,* Debeaux.

On mêle au thé ses fleurs très-petites à odeur forte et des plus suaves, et elles lui communiquent un parfum délicieux. Les Chinois confisent aussi ces fleurs. Ses fruits sont de petite dimension et quelquefois employés en médecine; les feuilles, petites, sont persistantes.

Ligustrum lucidum, *la-chou; tong-tsin, lah-shu,* F. P. Smith, 1256.

C'est un des arbres à cire, *tung-ts'ing;* toujours vert, à feuilles ovales et pointues, à fleurs en thyrse, à fruit noir.

On fait une teinture du fruit et de l'écorce contre le rhumatisme et des applications de ses feuilles sur les parties enflammées.

Ligustrum, *niu-tchin-tsee.*

Ligustrum ibota, *choui-la-chou; shwui-lah-shü,* F. P. Smith, 1256; *pi-la-tchong, tong-tsin-tchang,* Debeaux.

Il fournit une partie de la cire végétale chinoise.

Fraxinus chinensis, *tchou; ch'u,* F. P. Smith, 104.

Les fruits, l'écorce et les feuilles sont toniques et astringents.

Les Chinois recherchent beaucoup son bois pour la fabrication de leurs cercueils.

FRAXINUS LONGICUSPIS, *tchang-kiang-ye,* Debeaux.

On utilise comme astringentes et fébrifuges les feuilles et les samares.

FORSYTHIA SUSPENSA, *lien-kiao ; lan-cio,* Tatarinov, 255; *lien-kèaou,* Hanbury, 84; *lien-k'iau,* F. P. Smith, 450.

Les Chinois considèrent comme diurétiques, relâchantes et emménagogues les capsules de cette plante.

LOGANIACÉES.

STRYCHNOS IGNATIA, *liu-song-ko ; ku-go,* Tatarinov, 248; *leu-sung-kwo,* Hanbury, 56; *k'u-shih-pa-tau,* F. P. Smith, 540; *ta-foun-tze,* Debeaux ; *kou-che-pa-teou.*

Sous le nom donné par M. Hanbury, on vendrait à Han-keou, d'après M. F. P. Smith, les graines d'un pin, tandis que les fèves de saint Ignace y seraient inconnues. Nous avons cependant dans notre collection de vraies graines du *Strychnos Ignatia.*

STRYCHNOS NUX VOMICA, *ma-tien-tsee ; ma-cian-tsy,* Tatarinov, 283; *ma-tsiien-tsze, fan-muh-pieh,* F. P. Smith, 764; *ma-tsien-tze,* Debeaux ; *fan-mou-pie.*

Introduite en Chine des contrées mahométanes de l'Asie centrale, la noix vomique est souvent employée pour empoisonner les chiens ; sa vente n'est pas permise à des personnes non connues ; on en fait usage dans certaines fièvres et quelques affections de l'abdomen.

On la confond quelquefois avec les graines non dangereuses du *Muricia Cochinchinensis.*

APOCYNÉES.

PLUMIERA ACUMINATA, *ky-tan-hoa; ki-tan-hwa,* F. P. Smith,
400.

On emploie quelquefois le suc laiteux âcre de plusieurs *Plumiera* comme purgatif drastique.

APOCYNUM JUVENTUS, *ho-cheou-ou,* Pen-tsao; *che-szou-wu,*
Tatarinov, 46; *ho-shau-wu,* F. P. Smith, 75.

Cette espèce, qui croît dans le Kiang-sou, le Chan-tong et le
Kouang-si, est employée, feuilles, tiges et racines, en lotions sur
les éruptions; mais on fait surtout usage de la racine, qui est
amère, douce, pénètre les douze voies, restaure l'humide radical
et les esprits, guérit les ulcères et les pustules, et qu'enfin on
utilise pour teindre en noir les cheveux et la barbe. Cette racine
se présente sous forme de morceaux plats, oblongs ou arrondis,
de forme et d'épaisseur variables, offrant quatre ou cinq couches
concentriques; l'extérieur est ridé et rouge-brun foncé; l'intérieur, ligneux et d'une teinte rousse; sa saveur est amère et âcre;
elle est tonique, astringente, vulnéraire, styptique et antiscrofuleuse. Le Pen-tsao lui attribue la plus merveilleuse puissance
pour conserver à l'homme une jeunesse prolongée, avec tous ses
avantages portés au suprême degré.

ASCLÉPIADÉES.

PERGULARIA ODORATISSIMA, *ye-lay-hiang; ye-lan-yang,* F. P.
Smith, 854, 860.

Plusieurs espèces sont alimentaires.

ASCLEPIAS CURASSAVICA, *ma-ly-kin; ma-li-kin,* Debeaux.
Émétique et purgatif.

VINCETOXICUM, *tsan-kio.*

GENTIANÉES.

GENTIANA ASCLEPIADEA (?), *long-tan-tsao, lun-dan-cao,* Tatarinov, 278; *lung-tan-ts'au,* F. P. Smith, 474.

Le *long-tan-tsao,* qu'on récolte dans le Chen-si, est sans doute le *Gentiana asclepiadea* mêlé à d'autres espèces; on en emploie les racines, longues, nombreuses, brun-rouge, fixées à un rhizome court, contourné; elles sont d'une couleur plus foncée que les racines de Gentiane européenne, ont une saveur amère assez agréable, et sont préconisées contre les sueurs nocturnes, l'hématurie, certaines ophthalmies; on les considère, du reste, comme antiphlogistiques et antirhumatismales, comme tous les amers.

ERYTHRÆA, *long-tan; lung-tan,* F. P. Smith, 221.

Employé comme amer rafraîchissant et contre les inflammations des articulations.

LIMNANTHEMUM NYMPHOÏDES, *hang-tsay; san-cay, tsin-sy-che-ie,* Tatarinov, 453; *sun-tsai; hang-ts'ai,* F. P. Smith, 643.

On le mange en dépit de son amertume, et les médecins l'administrent à l'intérieur comme dépuratif dans les cas d'opacité de la cornée; extérieurement, ils en font des applications sur les furoncles et les enflures.

LABIÉES.

MENTHA, *po-ho,* Pen-tsao; *bo-che,* Tatarinov, 27; *poh-ho,* F. P. Smith, 728; *po-ho,* Debeaux.

On fait usage de plusieurs espèces de Menthe, qui toutes sont très-aromatiques, et qu'on emploie comme carminatives, antispasmodiques, stomachiques et alexipharmaques. On en fait une infusion théiforme qui pénètre les poumons, le foie, facilite la digestion et enlève la chaleur due au vent.

On cultive dans plusieurs provinces les menthes indigènes pour en extraire une huile essentielle, *po-ho-yo*, très-estimée des Chinois, et qu'elles renferment en beaucoup plus grande proportion que nos espèces européennes; mais elles sont en général desséchées sans soin.

Cette huile est plutôt une sorte de camphre qui se présente sous forme de masse blanche cristalline.

On emploie dans les névralgies de la face cette essence comme anesthésique local, en en faisant sur la partie douloureuse des onctions au moyen d'un pinceau. Les Chinois ont introduit cette médication partout où ils se sont établis.

SALVIA PLEBEIA, *tsui-tsie,* Tatarinov, 449; *king-kai,* F. P. Smith, 1017.

On l'emploie contre les rhumes, la dyssenterie et la démangeaison exanthémateuse.

SALVIA MULTIORHIZA, *tan-seng; dan-zen,* Tatarinov, 152; *tan-san,* F. P. Smith, 1016.

Cette espèce, qui croît dans le Chen-si, le Chan-si et le Chantong, est très-estimée des médecins chinois, qui la rangent parmi les *cinq quintessences;* elle correspond au sang rouge et au cœur, et jouit au plus haut degré des vertus antispasmodiques, toniques, cardiaques, sédatives et vulnéraires. On en emploie la racine, qui est en petits morceaux contournés, de couleur rouge brique, souvent munis de radicules, quelquefois à ramifications nattées ensemble; leur saveur douceâtre rappelle celle de la réglisse.

MELISSA, *sou-tsee; sou; su-tsy, tsy-su,* Tatarinov, 377, 470; *tsze-su,* F. P. Smith, 708.

Stomachique, carminative et tonique, la Mélisse fournit une essence, *su-tsee-yu,* employée par les peintres sur porcelaine et comme vernis. On en broie la graine, puis on la chauffe avec de l'eau à 70 ou 80 degrés; on presse pour obtenir l'huile; après avoir fait une première extraction, on expose le tourteau à l'action de la vapeur d'eau non bouillante et on presse de nouveau.

MELISSA CLINOPODIUM, *fong-lien-tsee.*

Employé aux mêmes usages.

SCUTELLARIA VISCIDULA, *houang-kin*, Pen-tsao; *chuan-cin*, Tatarinov, 72; *hwang-kin*, F. P. Smith, 1029.

Commune dans toute la Chine, cette espèce fournit à la thérapeutique chinoise ses racines, jaune clair, spongieuses, très-peu amères et un peu mucilagineuses; elles passent pour émollientes. pectorales, anthelmintiques et fébrifuges.

On leur substitue quelquefois les semences.

OCYMUM CRISPUM, *hiang-hoa-tsao; kian-tsai-tsu,* Debeaux.

Plante stimulante; employée en cuisine.

LOPHANTUS, *sou-tsee, sia-ku-cao,* Tatarinov, 342; *kia-k'u-ts'au, su-tsze,* F. P. Smith, 662.

On en emploie les fleurs et les rameaux contre les affections du sang, les maladies des yeux et les accidents strumeux. Il pénètre le poumon, chasse les esprits tristes, dissout les phlegmes et dissipe la toux.

LOPHANTUS RUGOSUS, *ho-hiang; cho-yen, cho-sian, cho-sian-ci,* Tatarinov, 51, 54, 55; *hoh-hiang, hoh-ken,* F. P. Smith, 663.

Cette espèce, d'après M. Tatarinov, fournit à la matière médicale sa racine.

Ses feuilles sont employées pour faire des infusions théiformes omachiques contre les dérangements intestinaux résultant de la température élevée ; elles pénètrent le poumon, la rate, ouvrent l'estomac, et arrêtent les vomissements et les douleurs intérieures.

LEONURUS SINENSIS, *tchong-ouey-tsee; i-mu-cao*, Tatarinov, 220 (*Leonurus sibiricus*); *ch'ung-wei, yih-mu-ts'au*, F. P. Smith, 626.

Abondante dans toute la Chine, cette plante, à fleurs pourpres ou blanches, est employée comme tonique par les pauvres pour rétablir la menstruation ; on en fait aussi usage dans diverses affections de la peau.

STACYHS ARTEMISIA, *ў-mou-ngay; ye-mo'n-n'gai, ke-hoei*, Debeaux.

Tonique, astringent et reconstituant.

BETONICA OFFICINALIS, *ho-hiang; hoh-hiang*, F. P. Smith, 140.

Très-recommandée pour les ivrognes, dont elle dissipe l'ivresse, la Bétoine est aussi employée (sommités et feuilles) comme stomachique, antivomitive et anticholérique.

BRUNELLA VULGARIS, *che-tchoui-hoa; chou-ouy-tsao; yo-kou-tsao; ye-kou-tsao*, Debeaux.

Béchique.

ELSHOLTZIA CRISTATA, *hiang-jou; sian-zu*, Tatarinov, 351 ; *hiang-ju*, F. P. Smith, 420.

Plante odorante, cultivée dans les jardins, et qui est employée comme carminative, cordiale, tonique et astringente.

NEPETA GLECHOMA, *n'go-po-che-tsao*, Debeaux.

Employé contre la toux.

VERBÉNACÉES.

VERBENA OFFICINALIS, *ma-pien-tsao; ma-pien-ts'au,* F. P.
Smith, 1232; *ma-pien-tsao,* Debeaux.

Commune en Chine, la Verveine passe pour avoir une action
sur le sang et être efficace contre les congestions et obstructions,
les hydropisies, les hématocèles. On l'emploie, après avoir eu soin
d'enlever la racine, qui est astringente, comme emménagogue,
anthelmintique et antiscorbutique.

VITEX INCISA, *man-king, man-tsin-tsy, tsin-tiao,* Tatarinov,
289, 455; *houang-kin; man-king,* F. P. Smith, 1242;
min-king, Debeaux. (*Vitex cannabina.*)

Les fruits, qu'on récolte dans le Pe-tchi-li, le Hou-nan, le Chen-
si et le Tche-kiang, sont globuleux, noirs, nucamentacés, ont
deux ou trois lignes de diamètre; ils sont, en général, couverts
des restes du calice et mélangés de feuilles sèches; l'intérieur est
blanc ligneux et laisse distinguer les quatre carpelles soudés; leur
saveur est presque nulle.

Les Chinois les emploient contre la céphalalgie et le catarrhe,
et croient qu'ils ont la propriété de faire pousser la barbe, ce qui
est de la plus grande importance pour tout habitant du Céleste
Empire.

VITEX SPICATA, *fong-hiang-ngay; foun-hian-ngan,* Debeaux.

Les sommités fleuries et les graines sont substituées à Canton
au *Vitex incisa* (DEBEAUX).

CALLICARPA JAPONICA, *chou-li.*

Écorce aromatique amère.
Feuilles préconisées comme diurétiques.

ACANTHACÉES.

GEUDARUSSA (?), *t'sin-k'iu,* F. P. Smith, 473.

On fait usage, contre le rhumatisme, la dysurie, les furoncles et la jaunisse, des racines d'une acanthacée, très-amères, contournées, ridées, brunes, de dimensions très-variables, qu'on fait bouillir avec du lait.

JUSTICIA PANICULATA, *houang-lien; tchuen-houang-lien; chuan-lan,* Tatarinov, 73; *hwang-lien,* F. P. Smith, 65, 585, 624.

La racine de *houang-lien,* que M. Tatarinov rapporte à un *Leontice,* paraît être, d'après M. F. Porter Smith, celle d'un *Justicia* indéterminé du Sse-tchuen et du Hou-pe, qui se présente en morceaux petits, ramifiés, longs d'un à deux pouces, de couleur jaune-brun. L'intérieur est dur et sec.

JUSTICIA.

Une espèce du Tche-kiang fournit, d'après M. Fortune, beaucoup d'indigo.

ANDROGRAPHIS PANICULATA, *houang-lien; hwang-lien,* F. P. Smith, 65.

M. Porter Smith croit qu'il faut rapporter à cette espèce une partie des racines de *houang-lien.*

RUELLIA, *leou-tan-tan.*

On en cultive une espèce dans le Tche-kiang pour la production de l'indigo.

BIGNONIACÉES.

CATALPA BUNGEI, *ko-tsieou; ciu-szu,* Tatarinov, 97; *ts'iu, hia,* F. P. Smith, 212.

L'écorce est stomachique, anthelmintique, et sa décoction sert à stimuler les plaies indolentes; on en fait aussi un extrait qu'on donne dans la bronchite et l'emphysème.

SESAMUM INDICUM, *hou-ma; hu-ma; yu-ma; tsing-szen-tsy,* Tatarinov, 463; *tche-ma; chi-ma, ku-shing-tsze,* F. P. Smith, 1039; *ma-tze, tche-ma-tsee, chi-ma-tze,* Debeaux.

Cultivé sur une très-grande échelle en Chine, le Sésame fournit beaucoup d'huile de ses fruits, qui servent dans les affections utérines, et comme rafraîchissant et purgatif. On en distingue deux variétés, une blanche et une noire.

L'huile, *tche-ma-yeou, hiang-yeou,* est très-employée par les Chinois pour cuire leurs aliments, en raison de sa saveur agréable.

BIGNONIA, *lin-siao; tsz'-wei, ling-siau,* F. P. Smith, 142.; *lan-ciao, tsy-wey-chua,* Tatarinov, 271, 471.

Les fleurs et les feuilles des *Bignonia* sont préconisées dans les affections puerpérales et contre la décomposition du sang.

OROBANCHÉES

OROBANCHE, *zou-zun-cun,* Tatarinov, 496.

D'après M. Tatarinov, on fait usage d'orobanches préparées.

BORRAGINÉES.

ANCHUSA TINCTORIA, *tse-tsao; tsy-cao,* Tatarinov, 466; *tsz'-*

ts'au, tsz'-tan, ti-hiueh, F. P. Smith, 64; *tsu-tsao,* Debeaux.

La racine, très-usitée pour la teinture, passe pour favoriser l'éruption variolique, en en neutralisant le venin. Comme toutes les matières rouges, elle passe dans l'esprit des Chinois pour avoir une action très-marquée sur le sang, et par suite elle est préconisée contre nombre de maladies.

TOURNEFORTIA ARGUSINA, *tsu-tsao.*

Employé contre la fièvre et les ulcères.

SYMPHYTUM, *ty-houang; sheng-ti, ti-huang.*

Cultivé dans le Hou-nan pour ses racines coniques, longues de deux pouces, à épiderme brun, à cassure rouge-pourpre. D'une saveur douce, mucilagineuse, il fournit un médicament fébrifuge et ayant une action plus marquée sur le sang.

On doit choisir des échantillons de couleur foncée, ne surnageant pas.

CUSCUTÉES.

CUSCUTA EUROPÆA, *tou-sse-tsee,* Pen-tsao; *tu-su-ça,* Cleyer, 9; *tu-sy-tsy,* Tatarinov, 473; *too-sze-tsze,* Hanbury, 77; *t'u-sz-tsze,* F. P. Smith, 382.

Les *Cuscuta europæa,* L., et *chinensis* donnent des graines arrondies, brun clair, du volume à peu près d'un grain de moutarde; elles ont à peine de saveur et d'odeur; elles sont faciles à reconnaître à leur long embryon filiforme, qui s'enroule autour de l'albumen charnu. Les Chinois accordent à ces graines des propriétés toniques, diaphorétiques et adoucissantes, et les administrent dans la blennorrhagie, la leucorrhée, l'incontinence d'urine, etc.

Les jeunes pousses sont âcres et servent à faire des lotions dans les ophthalmies.

Sous le nom de *nu-lo*, M. F. P. Smith indique une plante parasite des conifères, qu'on récolte en Mandchourie et en Corée, et dont on fait usage comme émétique.

CONVOLVULACÉES.

CALYSTEGIA SEPIUM, *siuen-hoa*, Pen-tsao; *siuan-chua*, Tatarinov, 366; *siuen-hwa*, F. P. Smith, 181.

Les rhizomes sont mangés bouillis et passent pour toniques, nutritifs, rafraîchissants et diurétiques.

Appliqués promptement en cataplasmes sur les fractures récentes ou sur les ruptures du tendon, ils passent pour en activer la consolidation.

CALYSTEGIA SOLDANELLA, *hou-tong*, Debeaux.

Racines purgatives.

CONVOLVULUS (?), *tang-seng; dan-szen*, Tatarinov, 149; *tang-san, lu-tang, tchuen-tang, ming-tang*, F. P. Smith, 285.

La racine de ce *Convolvulus*, qu'on récolte dans le Chan-si, est substituée au *gin-seng;* elle se présente sous la forme de morceaux longs, minces, coniques, jaune pâle, un peu tordus, longs de cinq ou six pouces; intérieur cassant, brun jaune, avec le milieu plus clair; saveur douce et un peu mucilagineuse.

On en récolte dans le Sse-tchuen une variété un peu plus grosse, *cha-seng*.

CONVOLVULUS ARVENSIS, *pe-tsan-liou*, Debeaux.

Plante entière, laxative.

CONVOLVULUS, *tsze-yuen, ye-kien-niu*, F. P. Smith, 386.

Racine fibreuse, flexible, brun-rouge, à odeur forte, à saveur faible, qu'on récolte dans le Chen-si, le Laos; elle est très-em-

ployée contre l'hémoptysie, l'hématurie, les hémorrhagies consécutives de l'accouchement et la dysurie.

Convolvulus, *fan-tsi*, Tatarinov, 179; *fang-ki, han-fang-
ki, muh-fang-ki*, F. P. Smith, 284.

Racines tubéreuses, brunes, amylacées, avec des fentes longitudinales, à odeur agréable et saveur amère et mucilagineuse;
indiquées contre les rhumatismes et les affections graves des bron-
ches et des voies urinaires.

Convolvulus reptans, *po-ling; pe-ling, po-ts'ai*, F. P. Smith,
287; *tsan-liou-tze*, Debeaux.

Originaire, dit-on, du Népaul, cette espèce est très-cultivée
pour être mangée au printemps en guise d'épinards; elle est rafraîchissante et laxative.

Pharbitis nil, *tsien-nieou-tsee*, Pen-tsao; *kien-nieou-tse;
bay-czou, chey-czou*, Tatarinov, 7, 48; *k'ien-niu-tsze*,
F. P. Smith, 865.

Sous ce nom, nous avons reçu un mélange de graines triangulaires, brunes ou blanchâtres, à saveur un peu âcre, et qui sont
employées comme anthelmintiques ou comme purgatives et diurétiques dans l'hydropisie.

On fait aussi usage des racines tubériformes (*tong-tsai*, Debeaux) comme purgatives.

Batatas edulis, *houang-che; kan-chou, pai-shu; hoan-tsai*,
Debeaux.

Il joue un grand rôle dans l'alimentation. Il passe pour pénétrer le poumon et la rate, et est un excellent réconfortant.

Phyteuma (?), *tang-san*, F. P. Smith, 868.

On rapporte à ce genre une racine qu'on substitue quelquefois
à celle du *gin-seng*.

PRÉMULACÉES,

LYSIMACHIA, *tchang-chan; czan-szan*, Tatarinov, 104; *ch'ang-shan*, F. P. Smith, 673.

Bien qu'elles aient été rapportées par M. Tatarinov à un *Lysimachia*, ces racines ne lui appartiendraient pas, d'après M. Porter Smith. Elles sont émétiques, altérantes, et très-employées contre la fièvre.

LYSIMACHIA NUMMULARIA, *houang-fan-lou; hwang-fan-lu*, F. P. Smith, 673.

Très-usitée pendant l'accouchement et contre les affections cutanées.

CYCLAMEN, *hai-yu*, F. P. Smith, 340.

Vénéneux, on le préconise dans les maladies pestilentielles et sur les œdèmes.

ANDROSACE SAXIFRAGÆFOLIA, *yu-tsin-tsao*, Tatarinov, 206.

ÉBÉNACÉES.

DIOSPYROS KAKI, *tche-tze; sz', t'sz*, F. P. Smith, 376; *chey-tsao-czz, szi-tsy-di*, Tatarinov, 410, 418.

Le fruit, orangé, à saveur douce, passe pour stomachique, et est souvent desséché et confit dans le sucre; on l'administre contre les affections des voies urinaires et aux enfants qui ont des vers ou le ventre gros.

DIOSPYROS VACCINIOÏDES, *kiun-ts'ien-tsze*.

Il est fréquemment substitué au *Diospyros Kaki*.

DIOSPYROS MELANOXYLON, *ou-mou; wu-muh, wu-pi*, F. P. Smith, 378.

Le bois en est indiqué comme astringent.

DIOSPYROS EMBRYOPTERIS, *tse-che; pi-tsz', ts'ih-ts'z*, F. P. Smith, 275.

Indiqué comme antifébrile, adoucissant et comme dissipant l'ivresse, ce fruit n'est plus employé qu'à fournir par expression une huile foncée, résineuse, usitée comme vernis, et qui remplace souvent l'huile d'*Elæococca*.

DIOSPYROS LOTUS, Tatarinov.

SOLANÉES.

NICOTIANA CHINENSIS, *ye-yen; yen; yen-tsao; yen-ts'au; jin-ts'au, tan-pa-ku*, F. P. Smith, 1187; *yen-ye*, Debeaux.

Le tabac fut introduit en Chine, du Japon ou de Manille, vers le seizième ou le dix-septième siècle, et son emploi fut prohibé par les empereurs Ming et Tartares; mais depuis cette sévérité s'est singulièrement relâchée, et aujourd'hui on le trouve cultivé dans beaucoup de provinces. Ce n'est pas que les Chinois ne préfèrent le tabac étranger à celui du pays, mais ils en font un grand commerce avec les Russes.

Il est à noter que le Pen-tsao n'en fait pas mention, mais qu'il se trouve indiqué avec détails dans le Kouang-kioun-fang-pou de 1708.

D'après le docteur D. J. Mac-Gowan, on fait à Pékin une très-grande consommation de tabac mélangé de réalgar, ce qui lui donne une teinte rouge caractéristique; les premiers essais déterminent des accidents et des étourdissements, mais bientôt l'accoutumance se fait, et on peut fumer ce mélange sans aucun inconvénient apparent.

Le tabac est employé comme narcotique, sternutatoire; on en fait des applications pour détruire la vermine.

DATURA STRAMONIUM, *ko-yo; fo-cie-czz,* Tatarinov, 177; *fuh-kia-rh, fung-kia-rh,* F. P. Smith, 352; *ho-yen-hoa,* Debeaux.

Les feuilles sont fréquemment fumées contre l'asthme.

DATURA METEL, *nao-yang-hoa; nau-hwang-hwa,* F. P. Smith, 351.

DATURA ALBA, *wan-to-lo,* Tatarinov, 477; *man-to-lo-hwa,* F. P. Smith, 350.

Les fleurs, *tsui-sin-hwa,* digérées dans le vin, servent d'anesthésique et sont indiquées dans la chorée des enfants; on en fait aussi des lotions contre les éruptions de la face, l'enflure des pieds et la chute du rectum.

Les semences sont aussi officinales.

ATROPA (?) BELLADONA (?), *tien-kia,* F. P. Smith, 133.

ATROPA (?), *tso-no-ts'ao; yah-puh-lu.*

Décrit par le Pen-tsao comme déterminant une anesthésie suffisante pour permettre de faire des opérations. On dit que l'action s'en fait sentir pendant trois jours; il aurait été employé par le chirurgien Houa-to, pour des opérations intéressant les intestins.

HYOSCYAMUS NIGER, *lao-yang-hoa; jan-czi-czu, nao-ian-chua,* Tatarinov, 223, 309; *nau-yang-hwa, yang-chih-chuh,* F. P. Smith, 536.

Le *lao-yang-hoa,* qui passe pour narcotique, sédatif et anesthésique, entre dans la composition d'un remède chinois engourdissant. Il a été rapporté par M. Tatarinov à un *Hyoscyamus,* ce qui est très-possible, mais les échantillons examinés par M. Porter Smith étaient constitués par des fleurs d'*Azalea* et d'*Andromeda polyfolia* ; les nôtres étaient formés uniquement de fleurs d'*Azalea*.

PHYSALIS ALKEKENGI, *tsouan-tsiang ; hung-ku-niang ; tsoan-tsian,* Debeaux.

La plante entière est laxative ; les baies sont diurétiques.

LYCIUM CHINENSE, *kou-chi-tz' ; di-gu-pi, go-ci-tsy,* Tatarinov, 158, 202 ; *kou-ky-tze,* Debeaux ; *ty-kou-py.*

Ses baies antinévralgiques sont récoltées en automne dans le Chan-si et le Kiang-sou, où elles atteignent quelquefois les dimensions de grains de raisin. La racine, privée de son écorce, s'emploie aussi en médecine sous le nom de *ty-ku-py.*

CAPSICUM ANNUUM, *la-tsiao ; ts'in-tsiao ; tu-hu-tsiau, lah-tsiau,* F. P. Smith, 190 ; *la-tsiao,* Debeaux.

Diverses espèces de Capsicum sont cultivées pour servir à l'usage alimentaire sous forme d'une conserve ou crues ; on doit les débarrasser de leurs graines pour prévenir la purgation. On s'en sert à l'extérieur comme dérivatif.

SOLANUM TUBEROSUM, *ho-lan-chou ; yang-yu, ho-lan-shu ; shan-yao-tsu ; yang-shü, t'u-lwan,* F. P. Smith, 922, 1075.

Introduit en Chine, où on le cultive pour l'usage des étrangers seulement.

SOLANUM NIGRUM, *tien-pao-tsao ; t'ien-p'au-ts'au, lung-kwei,* F. P. Smith, 1074.

Très-commune en Chine, cette plante est employée aux mêmes usages médicaux que la douce-amère ; les Chinois en mangent les jeunes pousses et les baies, après les avoir fait bouillir.

SOLANUM DULCAMARA, *hou-yang-tsiuen; k'u-kia, shuh-yang-ts'iuen*, F. P. Smith, 1070.

Les Chinois en mangent les jeunes pousses; ils en emploient les rameaux, les feuilles, les racines et les fruits comme diurétiques, vulnéraires et toniques; ils en font usage à l'intérieur et en applications contre les furoncles et diverses maladies de la peau.

SOLANUM MELONGENA, *kiue-tse; cie-tsy*, Tatarinov, 88; *kia, niu-sin-kia, kia-tsze*, F. P. Smith, 401, 1073.

On mange les fruits de plusieurs variétés de l'Aubergine, bien qu'on leur attribue la propriété de faire avorter; on en fait des cataplasmes sur les abcès, ouverts ou non; on les donne également dans la dyssenterie.

SOLANUM LYCOPERSICON, *fan-kia*, F. P. Smith, 1072.

On en mange les fruits.

SOLANUM INDICUM, *ko-houang-hai; hwang-kia*, F. P. Smith, 1071.

Il passe pour rafraîchissant et laxatif, et est recommandé dans la chlorose et l'anémie.

SCROPHULARINÉES.

REHMANNIA CHINENSIS, *ti-houang; ti-kouang; seng-ty-houang, seng-ty; di-chuan; szen-di-chuan; szu-di-chuan*, Tatarinov, 156, 402, 419; *ti-hwang, sang-ti-hwang, shuh-ti-hwang, mau-ti, mau-yuen*, F. P. Smith, 977.

Cette plante croît dans le Pe-tchi-li, le Kiang-si, et surtout dans le Hou-nan; sa racine, non préparée, porte le nom de *seng-ty-houang*; préparée, celui de *chou-ty-houang*. Cette dernière a été bouillie et desséchée au soleil à plusieurs reprises; elle est en masses brunes, molles, plissées, plus ou moins aplaties, longues de deux à cinq pouces; l'intérieur en est noir, humide et mou. Cuite à la vapeur et séchée au soleil, elle prend le nom de *chou-ty*. Amère, tiède, elle pénètre les reins et restaure le sang, sur lequel elle agit comme altérante et tonique; on la prescrit dans beaucoup d'affections chroniques des viscères, dans la débilité générale, la ménorrhagie et la leucorrhée.

M. Tatarinov, qui a le premier indiqué l'identification de cette plante, pense que le *t'y-houang* (*di-chuan*, 156) est le *Rehmannia chinensis*, le *seng-ty-houang* (*szen-di-chuan*, 402) étant la racine crue, et le *chou-ty-houang* (*szu-di-chuan*, 419) la racine préparée.

GINSENG NOIR, *yuan-shen; hiuen-san, he-seng; hiuen-seng,* Cleyer, 440; *siuan-szen,* Tatarinov, 368; *heuen-sang,* Hanbury, 98.

Ce Gin-seng, qu'on trouve dans le Ngan-hoey et dans les provinces du nord, est sous forme de racines longues de trois à quatre pouces, larges d'un pouce environ dans leur partie médiane, en coin à leurs extrémités; elles sont brunes, très-irrégulièrement sillonnées et tordues, charnues, brunes à l'intérieur et molles. Très-facilement attaquables par les vers, elles ont très-peu d'odeur et de saveur. Ne doit-on pas les rapporter à un *Rehmannia?* La tige est carrée, les feuilles en scie, laineuses, et les fleurs blanches ou pourpres.

SIPHONESTEGIA CHINENSIS, *lieou-ky-nou; kouy-yeou-ma; lu-tsi-nu,* Tatarinov, 268; *liu-ki-nu-ts'au,* F. P. Smith, 1057.

On emploie les tiges carrées et les semences contre les hémorrhagies.

DIGITALIS, *mao-ti-houang; mau-ti-hwang, mau-yuen,* F. P. Smith, 453; *mao-yuen.*

Les racines du *Digitalis* du Hou-nan sont quelquefois préparées

de la même manière que celles du *Rehmannia;* elles s'en distinguent par leur volume moindre et leur apparence plus fusiforme.

PAULOWNIA IMPERIALIS, *hoa-tong; thoung; t'ung,* F. P. Smith,
844.

Son bois est très-estimé pour l'ébénisterie.

L'écorce est vermifuge et diurétique; les graines fournissent
par expression une matière grasse de qualité inférieure, utilisée
par l'industrie.

Les feuilles servent en lotions sur les plaies et pour empêcher
les cheveux de grisonner.

STYRACÉES.

SIMPLOCOS SINICA, *chan-fan; shan-chi-kiah,* F. P. Smith,
1121; *chan-tche-kia.*

Il est employé comme tinctorial; on fait des infusions théiformes de ses feuilles astringentes.

ÉRICACÉES.

AZALEA, *yang-tche tchou; yang-chih-chuh,* F. P. Smith, 113.

Les Chinois ont confondu sous ce même nom de *yang-chih-chuh,*
comme étant très-narcotiques, diverses espèces d'*Azalea,* d'*Andromeda* et d'*Hyoscyamus,* qui se ressemblent par la déhiscence
de leurs anthères.

AZALEA PROCUMBENS, *lao-hou-hoa, lau-hu-hwa, shan-chih-
chuh; chan-tche-tchou.*

Fleurs employées comme sédatives dans les rhumatismes, la
paralysie et la contracture des membres. On les mélange à la
poudre de racine d'Aconit pour obtenir l'anesthésie locale; elles
passent aussi pour alexipharmaques.

AZALEA PONTICA, *hwang-tu-kien.*

Passe pour très-vénéneux.

CLETHRA BARBINERVIS, *chan-tcha-ko.*

OMBELLIFÈRES.

CICUTA, *kao-pen; kau-pen,* F. P. Smith, 246.

L'espèce chinoise, qui croît dans le Chen-si et le Kiang-nan, ne paraît pas avoir l'âcreté de l'espèce européenne; elle a les feuilles petites, entières, découpées, les racines ramifiées, de couleur jaune brun, avec des radicules adhérentes, ainsi qu'une portion de la tige.

On utilise les racines et les semences comme stimulantes, antispasmodiques et arthritiques.

APIUM GRAVEOLENS, *k'u-kin, k'in-tsai,* F. P. Smith, 218; *kin-tsai,* Debeaux.

Quelquefois confondu avec d'autres Ombellifères vénéneuses, le Céleri sert à la nourriture des Chinois, qui le mangent surtout cuit.

Il passe pour rafraîchissant, laxatif et altérant.

APIUM PETROSELINUM, *hu-sui; chu-suy, sian-cay,* Tatarinov, 65, 343; *hu-t'sai, hiang-t'say,* F. P. Smith, 1248.

Il entre dans l'alimentation des Chinois.

APIUM, *tchuen-kiang; chuen-keung,* Hanbury.

On tire du Sse-tchuen et du Chan-si les racines d'une Ombellifère qui fleurit en été et dont les feuilles servent, dans le Sse-tchuen, à faire des infusions; ses racines sont coniques ou pivotantes. C'est bien à un *Apium* qu'il faut rapporter cette racine, que Hanbury pense être un *Angelica;* il est identique au Céleri d'Europe, avec cette différence qu'en Chine on pousse au développement des racines et qu'en Angleterre on pousse à celui des feuilles.

Ordonné pour les refroidissements, maux de tête, accouchements difficiles, et en embrocations sur les ulcères et les blessures.

ANISUM, *ta-houey-hiang; siao-houei-hiang; hwui-hiang, t'u-hwui-hiang, sian-hwui-hiang,* F. P. Smith, 71.

Employé comme aromatique.

SIUM SISARUM, var. NINSI, *chouy-kin; kouei-tsin; nin-tsin,* Debeaux.

BUPLEURUM OCTORADIATUM, *tchay-kou; czay-chu,* Tatarinov, 108; *tsz'-hu, ts'ai-hu,* F. P. Smith, 164.

La souche passe pour antiarthritique et dérivative, et est prescrite dans les inflammations puerpérales et la diarrhée.

FENICULUM OFFICINALE, *huei-siang; siao-houy-hiang, siao-houei-hiang; chuy-sian, siao-chuy-sian,* Tatarinov, 57, 353; *siau-hwiu-hiang, hwai-hiang,* F. P. Smith, 449; *kouei-kiang,* Debeaux.

On mange en Chine les tiges et les feuilles de cette plante, qui est diurétique, tonique et anticéphalique. On emploie comme condiment le fruit, qui est gris-brun, un peu courbé, avec cinq côtes proéminentes; c'est une semence âcre-douce, tiède, apéritive, qui pénètre l'estomac et les reins, et qui est usitée contre les douleurs des viscères, la dyspepsie, la colique. On substitue quelquefois les feuilles aux semences.

Le Pen-tsao ne paraît pas avoir fait de distinction entre le Fenouil et l'Anis.

NIDIUM MONNIERI, *che-tchoang-tsee,* Pen-tsao; *xe-choam-çu,* Cleyer, 37; *sze-czuan-tsy,* Tatarinov, 397; *shay-*

chwang-tsze, Hanbury, 64; *shie-chwang-tsze,* F. P. Smith, 266.

Cette Ombellifère, qu'on rencontre presque partout en Chine, fournit à la médecine ses fruits petits et ovoïdes, munis de côtes très-saillantes, égales, séparées les unes des autres par une bandelette; la commissure offre deux bandelettes. On prétend que ces méricarpes ont une action sur les reins, et qu'ils agissent comme aphrodisiaque, antirhumatismal, vulnéraire, etc. On en fait des applications, après les avoir broyés et pulvérisés, dans la chute du rectum, les fistules anales, et dans les éruptions de lèpre ou de gale.

LIBANOTIS, *fang-fong; fan-fyn,* Tatarinov, 172; *fang-fung,* F. P. Smith, 631.

Les Chinois mangent cette Ombellifère, et en emploient la racine, qui est en morceaux brun-jaune, irréguliers, ramifiés avec quelques restes de la tige, et d'une saveur douce, aromatique; on l'administre contre les rhumes, le rhumatisme; la décoction en est préconisée contre les sudations intenses, l'hémorrhagie utérine et l'empoisonnement par la racine d'Aconit.

Les fleurs, les semences et les feuilles sont officinales.

Les Chinois font usage d'un assez grand nombre de médicaments qu'ils empruntent à la famille des Ombellifères, et principalement à des plantes du groupe des Angélicées. Ils tirent ces drogues, *tang-t'u-pau,* qu'ils estiment beaucoup et qui ont une valeur assez élevée, du Sse-tchuen, du Hou-pe, etc.

LÉVISTICUM CHINENSE, *tang-kouey; czuan-siun, da-czuan-siun, dan-guy,* Tatarinov, 118, 139, 148; *tang-kwei* F. P. Smith, 630; *chuen-keung,* Hanbury, 108.

Racines en masses globuleuses d'un pouce ou deux de diamètre, à surface externe irrégulière, raboteuse, brune.

L'intérieur est brun jaunâtre pâle, caverneux,

L'odeur rappelle celle de l'*Aralia* (*Dimorphantus*) *edulis,* avec lequel on peut peut-être l'identifier.

La racine est donnée en décoction quelques jours avant l'accouchement, pour prévenir les dangers de cet acte physiologique.

ANGELICA OFFICINALIS (?), *kiang-tou-ho; tsiang-ko; kiang-ho; tchuen-kiang-ho; cian-chu,* Tatarinov, 85; *ts'ien-hu,* F. P. Smith, 68; *tchuen-hong,* Debeaux.

Cette espèce, qu'on tire du Sse-tchuen, du Hou-pe et du Hou-nan, est en racines irrégulières, ramifiées, pivotantes, à surface brune, très-ridée, et portant des radicules et du chevelu; l'intérieur est d'un blanc sale, la saveur amère et aromatique, l'odeur agréable et douce. On l'emploie comme stomachique, tonique et carminative.

ANGELICA (?), *tou-ho, du-cho,* Tatarinov, 164; *tu-hwoh,* F. P. Smith, 69.

Les racines de cette Angélique sont en longs morceaux contournés, profondément ridés en long et en travers. Elles portent des restes des gaînes des feuilles; l'extérieur est brun foncé et jaunâtre; l'intérieur, peu dense, est blanc sale; la saveur et l'odeur sont faiblement aromatiques. On les tire du Kan-sou.

ANGELICA (?), *kiang-hwoh,* F. P. Smith, 70; *kiang-ho.*

Cette sorte, qui provient aussi du Kan-sou, est plus foncée et présente de distance en distance des nodosités ou sortes d'articulations; l'intérieur est jaune, ligneux, très-cassant, et a quelque analogie de structure avec les Ménispermées.

ANGELICA (?), *tchu'en-kiang.*

Ressemble au précédent, mais a une odeur un peu musquée, est plus petit et porte des radicules.

Ombellifère (?), *yu-shuh*, Hanbury, 107.

Racines contournées, charnues, épaisses d'un pouce environ
à la base, se gonflant au sommet en tubercules noueux d'un ou
deux pouces de diamètre; l'extérieur est brun et ridé; l'intérieur
est jaune pâle; l'odeur en est douce et aromatique.

Scorodosma foetidum, *ouo-ouey; keou-ky; io-eul*, Mérat,
Delens; *e-wei*, Tatarinov, 171; *o-wei, king-ku*, F. P.
Smith, 105; *n'go-houei*, Debeaux.

Importé des parties méridionales de la Perse, où on l'obtient
par des incisions faites au collet, l'*Asa-fœtida, hah-sih-ni*, est
très-recherché des Mongols, qui en saupoudrent leurs mets. On
l'emploie en Chine comme antiscorbutique, antihystérique, après
l'avoir fait infuser dans de l'eau de riz; on s'en sert aussi pour le
mêler à l'eau destinée au lavage et au pansement des ulcères.

Tout l'*Asa-fœtida* qu'on trouve en Chine est de qualité très-mé-
diocre, et on lui substitue souvent une affreuse mixture faite avec
de l'ail et un placenta de femme récemment accouchée. A défaut
de cette dernière substance, on se sert d'un fœtus mort.

Coriandrum sativum, *ouan-souy-tsay; che-lo; shi-lo, siau-
hwei-hiang*, F. P. Smith, 301; *hong-yu-tze*, Debeaux.

Ses fruits aromatiques sont quelquefois substitués à ceux du
Fenouil : on s'en sert aussi comme condiment. D'après M. De-
beaux, on le remplace à Chang-haï et à Tien-tsin par le *hong-kin-yu*
(*Anthriscus cerefolium*).

Daucus carotta, *hou-lou-po; hong-lo-po; chun-lo-bo*, Tatarinov, 80; *hu-lo-p'eh, hung-lo-p'eh*, F. P. Smith,
198; *hong-lo-pe*, Debeaux.

Très-digestible, tonique, laxative, cette Ombellifère a été introduite de l'Asie centrale, sous la domination mongole. Elle pénètre les reins et les uretères.

Les fruits sont indiqués dans la diarrhée chronique.

ARALIACÉES.

PANAX GIN-SENG, *jin-seng; i-gin-ci, pe-tsi,* G. L. C.; *jin-chen,* Mérat, Delens; *zen-szen,* Tatarinov, 494; *jin-san, hwang-san, shin-ts'au,* F. P. Smith, 478; *jin-sang,* Hanbury, 110; *gin-seng,* Debeaux.

Le Gin-seng, qui jouit auprès des Chinois de la plus haute renommée, et qui passe pour la panacée par excellence, est une plante haute de cinquante centimètres à un mètre, à tige rayée, sans rameaux, rouge dans la partie qui avoisine la racine; elle porte quatre à six feuilles, à cinq divisions ovoïdes, vert pâle, réticulées, dentées en scie sur leurs bords, et ayant un pétiole dilaté à la base.

Le Gin-seng qu'on rencontre dans le commerce est variable d'aspect, suivant les provenances. On trouve cette plante en Mandchourie, en Daurie, en Corée, en Chine, dans le Pe-tchi-li, le Chin-king, le Chan-si et au Japon. La sorte la plus estimée est celle de Mandchourie (*guan-dun-zen-szen,* Tatarinov, 211), mais elle est l'objet du monopole de l'empereur de Chine. On en recueillait autrefois une très-grande quantité dans la province de Ghi-rin, alors partagée en districts que devaient explorer les familles mandchoues; mais il y est devenu très-rare.

Le Gin-seng de Corée (*gao-li-zen-szen,* Tatarinov, 197), qui vient après celui de Mandchourie comme qualité, est le meilleur que fournisse le commerce, où il est fréquemment adultéré avec la racine du Japon (elle-même falsifiée avec des racines de Campanule). Sa récolte est faite par des soldats tartares qu'on envoie parcourir les districts où il croît pour en arracher les racines; ils les raclent avec un couteau de bambou, le contact du fer passant pour très-préjudiciable, puis ils les trempent dans de l'eau chaude avec du millet, ou les soumettent sur des claies aux vapeurs d'eau de millet. Quand elles sont devenues transparentes, ils les font dessécher; elles sont de couleur jaune ambré, demi-transparentes, bifurquées de façon à prendre une apparence humaine grossière; leur saveur est sucrée d'abord et rappelant celle de la Réglisse, puis elle devient un peu amère.

Les sortes qu'on recueille en Chine sont en racines généralement plus petites, longues de cinq ou six centimètres, opaques, grises ou blanches, à surface couverte de rides et de sillons, et souvent chargées d'une couche pulvérulente blanche. Elles sont très-facilement attaquables aux insectes.

Il paraît que la rareté du Gin-seng est devenue telle que l'on a commencé, par ordre et avec un privilége exclusif, à en faire des cultures dans plusieurs localités.

Le véritable Gin-seng est très-rare et atteint une valeur énorme; aussi n'est-il pas étonnant de constater pour ce médicament un grand nombre de sophistications au moyen des racines de diverses Ombellifères et Campanulacées. Les Chinois importent aussi une très-grande quantité de l'espèce américaine, *Panax quinquefolium;* ils font aussi un grand usage du *Panaquilon,* substance brune, translucide, à poudre jaune, soluble à un haut degré dans l'eau et dans l'alcool, et qu'on obtient en traitant les racines du Panax américain.

Le Gin-seng pénètre le poumon, restaure les esprits et le sang; on l'administre en décoction (1 à 12 grammes) le matin, pendant plusieurs jours, de trois à huit; on en répète quelquefois l'emploi le soir avant de dormir. Aucune précaution n'est indiquée dans son usage, que de s'abstenir de thé pendant un mois au moins. Ce médicament n'est presque jamais administré aux vieillards ou aux enfants; il semble réservé aux hommes faits qui désirent profiter de ses prétendues qualités aphrodisiaques.

Il n'est pas rare de trouver du Gin-seng qui, après avoir été déjà employé, est desséché et offert de nouveau au consommateur.

Les divers faux Gin-seng se trouvent aussi dans la matière médicale chinoise. Voir *Campanula, Adenophora, Angelica, Platycodon, Rehmannia,* etc.

GIN-SENG, *tang-seng*.

Doit-on rapporter à un *Panax* le Gin-seng de la province de Chan-tong, qui a été longtemps plus estimé que celui de Corée et même de la Mandchourie, et qui est aujourd'hui uniquement employé par ceux qui ne sont pas assez riches pour se procurer du vrai *gin-seng?*

DIMORPHANTUS (ARALIA) EDULIS, *tang-kouei*, Pen-tsao; *do-ku-quatz, dos-jen,* Kæmpfer; *tang-kuei; dan-guy,* Tatarinov, 148; *tang-kwei,* Hanbury, 109; *tang-kwei,* F. P. Smith, 78.

Cette plante, qui croît dans le Sse-tchuen, le Yun-nan, le Kan-sou, fournit à la matière médicale ses racines charnues, brunes, formant une masse de radicules et offrant une grande analogie de forme, de dimension, de couleur, avec la racine de Gentiane; l'intérieur en est jaune blanchâtre ou un peu plus foncé; elles ont une saveur douceâtre, chaude, aromatique, qui rappelle celle du Persil, et une odeur forte se rapprochant de celle du Céleri et de l'Angélique. Ces racines ne paraissent pas être employées comme aliment en Chine, comme elles le sont au Japon, où on les mange en guise de Salsifis, ainsi que les jeunes pousses. Les racines de *tang-kouei* sont très-employées par les Chinois dans les maladies des femmes (menstrues, affections puerpérales, chlorose) ou contre les hémorrhagies, les pertes, les maladies du cœur, etc.

Ce médicament, qui est d'un emploi presque aussi général que celui de la Réglisse, est très-fréquemment usité par les femmes chinoises pour augmenter la stimulation génératrice, car l'*Aralia edulis* passe pour attacher la femme à son mari. (Voir *Levisticum chinense.*)

ARALIA PALMATA, *ou-kia-py; wu-tzia-pu,* Tatarinov, 491;
wu-kea-py, F. P. Smith, 79.

L'écorce de la racine de cet *Aralia,* qu'on trouve dans le
Chen-si, le Hou-pe, et dans la vallée du Yang-tsee-kiang, est en
morceaux bruns de dimensions différentes, plus ou moins roulés
et contournés, mélangés de fragments de racines et de tiges; leur
saveur est nulle, et leur action paraît peu marquée. On en prépare cependant une teinture antirhumatismale, qu'on emploie
aussi quelquefois dans les affections tertiaires syphilitiques. C'est
une écorce froide, qui fortifie l'estomac et en chasse les vents.

ARALIA PAPYRIFERA, *tong-tsao; den-cao,* Tatarinov, 155;
t'ung-toh-muh, t'ung-tsau, F. P. Smith, 80.

Cette plante, qui fournit à l'industrie chinoise sa moelle pour
en fabriquer le papier dit *papier de riz,* passe pour diurétique,
pectorale, galactogogue.

Les copeaux de moelle, *t'ung-p'ien,* sont employés comme
charpie ou pour maintenir ouverts les bords d'une plaie.

Le pollen est appliqué sur les ulcères strumeux et sur la surface
des plaies.

LORANTHACÉES.

VISCUM ALBUM (?), *chan-ki-seng; san-tzi-tzen,* Tatarinov,
331; *sang-shang-ky-sang,* F. P. Smith, 741; *tchang-ki-
tsin,* Debeaux.

Une espèce, qui croît en parasite sur le Mûrier dans le Sse-
tchuen et le Kiang-nan, est très-estimée des Chinois dans le
traitement des maladies des femmes enceintes ou des suites de
couches. Elle a des feuilles arrondies et pointues vers l'extrémité, épaisses, glabres en dessous, des fleurs jaunes et des fruits
assez gros.

Viscum (?), *ly-hou; lih-huh*, F. P. Smith, 729.

Cet épiphyte, qu'on recueille sur les chênes en Mandchourie, passe pour tonique.

Viscum (?), *licou-ki-seng; liu-ki-sang*, F. P. Smith, 1265.

Cette espèce, qu'on recueille sur les *Salix*, est recommandée comme carminative, antispasmodique et sédative.

CRASSULACÉES.

Cotyledon serrata, *tao-chang-yo; tau-shang-yoh*, F. P. Smith, 313.

On en applique les feuilles sur les coupures; on les emploie aussi contre l'épilepsie.

Umbilicus malacophyllus, *tso-ye-ho-tsao; wa-sun, wu-iuy*, Tatarinov, 474, 486; *tsoh-yeh-ho-ts'au, wa-sang, uh-yu*, F. P. Smith, 1221.

Très-commun sur le toit des vieilles maisons, il passe pour avoir des vertus rafraîchissantes, altérantes, emménagogues et lithontriptiques. On s'en sert pour nettoyer la chevelure; on le préconise aussi contre la morsure des chiens enragés, et on en fait des applications sur les tumeurs et blessures.

Sedum acre, *fou-kia-tsao; fuh-kiah-ts'au*, F. P. Smith, 1033.

La plante contusée est un remède populaire pour appliquer sur les brûlures et rougeurs.

Sedum sieboldii, *fey-tsai.*

Appliqué sur les brûlures et les engorgements.

SAXIFRAGÉES.

Saxifraga, *che-hou-ouey ; szi-chu-suy,* Tatarinov, 406 ; *shih-hu-wei, ngo-pu-shih-ts'au,* F. P. Smith, 1023.

Plante à fleurs jaunes, qui passe pour émétique et diaphorétique, et qui est recommandée contre la fièvre et les ophthalmies.

Saxifraga sarmentosa, *ho-pou-che-tsao ; ho-n'gi-tsao,* Debeaux.

Elle passe pour astringente, d'après M. Debeaux.

Dichroa febrifuga, *chang-chan ; tchang-kan,* Debeaux ; *thuong-son,* Annamite.

Fébrifuge excellent, qui est employé surtout en Cochinchine. Les feuilles et les racines sont très-amères ; le suc des feuilles est émétique.

MÉNISPERMÉES.

Cocculus palmatus, *kin-nin,* Debeaux.

Racines en petits fragments circulaires jaune pâle, très-amères.

MYRISTICÉES.

Myristica aromatica, *jou-teou-ko ; jou-teou-keou ; sou-dou-kou,* Tatarinov, 497 ; *juh-t'au-k'au ; juh-k'wo,* F. P. Smith, 763 ; *yo-hoan-tze,* Debeaux.

Les noix muscades, importées de Singapour et, dit-on, de l'Asie centrale, sont très-rarement usitées comme épices ; bien que souvent attaquées par les insectes, elles sont employées en médecine comme astringent, stomachique, antispasmodique, et surtout pour combattre l'ivresse.

ANONACÉES.

ANONA SQUAMMOSA, *fan-ly-tche; fan-lih-chi,* F. P. Smith,
336.

Introduit il y a environ un siècle pour son excellent fruit.

AMPÉLIDÉES,

VITIS VINIFERA, *pou-tao; ye-pu-tao; pu-tao,* Tatarinov, 324;
p'u-t'au, kan-p'u-t'au, F. P. Smith, 489, 968; *bu-an-*
gur, Mérat, Delens; *ying-yu; pou-tao-tze,* Debeaux.

La vigne fournit aux Chinois des raisins qu'ils dessèchent et
dont ils font quelquefois une liqueur sucrée, mais ils ne fabriquent pas de vin, et ce qu'on désigne sous ce nom de vin, *tsiu,*
n'est que le produit de la distillation de diverses sortes de grains,
qu'ils préfèrent aux produits de la vigne; ces liqueurs ne sont jamais rectifiées et renferment toujours une certaine quantité de
fusel oil (éther amylique) qui leur communique une saveur particulière, laquelle est encore rendue plus sensible par la con-
stante habitude de boire *chaud.* C'est à la présence de ce principe
qu'on doit rapporter la rapidité avec laquelle la face des buveurs
chinois s'injecte et devient écarlate.

Les Chinois ajoutent fréquemment à leurs esprits de grains
divers parfums, tels que du bois de Santal.

Les feuilles, les vrilles et les râpes de la vigne sont recommandées contre les rhumatismes, l'hydropisie, la dysurie, etc.

Le raisin passe pour nutritif, antifébrile, antiscorbutique et
diurétique.

CORNÉES.

CORNUS OFFICINALIS, *tchou-yu-ju; chan-tchou-yu,* Pen-tsao;

szan-iuy-zou, Tatarinov, 395; *shan-chü-yu.* F. P. Smith, 303.

Les graines, acides, tempérées, pénètrent le poumon et les reins et restaurent l'estomac; elles renferment une certaine proportion d'huile.

Les fruits, *jau-tsau,* sont astringents, fébrifuges et vermifuges.

CORNUS SINENSIS, *hou-toui-tse; hu-t'ui-tsz',* F. P. Smith, 304.

On en emploie comme astringents les fruits et les racines; les feuilles sont données contre la toux et l'asthme.

CURTISIA (SIDEROXYLON) CANTONIENSIS, *chan-lan-chou; shan-lan-shu,* F. P. Smith, 1047.

Passe pour tonique et astringent.

SCHIZANDRACÉES.

KADSURA CHINENSIS, *ou-oey-tsee,* Pen-tsao; *wu-wei-tsze,* Tatarinov, 492; *wu-wei-tsze,* F. P. Smith, 587.

On tire du Chan-tong, du Chen-si et du Ngan-hoey les fruits de cette espèce; ils sont petits, rouges, ridés, réniformes, et présentent, dans une pulpe acide, deux graines courbes, d'un jaune rougeâtre, âcres et amères; on emploie ces fruits comme toniques, pectoraux et laxatifs, et comme aphrodisiaques.

On fait aussi usage des branches, qui sont riches en principe visqueux, contre la toux, la dyssenterie et la gonorrhée.

MAGNOLIACÉES.

MAGNOLIA YULAN, *yu-lan; sin-y, yn-tchun-hoa,* Pen-tsao;

sin-i, Tatarinov, 362; *sin-i, ying-chun-hwa,* F. P. Smith,
yu-lan-hoa, Debeaux.

Cette belle espèce, remarquable par ses fleurs nombreuses et
précoces, fournit à la matière médicale ses fleurs et ses semences
qui passent pour être de puissants fébrifuges.

On en recueille les boutons, *ch'un-hua,* et les cônes, dans le
Chen-si et le Tche-kiang, pour en faire une poudre sternutatoire
excellente contre toutes les maladies des fosses nasales.

On les emploie aussi, en raison de leur saveur forte, aromatique et amère, dans toutes sortes de maladies, comme carminatif,
céphalique, stimulant et diaphorétique. Les Chinois mangent les
feuilles du *yu-lan;* ils les trempent dans la farine délayée avec
de l'eau, puis les font frire.

MAGNOLIA HYPOLEUCA, *hao-po,* Pen-tsao; *heu-po,* Cleyer,
200; *chou-po,* Tatarinov, 562; *how-puh,* Hanbury,
119; *hau-p'oh,* F. P. Smith, 682.

Cet arbre, qui croît en Cochinchine, se trouve aussi dans le
Sse-tchuen, le Chen-si, le Hou-nan et le Kiang-nan. On en emploie l'écorce, qui est rude, grossière, enroulée en larges cylin-
dres de sept à neuf pouces de long; l'extérieur est brun-gris et
couvert de tubercules et de débris de lichens; l'intérieur est uni,
brun-rouge; sa saveur est aromatique amère; on s'en sert comme
tonique et stomachique contre certaines fièvres; ce médicament
pénètre la rate et l'estomac.

On emploie les semences et les cônes contre les fissures anales.

MAGNOLIA RUBRA, *tche-po; ch'ih-p'oh,* F. P. Smith, 683.

L'écorce est en fragments courts, épais, rouge-brun et amers.

MAGNOLIA FUSCATA, *han-siao-hoa; han-tsin-hoa,* Debeaux.

On en emploie les fleurs non épanouies en infusions contre les
inflammations des muqueuses.

Magnolia, *mou-tan-chou.*

Boutons à fleurs.

Michelia champaca, *hoa-che-lan; tchin-po; chen-poh, chen-po, chen-po-kia,* F. P. Smith, 720.

Cultivé pour ses fleurs jaunes, qui exhalent d'abord une odeur délicieuse, qu'elles perdent bientôt pour en prendre une repoussante, il fournit au commerce son écorce aromatique et amère, qui sert à falsifier la Cannelle et qui jouit de propriétés excitantes marquées.

Illicium anisatum, *pa-kio-hoei-hiang; ta-hoei,* C. L. G.; *pah-koh-hwui-hiang, ta-hwui-hiang, hway-hiang,* F. P. Smith, 541; *pa-kieh,* Debeaux.

Cette plante, qu'on rencontre dans le Fo-kien, le Kouang-si et le Chan-si, a l'odeur anisée dans son bois, ses feuilles et son écorce; les fruits, *ta-lien-tsee,* qui sont quelquefois employés comme condiment, ou mâchés après les repas, sont indiqués contre la colique, la constipation, le lumbago et les fièvres de toutes sortes.

On en distille une essence, *pa-kio-yeou,* pour l'exportation.

RENONCULACÉES.

Clematis vitalba, *mou-tong; tong-tsao, ky-mou-tong,* Pen-tsao; *mu-tun,* Tatarinov, 306; *muh-tung, t'ung-ts'au,* F. P. Smith, 264.

Les médecins chinois donnent le nom de *mou-tong* à trois plantes à tiges longues et sarmenteuses : 1° le *Clematis Vitalba,* à feuilles quinées; 2° *Akebia Quinata,* à feuilles ternées; 3° une plante indéterminée, à feuilles simples trilobées.

Les rameaux du *Clematis Vitalba* sont en morceaux longs d'un pied, jaunes, offrant des couches concentriques marquées.

De saveur douce et âcre, le *mou-tong* pénètre le cœur et les petits intestins, ouvre la bile, tue les vers, excite tous les sens et toutes les facultés.

Sa racine est préconisée contre le goître.

Son fruit est tonique, stomachique et diurétique.

THALICTRUM RUBELLUM, *chen-ma; sien-mao,* Cleyer, 90; *szen-ma,* Tatarinov, 404; *chong-ma; shing-ma,* F. P. Smith, 1143; *shing-ma,* Hanbury, 111.

Cette plante du Sse-tchuen, du Chen-si et du Kan-sou, a des racines qu'en emploie utilement dans la leucorrhée, l'aménorrhée, la chute du rectum; elles sont d'une saveur amère et se présentent en morceaux irréguliers, brun foncé, munis de radicules et portant encore des vestiges plus ou moins grands des tiges.

THALICTRUM SINENSE, *ho-hang-lin,* Debeaux.

ANEMONE JAPONICA, *pe-teou-ong; pe-to-hoang,* Debeaux.

RANUNCULUS SCELERATUS, *tche-yuen-tsao; chy-lan-tsan,* Debeaux.

TROLLIUS CHINENSIS, *kin-lien,* F. P. Smith, 1206; *tsin-lian-chua,* Tatarinov, 421.

ACONITUM, *ou-teou; wu-t'u; wu-tou,* Tatarinov, 489.

Plusieurs espèces du genre *Aconitum* croissent en Chine et en Mongolie, et fournissent à la matière médicale des produits distincts, bien qu'il soit très-évident qu'on doit, au moins pour quelques-uns, les rapporter à de mêmes espèces. On en fait usage comme stimulants, diurétiques, altérants, etc.

ACONITUM FEROX (?), *tsao-ou-teou; ts'au-wu-t'u*, F. P. S., 16.

Cette espèce, et probablement quelque autre voisine, fournit des racines de forme et de volume variables, ovoïdes, oblongues et pivotantes, ou bifides, ou arrondies à leurs deux extrémités; leur volume varie d'un à deux pouces; leur surface est lisse ou ridée, foncée; elles sont fréquemment attaquées des vers; l'intérieur en est blanc, amylacé; leur odeur est très-faible, leur saveur âcre et brûlante. Très-vénéneuse, cette racine sert à faire un extrait fort actif.

ACONITUM, *tou-po-tsao; tuh-poh-ts'au.*

Cette espèce, qu'on recueille dans la région ouest, sert à préparer les flèches empoisonnées.

ACONITUM VARIEGATUM, *fou-tsee; szen-fu-tsy*, Tatarinov, 185, 401; *fu-tsze, heh-fu-tsze*, F. P. Smith, 13.

Cette espèce paraît fournir plusieurs médicaments à la médecine chinoise; il semble qu'on soit arrivé dans le Sse-tchuen à obtenir par la culture une variété moins vénéneuse et caractérisée par le développement de ses racines tuberculeuses, qui ressemblent beaucoup à celles de l'*Aconitum sinense*, mais sont plus volumineuses; on les prépare par la macération dans le vinaigre et par une salaison dont le mode opératoire est un secret. On fait un grand usage de ces tubercules, et l'on estime principalement ceux qui portent beaucoup de radicules.

Le *t'ien-hiang*, F. P. Smith, 14, serait fourni par une variété stérile cultivée dans le Sse-tchuen et le Hou-pe; ses racines sont ovoïdes, pivotantes, longues de près de deux pouces, noires à l'extérieur, qui offre souvent une sorte d'efflorescence; tuberculeuses, surtout vers le haut; l'intérieur est assez mou, de couleur brun noirâtre, plus foncée dans les vieux échantillons. Sa saveur est salée et âcre.

Le *fu'-p'ien*, F. P. Smith, 15, est fourni par les tubercules de l'*Aconitum variegatum*, pelés, après avoir macéré dans le vinaigre, séchés et coupés en tranches minces, fragiles, translucides, blanches et portant la trace des faisceaux concentriques. Il est moins âcre, ce qui tient sans doute à son mode de préparation.

Le *tsch-tsze* paraît formé des plus petits tubercules.

ACONITUM SINENSE, *kwang-wu, ch'uen-wu-t'u,* F. P. Smith, 12.

Cette espèce donne des racines pivotantes, coniques, longues d'un pouce et demi environ, épaisses de six lignes, à extérieur raboteux, brun noir; elles portent toujours une assez grande quantité de radicules; l'intérieur est amylacé, résistant et blanc sale; la saveur est amère, âcre et brûlante.

Ces racines sont fréquemment attaquées par les vers.

ACONITUM JAPONICUM, *tsao-vou-tou; çao-wu-tou,* Tatarinov, 38; *tsaou-woo,* Hanbury, 104.

Les racines noirâtres de cette espèce ressemblent un peu à celles du *chuen-woo,* mais elles sont plus petites et moins régulières; leur volume varie beaucoup.

Elles sont ovoïdes ou oblongues, pointues ou arrondies à leurs extrémités, recouvertes d'une pellicule lisse ou sillonnée; la partie interne est blanche et inodore.

ACONITUM LYCOTHONUM (?), *lang-tuh,* F. P. Smith, 32, 1268.

Sa racine, conique ou napiforme, large, féculente, très-souvent attaquée par les vers, est très-vénéneuse; elle est quelquefois employée comme sédative.

ACONITUM, *tchuen-vou; chuen-woo,* Hanbury, 103.

PÆONIA ALBIFLORA, *pe-cho-yo; pe-tchou; cho-yo; peh-choh-yoh,* F. P. Smith, 853; *chy-yo,* Debeaux. (*Pæonia Moutan.*)

Cette Pivoine croît dans le Hou-nan et le Ngan-hoey, où on en récolte les racines, qui se présentent sous forme de morceaux durs, lourds, gros comme le doigt, longs de quatre à six pouces, blanc rosé, marqués à l'extérieur de tubercules et de sillons blancs ou gris, et demi-translucides à l'intérieur.

Très-estimée des Chinois, qui pensent qu'elle pénètre l'estomac pour lui donner plus de force, la racine *pe-cho-yo* est employée contre la blennorrhagie et surtout contre les maladies des femmes; elle est contre-indiquée dans la fièvre maligne.

PÆONIA MOUTAN, *mu-dan-pi,* Tatarinov, 299; *mou-tan,* F. P. Smith, 854.

L'écorce de la racine, qu'on trouve en morceaux bruns à l'extérieur, rougeâtres en dedans et sur les cassures, longs de trois à quatre pouces, à saveur très-forte, est très-employée contre les maladies du sang, les hémorrhagies, les dérangements menstruels, et contre les vers.

PÆONIA RUBRA, *czi-szo-iao, szao-iao,* Tatarinov, 114, 396; *tche-tcho-yo; ch'ih-choh-yoh, tiau-chi, ch'uen-choh,* F. P. Smith, 855.

On emploie comme carminative et altérante l'écorce de cette espèce, qui est en morceaux sillonnés longitudinalement, droits, et de couleur jaune rougeâtre.

BERBÉRIDÉES.

BERBERIS LYCIUM, *ty-kou-py; ti-kuh-pi; di-gu-py,* Tatarinov, 158; *kau-ki,* F. P. Smith, 137.

Cet arbre, qui croît dans le Hou-nan, le Chen-si, le Kiang-sou et le Kan-sou, a une racine amère qui dissipe la chaleur interne, rafraîchit le sang, restaure l'humide radical, et qu'on administre comme fébrifuge, rhumatismale, tonique et vulnéraire.

On emploie aussi l'écorce de la racine *ti-kuh-pi* en morceaux jaune brun clair, roulés, à saveur et odeur faibles.

Le fruit, mélangé à l'écorce, sert à faire une teinture fébrifuge et tonique.

BERBERIS VULGARIS (?), *tchang-yu,* Debeaux.

Le fruit est astringent.

BERBERIS CHINENSIS, *kau-kih,* F. P. Smith, 138.

Employé, ainsi que le *Berberis aquifolium,* comme succédané du *Berberis Lycium.*

PAPAVÉRACÉES.

ARGEMONE MEXICANA, *lao-chou-ly; lau-shu-lih,* F. P. Smith, 83.

Les semences de cette plante, qui est commune dans les provinces méridionales, passent pour sédatives et émollientes.

CHELIDONIUM MAJUS, *tche-mou; chi-mu,* F. P. Smith, 217.

Employé comme émétique et expectorant.

PAPAVER SOMNIFERUM, *yn-tsee-chou; yn-tchou-hoa; ouan-cheou-ko; yn-ly; yin-shu; in-su-chua,* Tatarinov, 232; *yn-chou-hoa; yang-yen, ying-sze-shu,* F. P. Smith, 816, 916.

Introduit en Chine au moins depuis la dynastie mongole, le Pavot est entré dans la thérapeutique ordinaire sous la dynastie des Ming, et le Pen-tsao l'indique, soit seul ou associé à d'autres substances, contre la leucorrhée, la dyssenterie, la diarrhée, la toux, la spermatorrhée, etc.

Aujourd'hui la médecine chinoise repousse l'emploi de ce médicament si utile, ayant déversé sur lui tout l'opprobre qui couvre l'habitude de fumer ou de manger de l'opium. Les capsules, *yng-chou-hoa,* et les fleurs, sont usitées comme calmantes dans les

phlegmasies internes ou externes ; les semences, *yng-chou-tze*, empêchent, dit-on, les poulets de se développer. (Dabry de Thiersant.)

L'opium paraît avoir été cultivé il y a déjà de longues années
(en 1736 dans une partie du Yun-nan) dans plusieurs provinces
de la Chine, où il aurait été importé de l'Inde [1] ; mais ce n'est
que dans ces dernières années que cette culture a pris une extension des plus fâcheuses et est devenue une des principales récoltes
d'hiver dans le Yun-nan, le Hou-nan et le Tche-kiang. Les planta-
tions se font dans des terres légères où l'eau trouve un écoulement facile, et cette culture est menée avec un tel soin que les
plantes, et surtout les capsules, acquièrent un volume considérable. Au printemps, on fait sur les capsules presque mûres des
entailles, qu'un lambeau d'épiderme recouvre pour prévenir la
dessiccation trop rapide, et chaque matin les gouttelettes concré-
tées sont recueillies au moyen d'une lame de bambou et réunies
dans un tube de bambou. On obtient actuellement deux récoltes
annuelles, quelquefois trois, en alternant la culture du Pavot avec
celle des plantes alimentaires. La graine du Pavot est employée
comme aliment, la tige desséchée, comme combustible. Les débris
des feuilles et des capsules servent à nourrir les porcs ; mais ces
animaux maigrissent dès qu'on cesse cette nourriture et doivent
être tués immédiatement. (Dr Thorel.)

Ce n'est pas sans une vive opposition du gouvernement que la
culture du Pavot a pris cette extension en Chine ; mais, malgré
l'édit du 28 avril 1865, confirmé par celui du 21 janvier 1869,
cette plante n'en continue pas moins à prendre la place du riz et
des céréales ; cependant, si on doit en croire un haut mandarin,
le gouvernement ne tolérerait actuellement la production indigène
que pour anéantir par la concurrence l'importation des Indes, et

---

[1] Si cette culture de l'opium en Chine depuis un temps très-long peut
servir à prouver qu'il y avait dans cette contrée des fumeurs d'opium avant
les importations faites par les Anglais, il n'en est pas moins constant que
ceux-ci ont une grande part de responsabilité dans la vulgarisation de cette
funeste habitude, et qu'ils ne peuvent s'en prendre qu'à eux des désordres
produits par l'usage trop répandu de ce narcotique.

il espère, une fois ce résultat obtenu, détruire insensiblement la culture locale. Puisse-t-il réussir et faire ainsi disparaître un vice qui a une si fàcheuse influence sur la population! L'action du Pavot n'a pas seulement été remarquée sur l'homme, mais aussi sur les animaux, car on a constaté que les abeilles, autrefois très-abondantes dans le Yun-nan, ont éprouvé une mortalité considérable depuis que la culture du Pavot y a été introduite.

Les fumeurs emploient un opium préparé, *min-yang,* et il en existe plusieurs qualités, depuis l'opium le plus fin jusqu'au résidu de pipe, *tie-chan-tao,* dont se servent les domestiques et les pauvres.

L'opium indigène, *hi-tou,* qui paraît être souvent adultéré avec des matières étrangères, telles que le suc glutineux du *hoai-chou,* est assez riche en morphine (6,94 pour 100, d'après le docteur Jamieson) et en narcotine (8,87), mais il n'est pas aussi recherché des fumeurs que celui de l'étranger, *yang-tou.* On a cependant constaté dans ces dernières années que son prix, moindre de moitié, l'avait fait entrer en sérieuse concurrence avec l'opium indien.

FUMARIACÉES.

CORYDALIS AMBIGUA, Pen-tsao; *yuen-hu-so; yen-hoo-suh,* Hanbury, 99; *yen-hu-soh, hiuen-hu-soh,* F. P. Smith, 307.

L'identification de cette racine est due à M. Daniel Hanbury, qui l'a décrite ainsi : tubercules petits, durs, bruns, en forme de boule aplatie d'un demi-pouce de diamètre; l'extérieur offre une cuticule mince et ridée; l'intérieur est jaune clair, demi-transparent, et d'apparence cireuse. C'est une plante de Sibérie, du Kamtchatka et du fleuve Amour. On rencontre cependant cette plante dans diverses parties de la Chine, mais elle y fournit un médicament moins estimé.

Fumaria officinalis (?), *ti-ting*, Debeaux; *tsee-hoa-ti-ting*.

Fraîche, elle est appliquée sur les tumeurs charbonneuses.

Fumaria racemosa, *tsy-chua-di-din*, Tatarinov, 468.

CRUCIFÈRES.

Sinapis alba, *pe-ky; pe-kiai; bay-tsie-tsy*, Tatarinov, 17;
peh-kai, hu-kai, F. P. Smith, 1055; *pe-kiai-tze*, Debeaux. (*Sinapis brassicata.*)

Importée de l'Asie centrale en Chine, cette Crucifère est surtout abondante dans le Sse-tchuen, où on la sème en automne
pour s'en servir en hiver dans l'alimentation. La plante entière
est stimulante, diaphorétique, stomachique et purgative.

La semence, *pe-ky*, âcre, tiède, pénètre le poumon, agit
commé sudorifique, chasse les phlegmes et renforce la bouche et
l'estomac.

La racine, *pe-kiai*, âcre, amère, tempérée, est anthelmintique,
dissipe les tumeurs pestilentes et expulse le fœtus mort dans
l'utérus.

Sinapis nigra, *tsie-cay*, Tatarinov, 444; *tsz'e-kai*, F. P.
Smith, 1056; *kiai-tsee, tsee-kiai*.

La plante passe pour avoir une action utile sur les poumons,
l'estomac et l'intestin, et pour être excellente contre les affections
nerveuses, la paralysie, etc. On administre les semences contre
l'aménorrhée.

Brassica sinensis, *pe-song*, Pen-tsao; *pe-ts'ai; yun-t'ai, yu-
ts'ai, peh-t'sai*, F. P. Smith, 157; *yun-tai; yu-tsai;
pe-tsai-tze*, Debeaux.

Ce *Brassica* est une plante potagère très-estimée, dont les qualités varient avec le climat (celui du nord est excellent), la saison et le terrain ; on préfère celui des terres marécageuses.

Les semences sont fortement huileuses et servent à fabriquer le *ts'ai-yeou*, huile épaisse, de couleur jaune foncé, à odeur agréable, à saveur forte, qu'on emploie pour l'éclairage et dans la cuisine. Prise à dose un peu élevée, elle est purgative ; on en fait des applications sur la peau dans quelques éruptions et sur les ulcérations.

Les semences sont usitées dans les affections puerpérales et contre les éruptions.

La plante entière est antiscorbutique, arthritique et résolutive ; c'est le remède spécial de *wu-hiun*.

RAPHANUS SATIVUS, *lo-po ; ta-lo-po,* Mérat, Delens ; *hung-lo-p'eh,* F. P. Smith, 996 ; *lo-pe,* Debeaux.

Cette plante est employée dans l'alimentation, crue ou cuite, et joue un grand rôle dans la cuisine chinoise.

Les graines sont préconisées comme diurétiques et odontalgiques.

La racine est appliquée sur les tempes dans la céphalalgie.

CAPSELLA BURSA-PASTORIS, *tsee-tsee ; ts'ai-ts'ai, ti-mi-ts'ai,* F. P. Smith, 1043.

Elle entre sur une large échelle dans l'alimentation des pauvres ; la racine est employée dans les ophthalmies.

SISYMBRIUM IRIO, *choui-kiai-tsai, choui-kie ; tien-kie.*

SISYMBRIUM ATROVIRENS, *ting-ly-tse ; tin-li-tsy,* Tatarinov, 431 ; *ting-lih,* F. P. Smith, 1058.

Les semences de cette Crucifère, qui croît dans le Kiang-si, le Chan-si et le Chen-si, un peu amères et mucilagineuses, passent pour adoucissantes et laxatives ; on les emploie dans l'hydropisie, la dysurie, l'aménorrhée et les fièvres.

Isatis tinctoria, *lan-ts'ai.*

On cultive en grande quantité cette plante pour en extraire le pastel. Les Chinois, qui la mangent, la considèrent comme très-salutaire et très-nourrissante.

NYMPHÉACÉES.

Euryale ferox (?), *kien; ki-tou; kien-che; cian-szi, tsi-lou,* Tatarinov, 86, 441 ; *kien-shih, ki-t'u,* F. P. Smith, 428.

Sous ce nom impropre, on désigne une Nymphéacée dont les divers organes sont riches en fécule et sont comestibles. On prépare aussi avec la farine des semences une sorte de biscuits secs, *kien-shih-kau,* qu'on fait manger aux enfants atteints de *kan.*

Nymphæa alba, *pin-fong-tsao.*

Le Pen-tsao l'indique comme provenant du centre de l'Asie.

NÉLUMBIACÉES.

Nelumbium speciosum, *lien-ngeou,* Pen-tsao; *lan-chua,* Tatarinov, 257; *lien-hou,* Mérat, Delens; *lien-tsze,* Hanbury, 78; *lien-ngau,* F. P. Smith, 667; *lien-hoa,* Debeaux.

Les Chinois font le plus grand cas de cette plante, qu'ils cultivent dans des étangs, et dont ils se servent dans de nombreuses cérémonies du culte de Bouddha. Toutes les parties du végétal ont reçu d'eux des noms particuliers et ont leur usage spécial.

Les racines, *ngeou, che-gen,* Tatarinov, 44; *ow-tsie,* Tatar., 316, fournissent, dans le Kiang-si et le Tche-kiang, une grande quantité de fécule, *ngau-fen,* Smith, *gaou-fun,* Hanb., *ow-fyn,* Tatar., 915, qui est l'Arrow-root chinois, et qu'on retire par le ràpage et la lévigation. Cette fécule est en poudre rougeâtre, onctueuse, brillante, formant une excellente gelée recommandée contre la diarrhée et la dyssenterie; elle fait la base du *san-ho-fen*, aliment des nouveau-nés. Très-fréquemment adultérée avec des farines de Légumineuses, cette fécule est, par suite, préparée dans les ménages pour l'usage domestique.

Les tiges rampantes des *Nelumbium*, coupées par morceaux et bouillies, sont très-recherchées des Chinois.

Les feuilles desséchées, *che-ie*, Tatarinov, 45, sont recommandées contre les fièvres, l'hydropisie, les hémorrhagies.

Les pétioles, *lien-hoa-kang*, passent pour exercer une influence sur les mouvements du fœtus dans l'utérus.

Le pédoncule élargi, *lien-ping*, *tien-lien-tze; lan-fan*, Tatarinov, 258, est un remède populaire de l'hémoptysie.

Les fleurs, *lien-hoa*, ornent fréquemment les appartements chinois. Un pétale sur lequel on a inscrit la nativité de la patiente est donné souvent aux femmes en couche pour triompher des difficultés du travail.

Les étamines, *lien-siuy*, Tatarinov, 259, sont employées comme astringentes et aussi pour la toilette.

Les semences, *che-lien-tsee; lien-tsze*, Hanbury, 78, sont recueillies surtout dans le Fo-kien, le Kiang-si et le Pe-tchi-li, pour les desserts ou pour l'usage médical; on les mange crues, bouillies ou grillées; elles sont souveraines, dit-on, contre la spermatorrhée et l'hématémèse.

VIOLARIÉES.

Viola, *tse-hoa; chouan-tsao-hoa; tsze-kin-hwa*, F. P. Smith, 1240.

Les *Viola canina* et *odorata*, qui croissent en Chine, ne paraissent pas y avoir d'emploi médical.

PANGIÉES.

G**YNOCARDIA ODORATA**, *ta-fong-tsee*, Pen-tsao; *ta-fung-tsze*,
F. P. Smith, 668; *ta-fung-tsze*, Hanbury, 83; *da-fyn-tsy*, Tatarinov, 143.

Les semences de *Chaulmoogra*, importées de Siam, sont longues d'un pouce au plus, oblongues, très-irrégulières par suite
de la pression réciproque, gris foncé; leur testa dur offre souvent
des restes de matière pulpeuse desséchée, qui quelquefois soude
ensemble plusieurs graines; l'albumen huileux entoure deux cotylédons minces et cordiformes.

On les préconise contre la lèpre, la teigne, les éruptions syphilitiques; on les emploie concurremment avec le calomel et la
racine de *Robinia amara*.

CUCURBITACÉES.

M**URICIA COCHINCHINENSIS**, *fan-mou-pie*, Pen-tsao; *mo-pie-çu*,
Cleyer, 188; *fan-mu-bie, my-bie-tsy*, Tatarinov, 175,
298; *fan-muh-pee; muh-pee-tsze*, Hanbury, 57; *muh-
pieh-tsze*, F. P. Smith, 745; *mou-pie-tsee*.

Le fruit de cette Cucurbitacée, qui croît dans le Tche-kiang, le
Hou-nan et le Chan-tong, renferme de trente à quarante graines
orbiculaires ou obscurément triangulaires, comprimées, garnies
de tubercules sur leurs bords, recouvertes d'un testa brun foncé,
fragile, rugueux, très-souvent réticulé par des empreintes en
creux; leur diamètre varie de trois quarts de pouce à un pouce
et demi; ces graines sont très-huileuses. On en fait grand usage
contre les ulcères et les affections scrofuleuses; on s'en sert également contre les bubons.

Les Chinois font quelquefois, à leur grand détriment, confusion entre ces graines et celles du *Strychnos nux vomica* (*mou-pie-tsee*).

BRYONIA CORDIFOLIA (?), *tien-koua-fen; chua-fyn,* Tatarinov, 67; *tien-hwa-fen, poh-yoh, t'ien-kwa,* F. P. Smith, 160; *ki-tong-koua,* Debeaux

On emploie les racines d'un *Bryonia* du Kiang-si et du Hou-nan, que M. Debeaux rapporte avec doute au *B. hastata,* Lour., et qu'on trouve en morceaux longs de deux à trois pouces, de la grosseur du petit doigt ou du pouce, de couleur claire, blanc jaunâtre; l'extérieur est couvert de stries longitudinales irrégulières; elles sont dures, blanches et amylacées à l'intérieur, avec des rayons jaunâtres; elles sont attaquées très-fréquemment par les vers, et sont alors réduites en poussière et vendues sous le nom de *tien-houa;* elles sont très-purgatives.

On emploie aussi comme tonique et antidyssentérique les fruits, pour remplacer ceux du *Trichosanthes dioica.*

BRYONIA, *mou-koua.*

CITRULLUS, *si-koua; si-kua; han-kua; si-kwa, han-kwa,* F. P. Smith, 255; *si-gua-tsy,* Tatarinov, 337; *si-koua-tze,* Debeaux.

Les Chinois font une très-grande consommation des fruits rafraîchissants du melon d'eau.

Ils en mangent aussi en grande quantité les semences, *kwa-tsze,* dans les boutiques à thé, où on les leur offre desséchées; elles sont adoucissantes, pectorales et peptiques.

MOMORDICA BALSAMINA, *kou-koua,* Pen-tsao; *kou-koua; ku-gua,* Tatarinov, 249 (*Momordica Charantia*); *k'u-kwa, lai-p'u-t'au,* F. P. Smith, 404, 733; *kou-koua,* Debeaux.

Les Chinois mangent, malgré leur amertume qui disparaît par la coction dans le vinaigre, et avant leur maturité, les fruits verts, oblongs, acuminés et couverts de tubercules inégaux; quand ils sont parvenus à maturité, et alors ils sont d'un beau rouge, ils en font usage comme de drastiques énergiques.

MOMORDICA, *lay-koua; lay-gua,* Tatarinov, 273.

COLOCYNTHIS, *kou-pao, ku-pau.*

Purgatif drastique.

BENINCASA CERIFERA, *tong-koua,* Pen-tsao; *tong-koua-py; lung-kwa, peh-kwa,* F. P. Smith, 134; *dun-gua-tsy,* Tatarinov, 168; *tong-kwa,* Mérat, Delens.

Cette espèce, dont les jardiniers chinois savent obtenir des fruits énormes, porte une couche cireuse autour du fruit; son principal usage est de fournir les graines, *peh-kwa-tsze,* qu'on mange comme friandises avec le thé.

CUCURBITA MAXIMA MICROCARPA, *ma-koua.*

Curieuse petite espèce cultivée par les Chinois.

CUCUMIS MELO, *sian-gua,* Tatarinov, 347; *tien-kwa, kiang-kwa,* F. P. Smith, 328.

Les Chinois en ont plusieurs variétés, qu'ils recommandent comme rafraîchissantes et diurétiques; ils en emploient le fruit et les semences.

Sous les noms de *hu-kwa, hwang-kwa,* M. Porter Smith, 329, indique un concombre dont il vante l'emploi pour faire une conserve qu'on applique sur les eczémas et diverses autres éruptions. Cette espèce est alibile, mais détermine facilement de fortes diarrhées. (F. P. SMITH.)

CUCUMIS, *sian-gua,* Tatarinov, 356; *yueh-kwa, shan-kwa,* F. P. Smith, 326; *yue-koua, chan-koua.*

Espèce qu'on mange crue pendant l'été; longue d'un pied, d'un

vert foncé avec des lignes longitudinales plus pâles; saveur douce
se rapprochant de celle du melon. (PORTER SMITH.)

CUCUMIS LONGA, *sse-koua,* Pen-tsao; *tsie-kwa,* Mérat, Delens; *sy-gua,* Tatarinov, 384; *sz'-kwa, man-kwa,* F. P.
Smith, 327.

On en mange le fruit jeune, qui est très-allongé et marqué de
côtes longitudinales; quand il est âgé, on se sert du tissu fibreux
comme d'une éponge. Il passe pour galactogogue, anthelmintique,
et est recommandé dans la variole. (F. P. SMITH.)

LAGENARIA VULGARIS, *hou-lou,* Pen-tsao; *pou-lou-kwa,* Mérat,
Delens; *chu-lu,* Tatarinov, 61; *hu-lu,* F. P. Smith, 599;
ho-lo-tze, Debeaux.

La plante est alimentaire, rafraîchissante, laxative et antipier-
reuse; on mange aussi ses fruits, bien qu'ils soient très-purgatifs,
mais leur principal usage est de servir à faire des gourdes.

TRICHOSANTHES ANGUINA, *sse-koua; man-koua.*

TRICHOSANTHES DIOICA, *koua-lo; ko-lau,* F. P. Smith, 1201.

On fait usage de l'écorce brune du fruit, qui est globuleux et a
trois à quatre pouces de diamètre.

On en emploie les graines, *koua-lo-tsse,* larges, petites, brunes,
comme émollientes et pectorales.

On tire du rhizome d'un *Trichosanthes* une poudre blanche,
peh-yoh, t'ien-kwa-fen, qui passe pour tonique, fébrifuge et vulnéraire.

TRICHOSANTHES PALMATA, *koua-lou; gua-lou,* Tatarinov, 207.

On en emploie les graines comme émollientes.

THLADIANTHA DUBIA, *hou-koua; houang-koua; czi-bao-czz,*

wan-gua, Tatarinov, 111, 476; *t'u-kwa, wang-kwa, ch'ih-pau-tsze,* F. P. Smith, 1202.

Est usitée comme diurétique et laxatif, et est surtout recommandée dans les cas d'irrégularité des règles.

BÉGONIACÉES.

BEGONIA DISCOLOR, *tchuen-hai-tang; ch'un-hai-t'ang,* F. P. Smith, 131.

On en emploie les racines comme purgatives et astringentes.

BEGONIA GRANDIS, *tsieou-hai-tang.*

PORTULACÉES.

PORTULACA OLERACEA, *ma-tche-hien; ma-czi-sian, ma-szen-cay,* Tatarinov, 284, 285; *ma-ch'i-hien,* F. P. Smith, 918; *ma-chih-sien; ma-chi-ye,* Debeaux.

D'après Li-shih-chen, les tiges et rameaux de cette plante fournissent un mercure végétal dont il indique avec les plus grands développements tout le mode de préparation.

CARYOPHYLLÉES.

DIANTHUS CARYOPHYLLUS, *tsien-tchun-lo; ts'ien-ch'un-lo,* F. P. Smith, 370.

On en cultive diverses variétés. Sous le nom de *sgi-czzu,* M. Tatarinov (411) indique un mélange de *Dianthus* et de *Commelina.*

DIANTHUS FISCHERI, *kiu-me; ciuy-may,* Tatarinov, 98; *k'ü-meh, shih-chuh,* F. P. Smith, 371; *ti-tsou-hoa,* Debeaux. (*Dianthus sinensis.*)

La plante, qui croît dans toute la Chine, et que les Chinois pensent avoir certains rapports avec le bambou, se vend en gros paquets jaunes qu'on emploie comme diurétiques, anthelmintiques et pour préparer des collyres. On en fait aussi usage pour obtenir l'avortement. C'est une herbe amère, froide, poussant à l'urine, résolvant les oppressions et rendant la clarté aux yeux.

SILENE, *ouang-pou-lieou-hing; wan-bu-lu-sin,* Tatarinov, 475; *wang-puh-liu-hing,* F. P. Smith, 1049.

On se sert beaucoup de ses semences brun-rouge, arrondies, semblables à celles de la moutarde, ainsi que des jeunes pousses, comme vulnéraires, styptiques, diurétiques, galactogogues et résolutives.

La plante entière renferme une grande quantité de saponine.

GYPSOPHILA, *tou-ho-tsao.*

Sommités fleuries d'un *Gypsophila* très-voisin du *G. panicu lata,* Ait. (DEBEAUX.)

PHYTOLACCACÉES.

PHYTOLACCA OCTANDRA, *chang-lou; chang-lu; szng-lu,* Tatarinov, 388; *shang-luh,* F. P. Smith, 869.

Cette plante, qu'on trouve abondamment dans le Hou-pe, le Kiang-si et le Chen-si, où on la fait entrer dans l'alimentation, fournit à la médecine ses fleurs, qu'on recommande contre l'apoplexie, et ses racines, qui sont émétiques, hydragogues et antiarthritiques.

MALVACÉES.

ALTHÆA ROSEA, *fou-seng; fu sang,* F. P. Smith, 42; *fou-yong-hoa,* Debeaux; *la-my-sou-ky.*

C'est à l'*Althœa rosea* que M. F. P. Smith croit devoir rapporter le *fou-seng-hoa* du Pen-tsao, que d'autres supposent être l'*Hibiscus Rosa sinensis*. On en emploie comme émollientes les feuilles et les fleurs, qu'on mélange à du miel blanc pour en faire des applications sur les furoncles et les glandes engorgées du cou.

On se sert aussi de l'écorce, sous le nom de *fou-yong-pi.*

HIBISCUS MUTABILIS, *fou-yong-hoa; mu-fu-yung,* F. P. Smith, 523; *mou-fou-yong.*

Les feuilles sont employées en applications sur les tumeurs; les fleurs sont données en infusions pectorales dans les affections pulmonaires.

(L'expression *fou-yong* s'applique aussi au *Nelumbium* et au Pavot.)

HIBISCUS SYRIACUS, *mou-kin; muh-kin,* F. P. Smith, 525; *mou-kin-hoa,* Debeaux.

On en mange les feuilles jeunes; les feuilles sèches passent pour pectorales, stomachiques et diurétiques; la racine est préconisée contre la dyssenterie et sert à faire des lotions contre la lèpre, l'eczéma, etc.

HIBISCUS ROSA SINENSIS, *fou-seng-hoa; fu-sang, fuh-sang, chü-kin,* F. P. Smith, 524.

On fait sur les furoncles des applications émollientes de ses feuilles et de ses fleurs, surtout de la variété blanche.

HIBISCUS CANNABINUS, *hiang-ma, peh-ma, ye-ma,* F. P. Smith, 521; *ma-ye,* Debeaux. (*Sida.*)

Ses semences, noires, réniformes, sont antidyssentériques et employées contre les ophthalmies; sa racine a les mêmes propriétés.

Il fournit une grande quantité de fibres qui remplacent celles du Chanvre.

HIBISCUS ABELMOSCHUS, *dun-kuy-tsy*, Tatarinov, 169; *t'ung-kwei-tsze*, F. P. Smith, 520.

Les semences, noires ou brunes, réniformes, mucilagineuses, sont utilisées comme émollientes.

HIBISCUS ESCULENTUS, *houang-chou-kouei; hwang-shuh-kwei,* F. P. Smith, 522.

On en emploie le fruit mucilagineux, comestible aussi bien que la racine, comme émollient : on pense qu'il active le travail de la parturition.

HIBISCUS MANIHOT, *tou-kwei, shuh-kwei.*

Mêmes usages que l'*Hibiscus esculentus.*

SIDA TILIÆFOLIA, *tsing-ma; siang-ma; ts'ing-ma,* F. P. Smith, 1046.

La fibre est employée comme substitut de celle du *Boehmeria;* la racine en est sudorifique.

STERCULIACÉES.

STERCULIA PLATANIFOLIA, *ou-tong; w'u-tung; chen; ou-tong-chou; woo-tung-tsze,* Hanbury, 85; *wu-t'ung,* F. P. Smith, 1101; *ou-tong-tchu,* Debeaux.

Commun autour des temples et des habitations, qu'il couvre d'une ombre épaisse. Il annonce les saisons; la veille du jour qui ouvre le printemps, une de ses feuilles tombe. Ses semences huileuses, de la grosseur d'un pois, entrent dans la confection des gâteaux de la fête d'Automne du huitième mois.

Il offre aussi cette particularité que chaque branche porte douze feuilles dans les années ordinaires et treize dans les bissextiles.

Les feuilles et l'écorce sont diurétiques et diaphorétiques.

Ses fleurs, jaunes, petites, sont en grappe.

Son bois est très-bon pour faire des instruments de musique.

STERCULIA BALANGHAS, *pin-po; p'in-p'o,* F. P. Smith, 1100.

On en emploie le fruit.

TILIACÉES.

CORCHORUS JAPONICUS, *tang-ti,* F. P. Smith, 299; *tang-ti-hoa,* Debeaux.

On en emploie les fleurs desséchées et pulvérisées contre les hémorrhoïdes et l'épistaxis.

Il fournit une partie des fibres désignées par le commerce sous le nom de jute.

CORCHORUS CAPSULARIS, *ho-ma; ta-ma,* F. P. Smith, 298.

Il fournit aussi ses fibres à l'industrie.

TRIUMFETTA, *po-lo-ma; po-lo-ma,* F. P. Smith, 1205.

Fournit, d'après M. F. P. Smith, les fibres textiles employées dans le commerce, et que quelques auteurs rapportent à un *Corchorus.*

GREWIA ELASTICA, *tang-li,* F. P. Smith, 492.

On en emploie les fruits, les fleurs et les jeunes branches contre la dyspepsie et la diarrhée.

DIPTÉROCARPÉES.

DRYOBALANOPS AROMATICA, *long-naou* (cervelle de dragon parfumée), Pen-tsao; *long-naou-hiang; ping-pien,* Itier; *ping-peen,* Hanbury, 130; *lung-nau-hiang; ping-pien;*

moi-wha-pien; ho-p'o-lo-hiang, p'o-luh-hiang, F. P. Smith, 184.

Recueillis dans les fentes des arbres par les indigènes de Sumatra et de Bornéo, les petits cristaux du *Dryobalanops* ont une valeur de 175 à 200 francs le kilogramme (ITIER) en Chine, où ce camphre est infiniment plus estimé que celui du pays, et où on lui assigne les propriétés les plus fantastiques.

VATICA (SHOREA) ROBUSTA, *so-lo; t'ien-shi-li.*

VATERIA INDICA, *pa-ma-yeou; pa-ma-yü,* F. P. Smith, 289.

Sa résine est importée de Bornéo et de Sumatra en Chine pour calfater les bateaux.

TERNSTRÆMIACÉES.

TERNSTRÆMIA JAPONICA, *choui-ny; ping-pang-tsao; shwui-muh-si,* F. P. Smith, 1141; *choui-mou-si.*

Il est très-probablement employé à parfumer le thé, et servait autrefois, d'après le Kouang-kiun-fung-pou, à teindre les ongles. (PORTER SMITH.)

CAMELLIA OLEIFERA, *tcha-hoa; tcha-yeou,* Debeaux.

Sous le nom de *tcha-yeou,* les Chinois emploient pour l'éclairage une huile jaune, moins odorante que celle du *Brassica,* et qu'ils fabriquent en grande quantité dans le Hou-nan et le Kiang-si. Cette huile est improprement désignée sous le nom d'*huile de thé.*

CAMELLIA SASANQUA, *tcha-hoa,* Debeaux.

Ses fleurs odorantes servent à parfumer le thé.

THEA, *tcha; bont-jaa,* Mérat, Delens; *ming, ch'a, k'u-t'u, kia, shih, ch'uen,* F. P. Smith, 1135.

Le Thé est très-certainement fourni par plusieurs espèces différentes, bien que la majeure partie provienne du *Thea viridis.*

Le thé, en chinois *tcha* ou *tcha-ye,* feuilles de thé, se prononce à Amoy *thé,* d'où est venu le nom que les Européens lui ont donné.

Le mot *tcha* est appliqué par les Chinois à toutes les espèces de *Camellia,* aussi bien qu'à la plante du thé.

C'est une des marchandises d'exportation de la Chine qui a le plus de valeur et d'importance. Son infusion sert de breuvage ordinaire à ses habitants depuis des milliers d'années. La plante est maintenant cultivée pour ses feuilles en Chine, en Corée, au Japon, à Assam, où elle est indigène, et à Sunla, à Java et au Brésil, où son introduction a été tentée.

On n'a qu'à consulter les travaux de Bale, Rondot et Fortune, si l'on veut savoir en détail comment les feuilles de thé sont recueillies et manipulées pour l'usage domestique et pour l'exportation, et si l'on veut connaître les différents procédés employés pour manufacturer les nombreuses variétés qui sont livrées à la consommation.

Ces auteurs ont démontré que, quoiqu'il existe deux et même un plus grand nombre d'espèces de thé, l'une ou l'autre peut produire les thés noirs ou verts, et que l'état de la feuille, les qualités du sol, le degré de chaleur et les ingrédients étrangers dont on se sert pour la manipulation, ont une influence directe sur les différences que l'on remarque dans les thés du commerce. La vieille version d'après laquelle le thé vert devait son goût métallique et sa teinte de vert-de-gris à la manière dont on le faisait sécher sur des vases de cuivre (comme si le cuivre chauffé pouvait fournir assez d'oxyde pour affecter le thé), ne peut plus avoir cours depuis que l'on a appris que cette teinte provient d'une couleur artificielle que les Chinois lui donnent pour imiter les thés verts si délicats qu'ils consomment dans leur intérieur.

L'arbuste est cultivé dans toutes les provinces situées au sud du fleuve Jaune; mais celles à l'est de l'empire fournissent le meilleur thé et en totalité celui qui est exporté sur la côte. La chaîne de collines qui se trouvent par 28° latitude nord dans la partie nord-ouest du Fo-kien, et que l'on appelle les collines Vou-y ou *Bohée*, ont été longtemps célèbres pour l'excellent thé, principalement noir, qu'elles produisent. Sur un éperon de la même grande chaîne nommé Han-ling, et qui s'étend entre les provinces du Tche-kiang et du Ngan-hoey, par 35° de latitude nord, sont des collines, les Song-lo, qui sont également renommées pour leurs thés verts. Ces sortes de thés viennent en partie de Houey-tcheou, dans le Ngan-hoey, et sont connues à Canton comme thés de Fy-tcheou; d'autres proviennent de Tai-ping, dans la même province, et sont apportées par le Yang-tsee-kiang à Vou-hou; une troisième sorte est appelée *ping-choui*, et s'exporte de la ville de Chao-hing-fou, dans le Tche-kiang, à quarante milles environ à l'ouest de Ning-po. Les thés *touan-kay* ou *tun-kay* sont fournis par la ville de Tai-ping-fou. On trouve également dans les deux grandes provinces du Hou-nan et du Hou-pe (Oouan-oopak) une espèce particulière de thé; de même que les districts de Ngan-ky et de Ning-yang (Ankoi et Ning-yong), dans la partie occidentale du Fo-kien, ont donné aussi leurs noms à deux autres sortes de thé apportées de ces pays. Les dénominations appliquées aux thés changent souvent suivant les localités où ils sont cultivés ou les qualités spéciales qu'ils présentent. Les termes dont font usage les Chinois sont habituellement descriptifs, tels que *pe-koe*, cheveux blancs; *hy-son*, printemps; tandis que les noms étrangers ne sont le plus souvent connus que dans le commerce et indiquent les lieux de production ou de vente de la marchandise, tels que *ho-hao, sing-tchun-ky, kai-seou,* etc. Voici maintenant quelques détails sur les principales espèces de thés noirs ou verts que l'on trouve dans le commerce.

Le thé dont la vente est la plus importante est appelé par les étrangers *congou,* mot dérivé de *kong-hou* (dialecte d'Amoy) ou de *kong-fou,* en langue mandarine, ce qui signifie thé du laboureur ou thé qui a été travaillé.

Huit variétés de *congou* sont manufacturées pour les demandes des étrangers, et chacune d'elles présente une différence de qualité très-remarquable. Les meilleures espèces sont produites dans la province du Hou-pe, et sont divisées en trois classes distinctes, dont la première porte le nom de *yang-lieou-tong*, vallée du saule; la deuxième, *yang-lieou-sze*, commune de Yang-lieou; la troisième, *hie-kia-che*, marché de la famille *Hie*. Le *congou* du Hou-pe se distingue facilement par l'apparence de la feuille, qui est large, bien découpée, et noire, avec quelquefois une teinte pourpre; l'infusion en est d'une couleur rouge foncé. Le goût en est savoureux et agréable. Il est d'une nature si délicate qu'il ne peut supporter beaucoup de feu sans perdre son parfum, et qu'il se moisit plus vite que les autres espèces de *congou*.

Le *congou* du Hou-nan diffère essentiellement de celui du Hou-pe; la feuille a une apparence noir grisâtre, quelquefois avec une teinte rougeâtre. Il n'a pas beaucoup de force, et son goût rappelle souvent celui du goudron; fait assez bizarre, que les Chinois attribuent à la nature du bois que l'on emploie pour le faire sécher. Il existe trois sortes de *congou* du Hou-nan. La première qualité est appelée *tchang-chao-kiai*, rue de la Longévité; la deuxième, *ping-hiang*, village de pins; enfin la troisième, qui est inférieure, porte le nom de *siang-tan*, du large dépôt de thé sur la rivière Siang, à 170 milles de Han-keou. De très-grandes quantités de ces espèces sont envoyées chaque année en Angleterre.

L'espèce de *congou* nommée *mo-nang* provient du district de Vou-ning, dans le nord-est de la province de Kiang-si. Elle est appelée également *ning-tcheou* par les marchands de thé de Foutcheou et de Chang-haï. Cette espèce ressemble beaucoup pour l'apparence aux espèces précédentes. Fréquemment elle a une odeur et un goût de terre produits par la nature du sol dans lequel pousse l'arbuste. La meilleure qualité est distinguée par le terme de *song-hiang*, c'est-à-dire, parfum de sapin. La feuille est généralement petite, uniforme et noire; l'infusion en est forte et d'un goût agréable.

Une autre espèce de *congou*, qui fournit une large part à l'exportation, est appelée *ho-keou*, du nom d'un marché situé à l'embouchure du Kieou-kin, petite rivière venant de Sing-tsun et se jetant dans le lac Po-yang, d'où le thé est transporté à Changhaï par le Yang-tsee-kiang ou à Canton par Nan-tchang-fou, dans le Kiang-si. C'est la même sorte de thé qui, avec une très-légère différence dans sa préparation, était nommée *bohee* dans les premiers temps de la Compagnie des Indes orientales. La feuille est d'une couleur rouge foncé très-ouverte et grossière. L'infusion est d'un rouge pâle qui augmente à mesure que la qualité diminue.

Le meilleur des thés noirs est appelé *kiai-cheou* et est apporté principalement sur le marché de Canton. Sa qualité et ses préparations sont telles qu'il peut se conserver de longues années dans un climat sec sans se détériorer. Il vient en quantités limitées à Chou-fang-kiai et se distingue des autres espèces par sa feuille, qui est petite, rouge, frisée, avec des pointes de *pe-koe* (c'est-à-dire blanches); l'infusion est pleine de feu, forte et richement aromatisée.

Il existe une variété nommée *hia-mey*, c'est-à-dire *hong-mey* inférieur, dont il est difficile de se procurer la feuille véritable. Une grande quantité de ce thé est envoyée à Sing-tsun-kiai, où les marchands l'achètent pour la mélanger avec d'autres thés pour les marchés étrangers. Son goût est léger et agréable. La feuille est noire et frisée.

Une autre sorte, appelée *tsao-tun-kiai*, croît également sur les monts Bohée; elle a le goût particulier des thés d'Ankoi; les feuilles sont de grandeurs diverses, mélangées, présentant une teinte verdâtre après l'infusion.

Dans ces dernières années, on a essayé dans la province du Kouang-tong de produire une imitation du vrai *congou*, qui est appelé *tai-chan* ou *congou* de Tai-chan. Il est très-fort, très-torréfié, a un goût de houblon, et il a souvent une plus belle apparence que les meilleurs *nan-king*.

Sou-tchong est une corruption de *Siao-tchong*, c'est-à-dire petite espèce, et présente presque autant de variétés que le *congou*. Les feuilles, ordinairement, ont une teinte rougeâtre, et l'infusion est de la même couleur, un peu pâle. Les meilleurs viennent de Chou-fang-kian, ceux de qualité inférieure sont apportés des mêmes districts que les *congous hia-mey* et *ho-keou*.

Pe-koe est une corruption de *pe-hao*, c'est-à-dire, extrémité blanche. Ce sont les premiers bourgeons, qui sont cueillis dès qu'ils apparaissent au printemps et lorsque le duvet n'a pas encore disparu. Les meilleurs sont ceux qui montrent le plus de duvet. C'est le plus délicat de tous les thés noirs, attendu que la torréfaction détruit le parfum. Quand on peut le choisir, il faut préférer celui dont la feuille est très-duveteuse. On exporte quatre variétés de *pe-koe*; la meilleure est le vrai *vou-y* des monts Bohée, ensuite le *ki-ling*, qui a des feuilles noires, ouvertes, mélangées avec les bourgeons; le *siao-tche*, c'est-à-dire, petit étang, provenant de Tsao-tun-kiai, qui a des feuilles vertes mélangées avec les bourgeons et manque de parfum; enfin le *pe-koe* à feuilles noires, qui est rarement exporté aujourd'hui. Il existe une autre variété appelée *hyson-pe-koe*, composée des bourgeons les plus tendres, et qui est donnée en présent par les Chinois; par la moindre humidité, ce thé noircit, et il a été rarement exporté de Chine.

Le *caper* ou *caper congou*, ou *tchou-lan*, est un thé noir du district de Ngan-ky, dans l'ouest du Fo-kien. On le roule en petites boules rondes, les feuilles étant rendues adhérentes au moyen d'eau de riz très-légère. La feuille de ce thé est d'un brun rougeâtre, elle est frisée et souvent mêlée d'une grande quantité de poussière; l'infusion est rouge pâle et faible; c'est le plus commun de tous les thés noirs.

An-koi sou-chong, aussi nommé, du même district de Ngan-ky, *on-kye* ou *an-koi*, est une autre espèce commune de thé, ayant des feuilles larges, de différentes dimensions, et d'une couleur très-brune; l'infusion est claire et faible, avec un goût de brûlé. Il est souvent falsifié au moyen d'autres feuilles. Quand il est mis dans des sacs contenant environ une demi-livre, il porte le nom de *an-koi pou-tchong*. Des imitations de ces espèces sont manufacturées à Canton.

Le *plain orange pe-koe*, appelé *chang-hiang*, c'est-à-dire, parfum supérieur, est produit dans le même district et possède les mêmes caractères que les deux précédents. La feuille est petite, fermée, frisée et d'une teinte jaunâtre avec des pointes blanchâtres comme le *pe-koe*. Il contient beaucoup de poussière, et les qualités inférieures ont des feuilles très-brunes mélangées ensemble. Il est exporté principalement aux États-Unis et très-peu en Angleterre.

Les thés noirs, connus sous le nom de *ou-long*, c'est-à-dire, dragon noir, sont cultivés dans le district de Nin-yang et les districts qui lui sont adjacents au nord-ouest d'Amoy, sur les frontières du Kiang-si. Le *ko-kiao-ou-long*, c'est-à-dire, *ou-long* du pont-haut, vient de la région nord, plus près des monts Bohée. Tous deux ressemblent au *an-koi-sou-chong*, et sont très-parfumés. L'infusion est pâle et délicate. La meilleure espèce croît dans le district de Cha-hien, de la préfecture de Yen-ping (Fo-kien), d'où une petite quantité est apportée sur le marché. Sa feuille est très-longue, noire, frisée, avec une teinte pourpre. L'infusion est jaune pâle, hautement aromatisée et agréable. Il se vend quelquefois une piastre et demie la livre.

Le *hong-mey*, à fleur de prunier, rouge, est maintenant peu recherché et manufacturé en petites quantités. Il y a quatre espèces de *hong-mey*, savoir : *siao-hou*, c'est-à-dire, petit lac, qui renferme quelques feuilles vertes d'*ou-long* mélangées avec les siennes ; le *tsao-tun-kiai*, dont le goût est le même que celui d'*an-koi* ; le *sing-tsun-kiai*, qui est la meilleure espèce ; enfin le *hing-tsee*, qui est apporté des monts Bohée et est employé pour être mélangé avec le *pe-koe* commun, que l'on envoie aussi en Europe. Le *nou-kouei* se reconnaît à sa feuille large, ouverte, luxuriante, de couleur très-foncée ; son infusion est désagréable et sans force. Les meilleures espèces ressemblent au *sou-tchong*, et les feuilles ont des pointes duveteuses.

Les thés verts sont appelés collectivement *lou-tcha* et *song-lo-tche*,

du nom des collines sur lesquelles ils poussent. Ils se distinguent
en trois classes, nommées *vou-yuen*, *ping-choui* et *touan-ky*, indiquant les pays d'où ils proviennent. Les thés de ces districts sont
tous d'une qualité supérieure ; chacun de ces districts fournit six espèces de thé : le *hyson*, le jeune *hyson*, le *hyson-skin* (*peau hyson*),
le *touan-kai*, l'impérial et la poudre à canon, qu'on obtient au moyen
du van, du tamis et du triage à la main. Les plus communs, *vou-
yuen*, ou thés de Mo-yun, sont appelés *tchang-hing-kong-sse-
tching-tcha*, c'est-à-dire hyson commun de la Compagnie des Indes
orientales. Les qualités moyennes portent le nom de *tchong-yen*,
sang-tcha, c'est-à-dire, thés communs, beaux à l'œil ; les qualités
supérieures sont appelées *tchun-yen-sang-hy-tchun-tcha*, c'est-à-
dire, thés hyson supérieurs, beaux à la vue. Les thés connus sous
le nom de *houey-tcheou* viennent de la préfecture de ce nom, qui a
plusieurs mille milles d'étendue ; ils présentent beaucoup de qualités différentes. Quelques-uns étaient connus autrefois sous le
nom de *hin-ning*, d'un des districts de la préfecture. Les trois
variétés de *Tai-ping* sont très-inférieures aux autres ; elles sont
dénommées : *tchang-hing-tcha*, thés communs ; *chang-tchang-
hing-tcha*, communs supérieurs ; les meilleures qualités, *yen-
seng-tcha*, thés naturels à l'œil. Quelques-uns des noms fami-
liers autrefois aux goûteurs de thé pour désigner des classes de
thés noirs ou verts, ont été changés en d'autres noms, mais presque tous sont des noms géographiques.

Le *jeune hyson*, appelé aussi *u-tchain*, était autrefois la meilleure
qualité des thés verts, et il était très-difficile de s'en procurer. Son
nom dérivait de *yu-tsien*, c'est-à-dire, avant les pluies, parce qu'il
était cueilli avant le développement de la feuille. Quoique sa qualité
ne soit pas la même aujourd'hui, il est encore un des thés verts
dont la vente est la plus importante dans la province du Kouang-
tong. Il est vendu la plupart du temps falsifié. Le bon *mo-yun* est
généralement d'une couleur verdâtre, brillant ou grisâtre, donnant
une infusion pâle, d'un jaune tendre, avec un goût de brûlé particulier à chaque variété de cette classe. Le thé de Hoey-tcheou
ou de Fy-tcheou est plus sombre, et ses feuilles sont tachetées

de blanc. Le *tai-ping* est le plus commun des thés verts; ses feuilles sont aussi tachetées de blanc et ont une petite odeur désagréable de goudron.

Hyson est dérivé de *hy-tchun*, c'est-à-dire, printemps vigoureux, et est appelé également *tching-tcha*, ou vrai thé. Il présente une feuille bien mûrie, frisée et tortillée, d'une couleur verdâtre, souvent brillante comme la laque. La couleur naturelle en est jaune pâle tirant sur le vert, tandis que celle de l'infusion est d'un jaune paille pâle, devenant plus foncé suivant que la qualité est inférieure.

Hyson-skin ou *py-tcha*, c'est-à-dire, thé peau, est le rebut des thés verts. Les meilleurs échantillons sont sans poussière, avec une feuille large, inégale, tortillée, noueuse; l'infusion est comme celle des autres thés verts de moindre qualité. On en fabrique maintenant très-peu.

La désignation de *touan-kai* vient de la rivière Touan, dans le district de Tai-ping, province du Ngan-hoey. La feuille est frisée, ouverte et brillante; elle ressemble à l'*hyson*; les meilleures qualités ne sont autres que du bon *hyson*.

Impérial et *poudre à canon* sont des désignations étrangères. Le premier de ces thés se nomme *yuen-tchou*, c'est-à-dire, perle ronde; le deuxième, *tche-tchou*, perle sésame, à cause de ses feuilles rondes. *Hy-tchou*, *pao-tchou* et *ma-tchou* sont d'autres espèces de ces thés qui sont vendues après les qualités précédentes. Toutes donnent une infusion pâle, et leurs feuilles sont rondes et luisantes.

Thé de Canton est un nom général appliqué aux imitations des thés précédents, noirs ou verts. Les meilleurs thés verts de Canton sont produits à Houang-ho et à San-to-tchou; ils diminuent de valeur à mesure qu'ils proviennent des districts de Hou-hien, Tan-chau, Kieou-lien, Ky-choui et Chin-ky, qui sont tous situés au nord de Canton. Ils sont généralement teints en vert, ce qu'on obtient en les roulant dans des bassins très-chauds et en jetant dessus un mélange de bleu de Prusse et de gypse en poudre. Les fleurs employées pour parfumer ces thés sont le *hoey-hoa* ou *Olea fragrans*, l'Orange, le Jasmin, le *Gardenia* et l'*Aglaia*. Le *scented orange pe-koe*, appelé *hoa-hiang*, parfum des fleurs, et le *scented-caper*, *hoa-hiang-tchou-lan*, sont tous deux fabriqués avec des thés du Kouang-tong. Ils sont exportés en Angleterre, où leur consommation tend beaucoup à augmenter. Les premiers ont une feuille tortillée, noire, avec un goût de brûlé très-prononcé. Les derniers, formant l'impérial des thés noirs, sont souvent falsifiés avec des ingrédients dangereux.

En dehors des noms que nous avons énumérés, on en trouve quelques autres dans les ouvrages de vieille date et qui n'existent plus dans le commerce. Ainsi *campoi*, c'est-à-dire, choisi pour la torréfaction, est une espèce délicate de *congou*. *Padre sou-chong* était un nom donné à quelques beaux échantillons de *sou-chong* qui étaient cultivés et donnés en présent par les prêtres des monts Bohée. D'autres noms, tels que *lien-tsee-sin*, amande de graine de lotus, *long-su*, barbe de dragon, représentent des variétés de *sou-chong* et de *pe-koe*; *son-chi*, corruption de *song-tche* ou de la manufacture de Song-lo, est appelé maintenant *caper sou-chong*; *kiun-my*, sourcils du prince, *tsee-hao*, cheveux rouges, sont appelés dans le commerce *pe-koe fleuris*. Tous ceux-ci sont des thés noirs. La liste ci-dessus contient tous les noms donnés communément aux thés verts, que les Chinois ne boivent pas, et qui sont préparés pour l'exportation. Le thé envoyé en Europe croît principalement dans le Sse-tchuen et le Hou-nan, d'où il est transporté à Kouei-hoa, dans le nord du Chan-si, avant d'être dirigé sur Kiakta. Les briques de thé, *tchuen-tcha*, employées dans le Birman septentrional, le Thibet, la Mongolie, et dans l'ouest jusqu'à Khiva, sont aussi préparées dans le Sse-tchuen, et vendues à Siuen, dans le Kan-sou, à Taly (Yun-nan), Ta-tsien-lou (Sse-tchuen), et sur les autres marchés de la frontière. Les Chinois de la côte n'en font pas usage.

Les procédés pour parfumer les thés noirs ou verts varient un peu. Le principal but que l'on a en vue, c'est de communiquer le goût délicat du bon thé aux qualités communes. Lorsque les feuilles du thé vert ont été nettoyées et soumises à la chaleur, on les met dans un panier de deux pouces de profondeur et on les couvre d'un lit de fleurs. On y ajoute ensuite un lit de feuilles et un lit de fleurs jusqu'à ce que le panier soit plein. On ferme le tout avec une couche de paille et on les laisse ainsi pendant un jour. Le lendemain, la masse entière est exposée au feu dans un tamis de fil, et les fleurs sont tamisées peu de temps avant de mettre le thé dans les boîtes de plomb. Fréquemment les thés très-parfumés sont mélangés sans apprêt avec des fleurs dans la proportion de 1 à 18 ou 20. Les thés noirs sont souvent parfumés avec les fleurs du *tchou-lan* (*Aglaia*) desséchées, dont on les saupoudre avant de les torréfier une dernière fois et de les empaqueter. Il n'en est pas de même quand on se sert des fleurs de Jasmin ou d'*Olea fragrans*. La culture de ces fleurs est une branche de commerce très-importante à Canton.

Le mot *chop* (*hao* ou *tsee-hao*), terme employé communément dans le commerce, signifie principalement une marque, et est donné par les courtiers qui recueillent le thé par *lots* dans le pays. C'est souvent le nom d'une ferme, ou quelquefois une appellation de chaque lot distinct de la même qualité et de la même origine, afin de pouvoir les distinguer. Un *chop* peut contenir aussi bien 2 ou 300 caisses que 1,200. Un *chop* de *congou* est ordinairement de 600 caisses. Les autres espèces de thé sont distinguées par *paquets* et non par *chops;* le nom du *chop* consiste en deux caractères, tels que *yu-lan,* Magnolia; *huy-long,* affluence qui augmente; *fang-tcha,* Sésame odorant, et se rapporte généralement à l'origine et à la qualité du thé. (W. WILLIAMS.)

Il existe une autre espèce de thé originaire de la province du Yun-nan, dans la préfecture de Pou-eul, et qui porte le nom de *pou-eul-tcha.* La première qualité porte le nom de *man-tchuen-tchun-tsien;* il est vendu sous forme de gâteaux ronds et plats. Il renferme, disent les Chinois, des propriétés médicinales et est regardé comme article de luxe dans tout l'empire. C'est un excellent thé vert, d'un goût très-fin, et qui vaut en Chine plus de 100 taëls les cent livres.

CLUSIACÉES.

GARCINIA MANGOSTANA, *chan-tchou-tze; shan-chuh-tsze*, F. P. Smith, 466, 692.

Le fruit passe pour un excellent astringent contre la dyssenterie et la diarrhée chronique, mais son usage principal est de servir de mordant aux teinturiers.

GARCINIA MORELLA, *fang-houang, che-houang; tang-hwang, shie-hwang*, F. P. Smith, 465; *hoang-lo*, Debeaux.

Le suc exsudé de cet arbre, importé autrefois de Cochinchine et du Cambodje, et aujourd'hui de Siam, est peu employé de nos jours par les médecins chinois, qui le prennent pour une sorte de bézoard; on en fait surtout usage pour la peinture.

HYPÉRICINÉES.

HYPERICUM CHINENSE, *kin-tsse-tsao; kin-sin-tsao; kin-sze-ts'au, kin-sze-t'au*, F. P. Smith, 538.

On se sert de la plante entière comme astringente et styptique.

HYPERICUM JAPONICUM, *siao-lien-kiao*.

TAMARISCINÉES.

TAMARIX SINENSIS, *san-tchuen-lieou; san-czan-lu*, Tatarinov, 399; *san-ch'un-liu, ch'ih-yang*, F. P. Smith, 1130; *chou-nan-lieou*, Debeaux; *tche-yang, tche-tching*.

Cet arbre, indiqué par Tatarinov, fournit une manne, *ch'ing-ju*, F. P. Smith, 694, qui est employée comme vulnéraire.

AURANTIACÉES.

CITRUS AURANTIUM, *kan, kan-kiuh; kiu-kan-tze,* Debeaux.

Les Chinois font usage d'un grand nombre d'espèces de *Citrus, tsiuy,* Tatarinov, 459.

Ils en emploient la pellicule et quelquefois les semences (*kiu-ke; tsing-che,* Tatarinov, 460 ; *ki-uho,* Debeaux), qu'ils ont soin de torréfier.

CITRUS AURANTIUM SCABRA, *hoa-kiu-kong; kiu-hong; tsiuy-chun,* Tatarinov, 461 ; *hwa-kiuh-hung,* F. P. Smith, 257 ; *kiu-kong,* Debeaux.

Le *kiu-kong* est l'écorce du fruit d'une orange récoltée avant la maturité et qu'on prépare dans le Chan-tong en la découpant de façon qu'elle reste entière ; elle est en général d'un brun foncé ou noirâtre à l'extérieur et couverte d'un duvet jaunâtre à poils très-courts ; la surface interne est blanc sale ; elle se présente ordinairement sous la forme d'une étoile à six rayons, l'écorce ayant été découpée du sommet à la base et repliée sur elle-même, et deux fruits, ainsi préparés, ayant été appliqués l'un contre l'autre. Le *kiu-kong,* dont les dimensions varient de deux pouces et demi à quatre pouces de diamètre (les plus petits sont les plus estimés), ont une grande valeur dans la Chine centrale.

On en prépare une teinture très-estimée dans les provinces du nord et du centre, comme sédative, carminative et stomachique.

CITRUS OLIVÆFORMIS, *kin-kiu,* Pen-tsao ; *kin-kiuh, lu-kiuh,* F. P. Smith, 262.

Ce fruit, rond, de la grosseur d'une cerise, dont on fait des conserves très-recherchées comme dessert, est le *kum-quat* des Cantonais.

Ses semences sont employées comme stimulantes, carminatives, antiphlogistiques et déodorisantes.

CITRUS BIGARADIA, *kao-kiu; kau-kiuh*, F. P. Smith, 258.

Les fruits sont administrés contre le molluscum et d'autres maladies de peau.

On se sert de la pellicule des fruits non mûrs, qui est très-amère et très-fine.

Les feuilles sont données dans l'angine.

Les épines sont odontalgiques, les pepins antidyssentériques, et l'écorce de l'arbre anti-apoplectique.

CITRUS JAPONICA, *kin-kiu, kin-kan*.

La peau du fruit a une saveur très-agréable.

CITRUS DECUMANA, *yu; czzi-cio, czzi-szi, czzi-szu*, Tatarinov, 125, 127, 128; *hiu, yu*, F. P. Smith, 1041; *hian-yuen*, Debeaux.

On en recherche les fruits, larges, très-odorants, à peau épaisse, dont on retire la pellicule, qui est amère et aromatique et sert à faire un excellent cordial que les Chinois emploient dans la dyspepsie et contre la toux.

Les fleurs en sont aussi très-odorantes et très-aromatiques.

CITRUS FUSCA, *tche-ko; chi-koh*, F. P. Smith, 259; *che-kuh*, Hanbury, 74.

En tranches d'un à deux pouces de diamètre, desséchées au soleil, les fruits ont la peau très-épaisse et ferme, brun-rouge ou brun foncé, jaunâtres à l'intérieur; la racine est aromatique et un peu amère. Ils entrent dans un grand nombre de préparations comme rafraîchissants et stomachiques.

Le zeste, *keuh-pih*, est coupé en lames très-minces et desséché.

Recueillis et séchés avant leur maturité, *chi-shih*, ils sont plus actifs encore.

L'écorce du fruit, l'écorce de la tige, de la racine, et les feuilles jeunes, servent à faire des infusions théiformes.

CITRUS, *tsin-py; cin-pi*, Tatarinov, 94; *ts'ing-kiuh-p'i, ts'ing-p'i*, F. P. Smith, 261; *tsing-pe*, Hanbury, 75.

Les fruits non mûrs de plusieurs *Citrus*, et peut-être du *Citrus microcarpa*, coupés en tranches minces, d'une saveur très-marquée, surtout quand ils sont frais, sont employés comme stomachiques et toniques.

SARCODACTYLIS ODORATA, *fo-cheou-kan; fo-shou-kan; siang-yuan; kieou-yuen; hiang-yuen; ko-yuen; kan-yuen, fuh-shau-kan, hiang-yuen*, F. P. Smith, 253; *fan-kiu*, Debeaux.

Ce Citronnier, aux feuilles longues et pointues et aux rameaux munis d'épines, croît dans le Fo-kien, le Kouei-tcheou et la province de Canton, où on le cultive pour ses fruits monstrueux, par suite de la séparation des carpelles, que les Chinois comparent à la main du dieu Fo (Bouddha), ne renfermant pas de graines, très-gros, jaunes, dont le jus sert à nettoyer le linge fin, et dont on fait des conserves très-estimées; on en importe beaucoup dans le Nord, où on le recherche à cause de son odeur parfumée pour le placer sur les tables ou le tenir à la main comme un parfum.

L'écorce du fruit, *fo-chao-pien*, est découpée en lamelles minces qui se contractent par la dessiccation; elles ont une odeur faible de citron, une saveur aromatique et amère; la cuticule, qui dépasse le blanc, qui est épais et inerte, est jaune verdâtre quand elle est récente, et prend une couleur brun foncé avec le temps; on en fait usage comme stomachique, tonique et stimulant.

On emploie quelquefois aussi la racine et les feuilles aux mêmes usages que l'écorce du fruit.

Cookia punctata, *houang-py-kouo*; *hwang-p'i-kwo*, F. P. Smith; *houam-pi*, Debeaux.

Le fruit, *wham-pee*, en est très-estimé; on en fait des conserves fort recherchées.

MÉLIACÉES.

Melia, *tchuen-lien-tse*; *chuen-lien-tsee*; *xun-lien*, Loureiro; *ch'uen-lien-tsze*, *lien-tsze*, *ku-lien-tsze*, *king-ling-tsze*, F. P. Smith, 706; *chuen-lien-tszee*, Hanbury, 82.

Le fruit, charnu, globuleux, couvert d'une écorce fine, osseuse, brune et brillante, offre une pulpe desséchée qui enveloppe un endocarpe osseux, à sept ou huit loges. Cette espèce, qui se distingue du *Melia Azadirachta*, qui n'a que trois à cinq loges à son endocarpe, et dont le fruit est plus petit, est très-commun dans le Hou-pe; on emploie ses fruits comme vermifuges, fébrifuges, et contre les affections des voies urinaires. Les racines, très-amères et émétiques, sont usitées dans les maladies cutanées.

Melia azadirachta, *lien*; *lien-tsze*, *kou-lien-tsze*, F. P. Smith, 707; *tchang-mo*, Debeaux.

Le fruit, amer, passe pour délétère et est employé contre les vers et dans les affections urinaires.

La racine est émétique, très-amère, et indiquée dans les affections de la peau.

Les feuilles servent aux teinturiers.

Aglaia odorata, *san-ou-ye-lan*; *san-yeh-lan*, F. P. Smith, 26.

On en emploie les fleurs pour parfumer le thé; les feuilles jeunes sont mangées quelquefois en guise de légumes; plus âgées, elles sont, ainsi que les racines, employées comme toniques.

CÉDRÉLACÉES.

CEDRELA SINENSIS, *hiang-tchun; ch'un; ch'un-shu, kiang-ch'un,* F. P. Smith, 216.

Les Chinois en mangent les feuilles jeunes ; elles servent à faire une tisane antiscorbutique. L'écorce du tronc et de la racine est préconisée contre le *kan* des enfants. Le fruit, astringent, est antiophthalmique.

SAPINDACÉES.

SAPINDUS CHINENSIS, *ou-houan-tze; feih-chü-tsze, wu-hwan-tsze,* F. P. Smith, 1065.

Les amandes, qui renferment un principe savonneux, sont préconisées contre les maladies cutanées ; les Chinois les mangent grillées en dépit de leur âcreté.

ERIOGLOSSUM (?), NEPHELIUM (?), *ta-hai-tze; tong-ta-hai; boa-tam-pai-jang,* Guibourt ; *ta-hai-tsze,* Hanbury, 67 ; *t'ung-ta-hai, ta-hai-tsz', yang-kwo,* F. P. Smith, 163.

Le *Bungtalai* des Siamois, qui a été essayé à l'hôpital Beaujon comme un spécifique certain contre la diarrhée et la dyssenterie, mais qui n'y a pas rendu les services qu'on en attendait, malgré son nom barbare, *Boa-tam-pai-jang,* et le haut prix auquel on le vendait, est le fruit d'un arbre du Cambodje encore indéterminé, mais qui appartient à une Sapindacée du genre *Nephelium* ou du genre voisin *Erioglossum.* Ces fruits, longs de trois quarts de pouce à un pouce un quart, ovoïdes et un peu plus allongés à l'extrémité inférieure, qui est terminée par une large cicatrice oblique, sont brun foncé, profondément ridés ; le péricarpe, assez épais, offre un épiderme mince et au-dessous une pulpe desséchée, noire, résinoïde ; intérieurement, un noyau fragile avec une membrane blanchâtre. A l'intérieur du noyau sont deux cotylédons minces et concaves; la radicule est infère, très-courte et recourbée; macérés dans l'eau, ces fruits augmentent beaucoup de volume; leur pulpe forme une grande masse gélatineuse qui est très-recherchée des Chinois et des Siamois comme friandise.

Le *Bungtalai* a été analysé par Guibourt, qui a trouvé dans le péricarpe une grande quantité de bassorine. (D. HANBURY.)

La gelée de ce fruit est appliquée à la thérapeutique comme rafraîchissante et laxative; on dit qu'on le mêle à d'autres substances pour obtenir l'avortement; du reste, c'est une opinion généralement admise parmi les Chinois, que les femmes enceintes doivent s'abstenir de médecines émollientes, sous peine de perdre leur fœtus.

NEPHELIUM LONGANA, *lun-ian,* Tatarinov, 280; *long-yen,* Debeaux; *lung-yen,* F. P. Smith, 758.

Fruit à pulpe acide et à enveloppe jaunâtre, astringente, qui passe pour stomachique et anthelmintique; on croit encore qu'il augmente la mémoire et active l'intelligence.

Le Pen-tsao en décrit aussi une variété ou espèce intermédiaire avec le *li-tchi,* le *long-li.*

NEPHELIUM LI-TCHI, *ly-tche-ko; li-tchi, le-chy-as,* Mérat, Delens; *li-chi, tan-li,* F. P. Smith, 757; *li-czzi,* Tatarinov, 263; *li-tchi,* Debeaux.

Cet excellent fruit, à pulpe douce et délicieuse, qui vient dans toute la Chine, même dans le Chin-kin, est l'objet d'un très-grand commerce pour le Fo-kien et le Kouang-tong, d'où on l'exporte en quantité après l'avoir desséché au soleil. Les Chinois en font une grande consommation pour les desserts de leurs fêtes, pour des présents de mariage, etc.

L'enveloppe extérieure du fruit, *li-tchi-ho,* est usitée en poudre ou décoction comme astringente.

On emploie les feuilles du *li-tchi* contre la morsure des animaux.

XANTHOCERAS SORBIFOLIA, *ouen-kouang-kouo ; wen-kwang-kwo,* F. P. Smith, 1275; *wan-wang-kwo,* Bretschneider.

Commun dans le Pe-tchi-li, cet arbre donne vers le cinquième mois un fruit se rapprochant de celui du *ly-tche* et qui a les mêmes propriétés.

HIPPOCASTANÉES.

ÆSCULUS TURBINATA, *so-lo-shu ; so-lo-tzy,* Tatarinov, 373; *so-lo-tsz', t'ien-sz-lih,* F. P. Smith, 22; *lo-lo-tze,* Debeaux. (*Æsculus Hippocastanum.*)

Les graines, qui proviennent du Hou-pe et du Sse-tchuen, sont remarquables par la largeur de leur hile et la couleur brune foncée de leur enveloppe; on leur attribue des qualités merveilleuses pour faire disparaître la contracture des membres consécutive de la paralysie ou du rhumatisme.

ÆSCULUS HIPPOCASTANUM, *so-lo-ko.*

Originaire de la Chine, d'où elle a été introduite en Europe, cette espèce a les graines beaucoup moins développées que la précédente.

POLYGALÉES.

POLYGALA TENUIFOLIA, *yuen-tche,* Pen-tsao; *juan-czzi,* Tatarinov, 234; *yuen-chi,* F. P. Smith, 902.

La racine de cette espèce, qui pourrait être sans inconvénient substituée à la racine de Sénéka, est contournée sur elle-même, plus grosse qu'une plume, brun-jaune, avec des côtes transversales; sa saveur est douceâtre et un peu âcre; on l'emploie contre les maux de gorge, les furoncles, les abcès du sein; les feuilles sont indiquées dans le traitement de la spermatorrhée. On recueille ce *Polygala* dans le Chen-si et le Hou-nan.

CÉLASTRINÉES.

EVONYMUS JAPONICUS, *tou-tchong*, Pen-tsao; *che-chuan*, Tatarinov, 42; *tu-chung, muh-mien,* F. P. S., 424; *mou-mien.*

Cet arbre, qui croît dans le Hou-nan, le Chen-si et le Chan-si, sert à fabriquer des sabots, et fournit à l'alimentation ses feuilles jeunes qui passent pour prévenir la dyspepsie. La thérapeutique fait usage de son écorce comme pénétrant le foie et les reins et restaurant l'humide radical; elle se présente en morceaux brun clair, plissés, de quatre à cinq pouces de long, à épiderme brun et rude, manquant souvent sur de larges places et laissant alors voir le tissu brun. Elle est très-employée contre la spermatorrhée, les sueurs excessives et les affections puerpérales. La paroi interne de l'écorce qui recouvre des fibres très-soyeuses, réduite en poudre et donnée en infusion, passe pour un tonique des plus utiles à tous les âges; on l'administre soit seule, soit avec d'autres substances. On prépare avec les semences un onguent pour détruire les poux de la tête.

ILICINÉES.

ILEX, *pin-ouey; kau-ku, ts'z-shu,* F. P. S., 527; *tsee-chou.*

Toutes les parties sont toniques.

RHAMNÉES.

HOVENIA DULCIS, *ouan-tse-kiu,* Pen-tsao; *sie-ku,* Kæmpfer; *czzi-tsao,* Tatarinov, 189; *che-keu-tsze,* Hanbury, 72; *chih-kü,* F. P. S., 534; *che-kin-tze,* Debeaux; *tche-kiu.*

Les fruits, petits, secs et gros comme des pois, sont portés par un pédoncule charnu, jaunâtre, qui prend un grand accroissement au moment de la maturité, et que l'on mange; il a, dit-on, la saveur de la poire. On le considère en Chine et au Japon comme très-salubre, et on en fait surtout un grand cas pour combattre les fumées de l'ivresse, qu'il dissipe avec une rapidité très-remarquable.

L'écorce d'*Hovenia* est aussi officinale contre les maladies du rectum.

Zizyphus, *tsao; t'sau*, F. P. Smith, 583; *tsao-czz*, Tatarinov, 434.

Plusieurs contrées de la Chine centrale fournissent des Jujubes; le Chan-tong donne le *hung-tsau*, Jujube à fruits rouges, *ta-tsau*, comme ceux d'Europe, qu'on emploie en pharmacie pour servir de véhicule à plusieurs médicaments; quand ils sont confits dans du sucre ou dans du miel, ils portent le nom de *mih-t'sau;* les meilleurs offrent très-peu de plis à la surface.

Les feuilles sont administrées contre les fièvres des enfants et dans la dyspepsie.

La racine et l'écorce sont également officinales.

Le *ka-ka-ts'au* est une variété inerme dont les fruits deviennent gros comme des prunes.

Le *nan-t'sau* (*suan-ts'au; suan-tzo-zen*, Tatarinov, 379; *swan-ts'au*, F. P. Smith, 161) est une variété inférieure provenant du Tche-kiang et dont la saveur n'est pas aussi douce. Les uns le rapportent à un *Zizyphus*, les autres à un *Rhamnus*.

Le *kin-tsao* est une variété à beaux fruits jaune-d'or.

Le *liang-t'sau* est le fruit non mûr d'un *Zizyphus* qu'on récolte avant la maturité; il est jaune verdâtre et a une saveur austère.

Le *kung-t'sau* est le Jujube des environs de Nan-kin.

M. Debeaux admet deux espèces, le *Rhamnus Jujuba*, *kin-tsao-tze*, à fruits doux et sucrés, et le *Rhamnus Zizyphus*, *kin-kouan-tze*, à fruits acides, d'une belle couleur jaune.

Sageretia theezans, *kia; kia*, F. P. Smith, 1135.

Ses feuilles sont employées par les pauvres en guise de thé;

c'est un arbrisseau qu'on trouve sur toutes les collines du pays à thé, dans un terrain rouge et sablonneux.

RHAMNUS LINEATUS, *che-lum*, Debeaux.

Racines employées comme diurétiques, et qui passent pour avoir une grande vertu contre les hydropisies; on les emploie en décoction.

RHAMNUS, *tong-lou-chou; lieou-lou-chou; lo-kao; luh-kiau, luh-kao*, F. P. Smith, 1020; *luh-chae*, Hanbury.

Les recherches de M. Decaisne lui ont permis de distinguer deux espèces fournissant le vert de Chine : l'une, le *Rhamnus chlorophorus* (*ha-bi-lo-za*); l'autre, le *Rhamnus utilis* (*hom-bi-lo-za*). On emploie les écorces de ces deux espèces, qu'on épuise par l'action de l'eau bouillante; puis on traite la décoction par du carbonate de soude; on l'expose aux rayons solaires et on y plonge des tissus de coton, qui sont déposés sur l'herbe, où la lumière et l'humidité oxydent la matière brune et lui font prendre une couleur vert foncé. Par une série de trempages et d'expositions à l'air (avec la précaution d'éviter une lumière trop vive), on charge le tissu d'une couche de matière colorante qu'on enlève ensuite et qui forme le *lo-kao*.

Le *lo-kao, luh-kaou*, se présente en écailles sèches, irrégulières, à peine plus épaisses qu'un fort papier, d'une belle couleur bleu foncé avec un reflet cuivré.

RHAMNUS (?), *ku-t'sau*, F. P. Smith, 583; *souan-tsao*.

RHAMNUS (?), *chung-sze-t'sau*, F. P. Smith, 583; *tsan-tsao*.

Sous ces noms, M. Porter Smith désigne, sans aucun détail, deux Rhamnées à écorce astringente et douées de propriétés médicales.

EUPHORBIACÉES.

EUPHORBIA LUNULATA, *miao-yen-tsao ; mao-ian-cao*, Tatarinov, 290 ; *miau-yen-ts'au, tseh-tih*, F. P. Smith, 425.

Employé aux mêmes usages que le *ta-kih*.

On prétend que les jeunes pousses sont alimentaires. (SMITH.)

EUPHORBIA, *ta-kih*, F. P. Smith, 425 ; *ma-ky*.

Employé comme purgatif, hydragogue et émétique.

EUPHORBIA CHAMÆSYCE, *da-tsi, wo-dan-cao, di-tsin*, Tatarinov, 146, 160, 479 ; *ty-kin ; ti-kin, tsieh-rh-ngo-tan*,
F. P. Smith, 426 ; *ta-ky, ouo-tan-tsao*.

Le jus de cette espèce du Ngan-houei est employé comme purgatif faible ; autrefois, on faisait usage de la plante entière contre
les flux et en traitement local de l'impétigo et de plusieurs autres
maladies cutanées.

STILLINGIA SEBIFERA, *ou-kieou-mou, kiu-tze*, Mérat, Delens ;
wu-k'iu-muh, yu-k'iu, F. P. Smith, 1126 ; *p'i-mu-tze,
ho-tien-tze*, Debeaux.

Cette Euphorbiacée, à feuillage persistant, se trouve dans
toute la Chine et à Formose ; elle est cultivée pour ses graines, qui
fournissent un corps gras, *pi-ma-tze-yeou*, excellent pour la fabrication des chandelles, et utilisé dans la pharmacie pour faire des
pommades et des onguents.

Le suif végétal, *k'iu-yu, muh-yu, peh-yu, hiueh-yu*, F. P.
Smith, 1127, s'obtient par le traitement par l'eau chaude des
fruits mûrs concassés ; on filtre à travers des sacs de paille pour
séparer les débris des graines au moyen d'une forte pression ;
il est blanchâtre et sans goût.

Il passe pour émétique, purgatif, hydragogue, et est fréquemment employé comme contre-poison.

Ses feuilles passent pour antiscorbutiques.

ALEURITES TRILOBA, *che-ly,* Pen-tsao; *shih-leih,* Hanbury, 59; *shih-lih,* F. P. Smith, 28.

Cet arbre, que le Pen-tsao indique comme croissant abondamment dans le sud de la Chine, porte des graines extrêmement oléagineuses, mais qui ne paraissent pas employées en médecine.

ELÆOCOCCA VERNICIFLUA, *siu-yu, tong-tsee-chou,* F. P. Smith. 1270; *ying-tsze-t'ung, yu-t'ung,* F. P. Smith, 402.

L'*Elæcocca verrucosa, ying-tse-tong,* que l'on a confondu avec le *Curcas purgans,* et qui est sans doute le *Dryandra cordata* de Thunberg, croît en abondance, dans la vallée du Yang-tsee-kiang, où l'on récolte ses fruits très-âcres et éméto-cathartiques, pour en extraire une huile très-épaisse, foncée, qu'on extrait à chaud, *siu-yu,* et qu'on emploie alors pour vernir les bateaux; on en obtient encore à froid une huile plus pâle, plus fluide, *peh-t'ung-yu,* qui sert à vernir les meubles et les ombrelles, ou à l'éclairage; il en existe une troisième sorte, rougeâtre, le *hung-t'ung-yu.*

Cette huile, *tung-yu,* a aussi un usage médical, par suite de ses propriétés drastiques et éméto-cathartiques; elle est indiquée contre les empoisonnements par les métaux et comme remède de la folie; elle sert de base à des emplâtres qu'on recommande comme stimulants sur les furoncles et les ulcères.

JATROPHA CURCAS, *tong-chou; t'ung-chu,* F. P. Smith, 579; *pe-fo-tze,* Debeaux.

Il croît dans les parties montagneuses du Hou-pe, et on en récolte les fruits pour en tirer par l'action de l'eau bouillante et par expression une huile très-purgative, qui entre dans la composition de divers emplâtres. On en fait aussi un grand usage pour vernir les bateaux.

CROTON TIGLIUM, *pa-teou,* Pen-tsao; *pa-teu,* Cleyer, 224; *ba-dou,* Tatarinov, 2; *pa-tow,* Hanbury, 55; *pa-tau,* F. P. Smith, 324; *pa-teou-tze,* Debeaux.

Les graines de Tilly passent, en raison de leur drasticité, pour très-vénéneuses, parmi les Chinois. Ils en emploient cependant toutes les parties comme remède, et en particulier comme révulsif dans la dyssenterie. Elles pénètrent, disent-ils, la rate, l'estomac et les grands intestins, tuent les vers; leur huile vénéneuse, *pa-teou-yu,* *teou-tze-yeou* (Debeaux), ne doit pas être administrée aux personnes faibles; c'est un purgatif et un emménagogue énergique.

On les tire principalement du Sse-tchuen.

RICINUS COMMUNIS, *py-ma,* Pen-tsao; *tien-ma; ta-ma; pe-ma; pey-ma-tsee; ta-ma-tsee; bi-ma-tsy,* Tatarinov, 19; *p'i-ma,* F. P. Smith, 210; *ta-ma-tze,* Debeaux.

Cette Euphorbiacée sous-frutescente est cultivée dans le Hou-pe pour son ombrage; elle atteint dix pieds de haut et à une tige ligneuse, qui ne supporte même pas le froid des nuits de la Chine centrale; on en distingue deux variétés, l'une à tige très-rouge, l'autre à tige très-pâle. Le fruit, à trois coques monospermes, est recueilli pour en extraire une huile très-employée; les semences ont une saveur douce, tempérée, sont un peu vénéneuses et expulsent les humeurs aqueuses. On dit qu'il en existe une variété inerme, et ce serait celle qui fournit l'huile employée aux usages culinaires.

On fait avec les feuilles des applications résolutives sur les tumeurs; on les administre à l'intérieur pour faire évacuer les pituites. Il ne paraît pas que les Chinois aient connaissance de leurs vertus galactogogues.

Le *po-lo-houi,* Pen-tsao (*poh-loh-hwui,* F. P. Smith, 210), paraît avoir une grande analogie avec le Ricin commun, auprès duquel l'ouvrage chinois l'indique.

PHYLLANTHUS URINARIA, *kou-tche; fo-yong-tsao*, Debeaux.

Les feuilles et les fruits sont diurétiques, sudorifiques et anti-syphilitiques.

EMBLICA OFFICINALIS, *tche-fong-pa; a-mo-loh-kia-kwo*, F. P. Smith, 752; *kin-ko-tze*, Debeaux.

Les *Myrobalans Emblics* sont usités comme astringents.

BUXUS, *houang-yang-mou*, Pen-tsao; *hwang-yang-muh*, F. P. Smith, 153.

On emploie dans les accouchements difficiles les feuilles du *Buxus*, qui croît dans le Hai-nan et le Koui-tcheou.

JUGLANDÉES.

JUGLANS REGIA, *he-tao-chou; che-tao*, Tatarinov, 47; *hu-tao; ho-tao; hu-t'au, heh-t'au, kiang-t'au*, F. P. Smith, 1244; *ta-chang-ye*, Debeaux.

On emploie comme astringents l'écorce de la tige et de la racine et le brou de cet arbre, qui a été importé du Turkestan par Chang-kien, des Han, et qui croît abondamment aujourd'hui dans le Hou-nan, le Chen-si, et dans les provinces du nord de la Chine.

ANACARDIACÉES.

RHUS VENENATA, *che-ichou-yu; shih-chu-yu*, F. P. Smith, 1116.

Cette plante est une de celles qui fournissent le vernis de la Chine; ses fruits, très-âcres, sont indiqués contre l'hydropisie et les flux.

RHUS SEMIALATA, *yen-fou-tzee; yen-fu-tsze*, F. P. S., 1256.

Un des arbres à vernis; le fruit passe pour sialagogue, astringent; il est vénéneux; l'écorce est prescrite contre la jaunisse et comme anthelmintique.

RHUS SUCCEDANEA, *nieou-tchin-tzee*, Pen-tsao; *niuy-czzen*, Tatarinov, 314; *nu-ching*, F. P. Smith, 983, 1256; *nin-tching*, *tsi-chu*, Debeaux.

Le *Rhus succedanea* est un des arbres qui fournissent la cire végétale; pour l'obtenir, on fait bouillir les fruits dans l'eau, la cire surnage; c'est une huile concrète volatile plutôt qu'une cire, qu'on trouve sous la peau du fruit en granules abondants, qui contiennent 14,6 pour 100 de cire. Examinée par le professeur Rogers, elle a été reconnue composée de trois substances : 1° une soluble dans l'alcool à la température ordinaire, 12 pour 100; 2° une soluble dans l'alcool chaud, 55 pour 100; 3° une insoluble dans l'alcool froid ou chaud, 33 pour 100; ces trois corps, qui se rapprochent par quelques-uns de leurs caractères de ceux retirés par Brodie de la cire d'abeille, sont : 1° la *céroléine* molle, ayant à peine la consistance d'une graisse solide, fusible à près de 106° (au lieu de 85°), à réaction acide très-prononcée; 2° l'*acide cérotique*, fusible, quand il est pur, à + 134°, complétement huileux à + 136°, entièrement soluble en toutes proportions dans l'alcool chaud; n'a pas les réactions acides de celui de cire d'abeille; 3° la *myricine*, bien desséchée, n'adhère que peu sur un papier buvard, fusible à environ 130° (au lieu de 147°), entièrement liquide à 132°. La cire de *Rhus* se saponifie très-vite et donne une lumière très-vive; elle a la blancheur et l'apparence de pureté de la cire d'abeille blanchie, mais elle est plus fragile, moins ductile; sa pesanteur spécifique est moindre, et son point de fusion est vers 120°.

Le *Rhus succedanea*, qui est encore une des espèces à vernis, est employé en médecine contre la débilité, le rhumatisme et le lumbago.

Le Vernis de Chine (*gan-ci*, Tatarinov, 191), au moyen duquel les Chinois et les Japonais fabriquent des objets très-remarquables, de beaucoup supérieurs aux produits de l'industrie européenne, s'obtient par incisions pratiquées sur plusieurs Térébinthacées; on en tire un suc visqueux, qu'on colore en noir ou en rouge, et dont l'emploi demande les précautions les plus grandes, en raison de ses vapeurs très-caustiques; pour prévenir l'irritation très-vive de la peau que détermine le vernis, les ouvriers enduisent leurs mains et leur visage d'une huile épaisse camphrée.

Diverses plantes fournissent le vernis : dans l'Inde, le vernis commun est obtenu par des incisions du *Semecarpus Anacardium*, du *Stoligarna longifolia* et du *Melanorrhea usitatissimum*.

En Chine et au Japon, on en obtient du *Stagmaria verniciflua*, de l'*Augia chinensis* et des *Rhus Vernix, verniciferum, succedaneum, venenatum* et *semialatum.*

On emploie surtout le vernis à la fabrication des laques; il entre aussi dans la composition de quelques emplâtres.

SPONDIAS AMARA, *jen-mien; ngan-mo-leh, yu-kan-tsze,* F. P. Smith, 1087.

Ses fruits, amers, passent pour toniques, pectoraux et alexipharmaques; le jus en est employé dans une foule de cosmétiques.

BURSÉRACÉES.

BOTRYCERAS (BALSAMODENDRON) MYRRHA, *mou-yo; mo-hio; mo-iao,* Tatarinov, 296; *muh-yoh, yang-muh-yoh,* F. P. Smith, 753; *mo-hio,* Debeaux.

La Myrrhe chinoise, qui est importée de l'Asie centrale, est de qualité très-inférieure et salie de matières étrangères.

On emploie aussi comme tonique, astringent, carminatif et stomachique, la racine du *Botryceras* (*mou-yoh, wu-yoh,* F. P. Smith, 348; *wu-iao,* Tatarinov, 485), formée de lames minces desséchées, blanchâtres et aromatiques.

CANARIUM, *kan-lan*, Pen-tsao; *kan-lan, ts'ing-kwo*, F. P. Smith, 185; *kan-lan*, Hanbury, 81.

Les fruits, gris et ridés, sont longs d'un pouce à un pouce et demi; sous leur pulpe on trouve un noyau osseux triangulaire.

Ces fruits sont souvent conservés avec du vin ou du sel, ils sont stomachiques, sialagogues, alexipharmaques, et dissipent les fumées de l'ivresse.

Les amandes dissolvent les arêtes dégluties par accident.

L'arbre laisse exsuder une gomme-résine, *lan-t'ang*, qui sert à calfater les bateaux.

BOSWELLIA, *jou-hiang; yun-hiang; iu-hiang, t'au-ju, hiun-luh-hiang*, F. P. Smith, 812; *ka-lo-hiang, yun-hiang*, Debeaux.

L'Oliban, que les Chinois tirent des pays étrangers, est employé comme stimulant et fait la base d'emplâtres appliqués sur les furoncles; on l'administre à l'intérieur contre la lèpre et la scrofule.

On dit que la Chine possède une espèce de *Boswellia* qui se trouve dans le Tche-kiang et le Chen-si, et fournit une résine très-usitée contre la spermatorrhée et certaines affections de la vessie et des reins.

RUTACÉES.

RUTA ANGUSTIFOLIA, *tcheou-tsao; kieou-ly; tsan-tsao*, Debeaux.

Les sommités fleuries sont employées comme emménagogues et anti-épileptiques.

ZANTHOXYLÉES.

ZANTHOXYLUM ALATUM, *tsin-tsiao*, Pen-tsao; *chua-tsiao*, Tatarinov, 69 ; *hoa-tsiao*, Guibourt ; *hwa-tseaou*, Hanbury, 53 ; *ts'in-tsiau, hwa-tsiau, ch'uen-tsau,* F. P. Smith, 1276.

Les fruits de ce petit arbre, qu'on récolte dans le Sse-tchuen et le Hou-pe, se présentent en général sous la forme de petits carpelles (quatre, deux par avortement) rouges, tuberculés, le plus souvent déhiscents et vides, mais renfermant quelquefois une graine arrondie, noire et luisante.

Ils sont le plus souvent mêlés de pédoncules grêles ; ils ont une odeur aromatique et particulière, une saveur piquante et térébenthinée, avec un arrière-goût âcre ; ils doivent sans doute leurs propriétés à un principe oléo-résineux renfermé dans les tubercules du péricarpe. Le docteur Stenhouse, qui en a fait l'analyse, y a trouvé, par distillation, une essence *xanthoxylène* et un stéaroptène, le *xanthoxylin.*

Ces fruits sont principalement employés comme condiment ; on doit sans doute les rapporter au *Fagara* des anciens auteurs.

On fait aussi usage des feuilles comme stimulantes, carminatives, sudorifiques, emménagogues, astringentes et anthelmintiques.

Zanthoxylum hastile, *chou-tsiao ; shuh-tsiau,* F. P. Smith, 1276.

M. F. P. Smith rapporte à cette espèce une variété de *hoa-tsiao*, qu'on récolte dans le Sse-tchuen.

Zanthoxylum piperitum, *ou-tchou-yu ; ou-tsou-yu ; czuan-tsiao, wu-czzu-iuy,* Tatarinov, 120, 482 ; *wu-chü-yu,* F. P. Smith, 1277 ; *tsan-kiai, hoang-liu,* Debeaux.

Originaire du Japon, où ses fruits sont employés comme condiment, cet arbre se rencontre aussi dans le Hou-nan, le Kouei-tcheou, le Sse-tchuen et le Chan-tong. Il se distingue du *Zanthoxylum alatum* par ses fruits noirs, généralement séparés de leurs

17.

pédoncules, formés de cinq carpelles, soudés et mélangés d'une certaine quantité de pédoncules scabres ; leur saveur est chaude, amère et aromatique ; on en fait usage comme carminatif, stimulant, stomachique, anthelmintique, etc., et on les administre avec succès contre le catarrhe, l'esquinancie et le rhumatisme. Ils sont aussi usités comme antidote.

AILANTHUS FOETIDA, *tcheou-tchun-tchou; chu; kao; ch'ou-ch'un; czun-zzu,* Tatarinov, 121, 122; *ch'au-chu, ch'au-ch'un,* F. P. Smith, 27.

On en mange les feuilles quand elles sont jeunes ; plus âgées, elles sont employées comme astringentes, anthelmintiques ; on les administre dans les affections pulmonaires, la dysurie, les irrégularités des règles, la spermatorrhée ; on en fait aussi des lotions dans diverses maladies cutanées et pour faire croître les cheveux.

On substitue quelquefois aux feuilles l'écorce de la tige et de la racine.

ZYGOPHYLLÉES.

TRIBULUS TERRESTRIS, *ky-ly,* Pen-tsao; *tsi-li,* Tatarinov, 440; *pe-cie-li,* Cleyer, 28; *pih-tseih-le,* Hanbury, 54; *peh-tsih-li,* F. P. Smith, 1199; *kie-ly-tze,* Debeaux.

Cette plante, qui se trouve dans toutes les provinces de la Chine, fournit à la médecine chinoise ses fruits épineux, légèrement astringents, qui passent pour toniques et très-efficaces contre la spermatorrhée ; on les donne aussi aux femmes anémiques ou en couche comme galactogogue et facilitant le travail ; on leur reconnaît également une action salutaire dans les inflammations de la bouche et de la gorge. Il est essentiel de les recueillir à la neuvième lune.

Sous le nom de *sha-yuen-tsze* (1200), on vend à Han-keou les graines petites, plates, foncées, réniformes d'un *Tribulus* qu'on recueille dans le Hou-nan. (F. P. SMITH.)

LINÉES.

LINUM USITATISSIMUM, *hu-ma; chu-ma-tsy,* Tatarinov, 63; . *hu-ma-tsze,* F. P. Smith, 645; *kou-ma-tze,* Debeaux.

On en emploie les graines huileuses et mucilagineuses comme émollientes, arthritiques, anthelmintiques et alexipharmaques; on en fait aussi des cataplasmes.

OXALIDÉES.

OXALIS ACETOSELLA, *sy-tsiang-tsao; tche-tsiang-tsao; tsee-kiang-hiang; tseh-tsiang-ts'au, ts'au-mou,* F. P. Smith, 830; *tsian-tsao-ye,* Debeaux. (*Oxalis corniculata*).

Très-abondant en Chine, l'*Oxalis acetosella* est employé comme emménagogue, lithontriptique, et comme antidote du mercure et de l'arsenic; on en fait aussi des applications sur les brûlures, les morsures et les éruptions.

AVERRHOA CARAMBOLA, *yang-tao-hoa; wu-lien-tsze, wu-ling-tsze, yang-t'au,* F. P. Smith, 283.

Le fruit passe pour rafraîchissant, sialagogue et antiphlogistique.

BALSAMINÉES.

BALSAMINA, *fong-sien-hoa; fyn-sian-chua,* Tatarinov, 188; *fung-sien, kih-sing-tsze, yen-chi-kiah-ts'au,* F. P. Smith, 114; *ky-sing-tsee.*

Plusieurs espèces de *Balsamina,* qui fournissent un grand nombre de variétés, sont cultivées par les Chinois; ils les emploient en médecine pour faciliter l'accouchement, et pensent qu'elles exercent une action corrosive sur les dents.

COMBRÉTACÉES.

TERMINALIA CHEBULA, *ho-tsee; ke-tsy,* Tatarinov, 247; *ho-tsze, koh-lih-le,* Hanbury, 62; *ho-tsze, ho-li-leh,* F. P. Smith, 1140.

Bien que l'arbre croisse dans la province de Canton, les fruits sont généralement importés de Cochinchine et de Perse; leur longueur varie d'un pouce à un pouce et demi; leur couleur est rougeâtre ou jaune verdâtre; leur saveur est amère; on les emploie fréquemment contre la diarrhée des enfants; on en fait aussi usage comme toniques, soit seuls, soit combinés à d'autres substances. On les emploie aussi fréquemment pour teindre les cheveux en noir; ils servent également de charmes pour toutes sortes de maladies.

QUISQUALIS INDICA, *che-k'iun-tsee,* Pen-tsao; *lieou-lieou-tsee, szi-ts'iun-tsy,* Tatarinov, 417; *she-keun-tsze,* Hanbury, 61; *sze-kiun-tsze,* F. P. Smith, 965.

Les fruits du *Quisqualis,* longs d'environ un pouce, ovales ou oblongs, sont appointés aux extrémités et présentent une coupe pentagonale; ils sont recouverts d'un péricarpe mince, cassant, couleur acajou, et renferment une semence huileuse. On les emploie comme un excellent vermifuge à la dose de quatre ou cinq semences, prises à jeun le premier jour du mois. Il résulte des observations faites par notre ami M. le docteur Waring, que ces graines sont surtout efficaces contre les lombrics des enfants. On doit rejeter les fruits attaqués par les vers et ceux qui ont commencé à s'entr'ouvrir. Ce fruit a l'inconvénient de provoquer le hoquet.

Le *Quisqualis indica* croît abondamment dans l'Annam, et se trouve aujourd'hui dans la province de Canton, le Fo-kien, le Sse-tchuen, etc.

RHIZOPHORÉES.

RHIZOPHORA, *kao-py*; *k'au-p'i*, F. P. Smith, 693.

On en importe de très-grandes quantités de Siam et de Singapour à Ning-po pour la teinture et le tannage des voiles et filets, pour les préserver de la destruction par l'humidité et la vase. On lui substitue quelquefois l'écorce de *Mimosa*. Cette écorce, plus claire que celle de l'*Ailanthus,* avec laquelle on la confond, est employée en matière médicale aux mêmes usages que le tan, et sert en particulier à préparer les eaux de lavage des ulcères indolents ; un peu d'alun augmente de beaucoup son action.

HALORAGÉES.

MYRIOPHYLLUM SPICATUM, *choui-tsao; czza-cao, szuy-tsao,* Tatarinov, 123, 423; *fou-joing-tse,* Debeaux.

TRAPÉES.

TRAPA BICORNIS, *lin-kio,* Pen-tsao; *lin-tsiao,* Tatarinov, 266; *ling,* Hanbury, 79; *ling-koh,* F. P. Smith, 1193; *lin-kio,* Debeaux.

Cette plante croît spontanément et en abondance dans les lacs et étangs du Hou-pe, où on la récolte pour en manger les fruits, après les avoir fait griller. On en fait quelquefois une sorte de farine.

TRAPA TRICORNIS, *ky-che; ki; ki-shih,* F. P. Smith, 1194.

On en mange également les fruits; les fleurs, qui sont astringentes, entrent dans la composition de teintures pour la barbe.

TRAPA NATANS, *feou-ling; fau-ling*, F. P. Smith, 1195.

On en mange les fruits après les avoir fait cuire. Cette plante est identique à l'espèce européenne.

On emploie à la nourriture, dans les viviers, des poissons domestiques, *Hypophthalmichthys* et *Leuciscus*, les *Trapa*, ainsi que le *Vallisneria spiralis*, des *Ranunculus* de la section *Batrachium*, et des *Chara*.

LYTHRARIÉES.

LAWSONIA ALBA, *tche-kia-hoa; yen-chi-kiah, chi-kiah-hwa*, F. P. Smith, 517, 611.

Dans les provinces du sud, on se sert des feuilles pour teindre les ongles, et quelquefois le tour des yeux des filles.

MÉLASTOMACÉES.

MELASTOMA MACROCARPUM, *pe-je-hong; pe-hye-hong*, Debeaux.

Les feuilles et sommités fleuries sont usitées comme astringentes dans la leucorrhée et les gastro-entérites.

MYRTACÉES.

PSIDIUM PYRIFERUM, *fan-che-lièou; fan-nien, fan-shih-liu*, F. P. Smith, 495.

EUGENIA JAMBOS, *pen-fan-tsee; chen-fau-shu*, F. P. Smith, 996.

Le fruit est alimentaire.

CARYOPHYLLUS AROMATICUS, *tin-hiang; din-siang, gun-din-siang,* Tatarinov, 161, 212; *ting-hiang, ting-tsze-hiang, kih-sheh-hiang,* F. P. Smith, 265; *han-ting-hiang,* Debeaux.

Les *Clous* de cette Myrtacée, qui croît dans la province de Canton, sont très-employés comme carminatifs, stimulants, stomachiques, toniques et anthelmintiques, dans les diarrhées et les maladies d'estomac des enfants.

On fait usage de l'écorce contre la rage des dents.

Les rameaux et la racine sont également officinaux.

On emploie aussi en poudre les antophles et les fruits, *mou-hiang, mou-tong-hiang; mu-dia-cian,* Tatarinov, 300; *mu-ting-hiang,* F. P. Smith, 736; *mou-ting-hian,* Debeaux.

GRANATÉES.

PUNICA GRANATUM, *ngan-tsee-lieou,* Pen-tsao; *che-lieou-py; che-lieou; szi-lu,* Tatarinov, 415; *shih-liu-p'i, ngan-shih-liu,* F. P. Smith, 911; *han-lieou-pi,* Debéaux.

Le Grenadier, importé du Caboul en Chine par Chan-kien, de la dynastie des Han, est aujourd'hui cultivé sur une très-grande échelle dans le Céleste Empire, et y présente de nombreuses variétés. On fait une ample consommation de ses fruits.

On emploie ses fleurs, *han-lieou-hoa,* mêlées à du fer, pour teindre les cheveux en noir; réduites en poudre, elles sont insufflées dans les narines pour arrêter les crachements de sang; elles mitigent la chaleur du cœur.

La racine, *che-lieou-py,* est donnée comme tonique, astringente, emménagogue et anthelmintique.

On emploie le péricarpe, *han-lieou-pi,* desséché, comme astringent, tonique, antirhumatismal et vermifuge; on s'en sert aussi pour faire des lotions anti-ophthalmiques; mais son principal usage est contre la dyssenterie et contre la chute du rectum. Il a, d'après les Chinois, une saveur acerbe, pénètre les reins et les grands intestins, guérit les douleurs des pieds, des genoux, des nerfs, tue les vers, apaise la soif, teint les cheveux, etc.

CALYCANTHÉES.

CHIMONANTHUS FRAGRANS, *la-mey,* Tatarinov, 270; *lah-mei, hwang-mei-hwa,* F. P. Smith, 238.

Ses fleurs, blanches, très-odorantes, passent pour rafraîchissantes et sialagogues; elles servent surtout d'ornement pour les femmes chinoises.

ROSACÉES.

CYDONIA, *mou-koua; mu-kua; mu-gua,* Tatarinov, 301; *muh-kwa, muh-t'au,* F. P. Smith, 98, 341; *mao; tie-ko-tang.*

Le fruit, dont le volume est très-variable suivant les variétés, a une peau jaune d'or; sa saveur est très-acerbe avant la maturité.

On fait usage des fruits desséchés et dépouillés de leurs semences comme sédatif, stomachique et astringent; toutes les parties d'ailleurs sont employées en raison de leurs vertus astringentes.

PIRUS, *ly-tsee; kwo-tsang,* F. P. Smith, 848.

Les poiriers, qui ont été introduits depuis longtemps en Chine et dont on cultive de nombreuses variétés, surtout dans le nord, donnent en général des fruits médiocres, mais qu'on emploie comme diurétiques, rafraîchissants et dissipant l'ivresse. La Mandchourie en fournit des variétés excellentes. On mange aussi à Pékin une petite poire ronde, *pai-li,* qui est très-savoureuse.

Les fleurs et l'écorce sont usitées dans le choléra et la dyssenterie.

PIRUS SPECTABILIS, *hai-tang-hoa.*

Belle espèce à jolies fleurs rouges, à fruits de petite dimension
en forme de pommes, à saveur très-acide, mais devenant très-
doux par la greffe sur le poirier commun.

MALUS, *pin-kouo; pin-kwo, sha-kwo.*

Quelques espèces existent en Chine, soit cultivées, soit sauvages.

ERIOBOTRYA JAPONICA, *py-pa,* Pen-tsao ; *p'i-pa,* F. P. Smith,
416; *pi-pa, czuan-tan-tzy, tsyn-sy-che-ye,* Tatarinov,
117, 319, 452 ; *tsen-pi-tze, pi-po,* Debeaux.

Le néflier du Japon, ou *Bibassier,* fournit des fruits alibiles, et
usités en médecine.

Sa feuille amère dissout les inflammations, arrête la toux et la
soif, apaise la mélancolie et renforce l'estomac.

ERIOBOTRYA, *che-tchou, che-tze,* Debeaux.

Fruits supérieurs comme saveur à ceux du Bibassier, souvent
employés en décoction dans les inflammations des voies respiratoires. (DEBEAUX.)

Le calice, *che-pi,* serait astringent. (DEBEAUX.)

AMELANCHIER (ARONIA) ASIATICUS, *fou-y.*

MESPYLUS PYRACANTHA, *chan-tcha.*

CRATÆGUS PINNATIFIDA, *shan-ch'a; chan-cha-tsee; szan-czza,*
Tatarinov, 390 ; *shan-cha, mau-cha,* F. P. Smith,
317.

Les fruits rouges, charnus, de cette espèce qui croît spontanémènt dans le nord de la Chine, ont une saveur âpre; ils servent à faire des colliers aux enfants. Secs et écrasés, on les administre comme peptiques; ils passent pour stomachiques et antiscorbutiques. On lui substitue souvent le *Cratægus cuneata*, qui croît dans le Che-kiang.

Le *mao-tcha* est une variété plus petite, se rapprochant du *Cratægus Oxyacantha*.

POTENTILLA, *fan-pe-tsao; fan-pe-tsao*, Debeaux.

On emploie la plante entière comme astringente.

ROSA INDICA, *tsa-la-koung-tze*, Debeaux.

Fruits astringents.

ROSA, *nan-tsian-hoa*, Debeaux.

Fleurs usitées comme astringentes.

ROSA, *yuen-che, ying-shih*, F. P. Smith, 995, 997.

On en emploie les fleurs, les fruits et les racines comme vulnéraires. On fait aussi usage de l'eau de rose, *siang-wei-lu*, et de l'essence, qu'on importe de Perse.

ROSA CANINA, *kin-yn; tsin-in-tsee*, Tatarinov, 450; *kin-ying-tsze*, F. P. Smith, 994.

Commune dans le Kiang-si, le Hou-pe et d'autres provinces, cette Rose porte de gros fruits très-âpres qui servent à faire une conserve tonique et astringente.

ROSA SEMPERFLORENS, *juie-li-chua*, Tatarinov, 238; *yueh-ki-hwa*, F. P. Smith, 995; *yue-ky-hoa*.

Les fleurs, prises d'après la formule dégoûtante du Pen-tsao, activent la maturation des abcès.

RUBUS IDÆUS, *fou-pan-tsee*, Pen-tsao; *fu-pin-tzy*, Tatarinov, 182; *fuh-pw'an-tsze*, F. P. Smith, 1002.

Ce *Rubus* se trouve dans le Hou-pe, le Chen-si, le Kan-sou et et le Hou-nan : on emploie ses fruits doux et tempérés comme astringents; ils restaurent la vacuité du poumon et corroborent l'humide radical.

RUBUS FRUTICOSUS, *hiuen-tiao-tsee; hiuen-tiau-tsze*, F. P. Smith, 1011.

On en mange les fruits, qui sont rafraîchissants et passent pour dissiper l'ivresse; le jus sert à détruire la vermine, si fréquente chez les Chinois.

Les feuilles et les racines sont astringentes.

FRAGARIA VESCA, *che-mey; hie-mey; shie-mei*, F. P. Smith, 454.

Le jus en est donné contre les fièvres et l'aménorrhée; on en fait aussi des gargarismes contre les aphthes et des lotions sur les brûlures et les morsures.

PRUNUS, *ly; kia-king-tsze*, F. P. Smith, 897.

On en substitue les semences à celles des amandes et des abricots.

On emploie l'écorce amère comme fébrifuge.

AMYGDALUS COMMUNIS, *hang, yoh-hang, k'u-mei*, F. P. Smith, 35; *hin-ho-gin*, Debeaux.

Les Chinois font une confusion entre les diverses Amygdalées, et en particulier ils ne font pas de différence entre l'amande amère, *hin-jin, hin-ho-gin*, Debeaux, et l'amande d'Abricot et de Pêche; ils les considèrent comme vénéneuses: aussi conseillent-ils de les priver de leur huile et de leur enveloppe, dans lesquelles ils supposent que résident les principes délétères. Dans le cas d'empoisonnement par ces amandes, ils recommandent une infusion concentrée et très-chaude d'écorce d'abricotier, *hin-pi*. Ils emploient plus souvent encore dans ce cas la racine, qui est pour eux l'antidote du fruit, puisqu'elle lui est opposée dans la plante. Les amandes amères pénètrent les poumons et les grands intestins, et en corrigent la dureté.

L'amande douce, *tien-mei*, qu'on confond sous le nom de *hang-jin* avec la semence de l'abricot et de la pêche, se récolte surtout dans le Pe-tchi-li et le Chan-si; elle passe pour stimulante, antispasmodique, pectorale, anthelmintique et vulnéraire. Son usage favorise la longévité.

On fait avec les coques des amandes et divers ingrédients sapides une infusion, *hang-jin-tchong*, qu'on vend dans les rues comme boisson.

L'émulsion ou la pâte d'amande sont fréquemment employées dans les maladies des yeux.

AMYGDALUS ARMENIACA, *hang-jin; sin-zen*, Tatarinov, 363; *kin-hang*, F. P. Smith, 77; *hin-ho-gin*, Debeaux.

Les Chinois ne distinguent pas les diverses Amygdalées.

Ils en emploient les amandes pour faire une sorte d'orgeat très-recommandée contre l'esquinancie; ils s'en servent aussi pour calmer les douleurs de dents, en plaçant sur la partie malade une amande brûlée au bout d'une aiguille et posée aussi chaude que possible. Ils pensent que mâchées et placées immédiatement sur la morsure d'un chien enragé, elles guérissent de l'hydrophobie. Mâchées à jeun, elles sont appliquées sur les gerçures du sein et en amènent la guérison rapide, surtout si la mastication a été faite par un enfant. On les emploie aussi comme anthelmintiques, après les avoir décortiquées et les avoir fait bouillir pendant deux heures dans de l'eau de rivière avec *pe-ho-che* et *ou-hau*.

La pellicule des amandes, incinérée et mêlée à du vin chaud, passe pour un hémostatique des plus puissants. On en fait enfin une émulsion qui jouit d'une très-grande renommée contre l'intoxication saturnine ou stannique.

Les amandes d'Abricot, *hang-jin*, qu'on récolte surtout dans le Pé-tchi-li et dans le Chan-si, sont appliquées aux mêmes usages que les amandes ordinaires. Dans le nord de la Chine, on en extrait une huile excellente.

AMYGDALUS PERSICA, *tao-zen*, Tatarinov, 425 ; *tao-gin-tze*, Debeaux ; *tau, sien-kwo*, F. P. Smith, 846 ; *tao, sien-kouo*.

On fait une sorte de vinaigre avec la pulpe du fruit des nombreuses variétés cultivées dans le pays. Les noyaux servent comme emménagogues et résolutifs dans les rhumatismes ; ils sont vermifuges.

Les fleurs sont également administrées comme vermifuges, laxatives et diurétiques. L'écorce sert contre la jaunisse, l'hydropisie, l'hydrophobie, l'asthme et les dérangements menstruels.

La gomme qui exsude des troncs, *t'au-kiau*, F. P. Smith, 847, est fréquemment employée comme émolliente.

CERASUS PSEUDO-CERASUS, *yn-tao-ye; in-tao*, Tatarinov, 232 ; *yin-tau*, F. P. Smith, 224.

On en mange les fruits.

On en emploie les feuilles, les racines, les rameaux et les fleurs comme astringents.

CERASUS COMMUNIS, *tsie-mey; iuy-li-zen*, Tatarinov, 242 ; *yuh-li; ts'ieh-mei*, F. P. Smith, 223.

On en mange les fruits.

Les noyaux amers, *yu-li-jin*, passent pour adoucissants, diurétiques, et sont employés dans l'hydropisie, le rhumatisme, la cardialgie.

L'écorce passe pour anthelmintique et odontalgique.

LÉGUMINEUSES.

ULEX, *hwang-tsih-li; kin-tsioh-kwa*, F. P. Smith, 486, 1261 ; *houang-tsy-ly, kin-tsio-hoa.*

Les Chinois emploient indifféremment les *Ulex* et les *Genista* ou *fleurs oiseau doré.*

GENISTA, *kin-tsioh-hwa*, F. P. Smith, 159 ; *kin-tsio-hoa.*

On en emploie les fleurs pour faire une infusion, après les avoir salées pour en détruire les propriétés purgatives et diurétiques.

PISUM SATIVUM, *wan-tou; hui-hui-tou; jung-shu; ouan-teou.*

MEDICAGO RADIATA, *mu-su; mu-sing*, Tatarinov, 303 ; *muhsuh*, F. P. Smith, 701 ; *mou-sou.*

On en mange les légumes.
Les racines sont préconisées contre la jaunisse.

PSORALEA CORYLIFOLIA, *pou-kou-tche*, Pen-tsao ; *poo-kwuhche*, Hanbury, 70 ; *puh-kuh-chi, p'o-ku-chi*, F. P. Smith, 946.

Ses fruits, aplatis, ovales ou un peu réniformes, monospermes, indéhiscents, longs de deux à trois lignes, portent quelquefois le calice persistant, à cinq divisions ; leur odeur est aromatique ; leur saveur amère et aromatique. On les emploie comme stomachique contre la spermatorrhée, certaines affections des viscères, et dans plusieurs maladies de la peau.

INDIGOFERA TINCTORIA, *lan-tsao; lan-cao*, Tatarinov, 253.

N'est pas employé en médecine ; on en importe de très-grandes quantités, surtout de Formose, bien que la fabrication de bleus au moyen de diverses plantes, telles que l'*Isatis*, le *Polygonum*, certaines Acanthacées, etc., soit assez considérable, en raison du goût particulier des Chinois pour cette couleur. Le procédé de fabrication consiste à couper les tiges, à les plonger avec leurs feuilles dans l'eau jusqu'à ce qu'elles aient fermenté; on y ajoute alors une certaine quantité de chaux; on bat l'eau jusqu'à la faire écumer, et on laisse la matière colorante se déposer au fond des baquets; on décante l'eau, et on place le précipité dans des paniers de quatre-vingts catties chacun.

GLYCYRRHIZA GLABRA et ECHINATA, *kan-tsao, gan-cao,* Tatarinov, 190; *kan-ts'au,* F. P. Smith, 648; *kan-tsao,* Debeaux.

Abondante dans toutes les provinces de la Chine, mais surtout dans le Chan-si, le Kan-sou, le Sse-tchuen et le Chen-si, la Réglisse joue un rôle des plus importants dans la pharmacie chinoise, qui l'emploie très-habituellement comme le meilleur moyen de déguiser d'autres substances médicamenteuses. Elle possède en outre, d'après les Chinois, des qualités propres qui expliquent la faveur dont elle jouit; ainsi elle passe pour rajeunir ceux qui en font usage pendant longtemps. Douce, tempérée, sans poison, elle pénètre le cœur et l'estomac. Mélangée à du miel, elle est appliquée sur les engelures des enfants et sur les panaris.

La réglisse, macérée pendant plusieurs semaines dans les excréments humains, *jin-tchong-houang*, est un remède souverain contre la fièvre typhoïde. On ne doit pas l'employer avec *ly-lou, ta-kiai, kan-sin, hai-tsai* et *kan-song*.

La fleur du *Glycyrrhiza* est violacée, portée par des tiges souvent longues de cinq à six pieds. La racine, longue de plusieurs pieds, cylindrique, lisse, à partie extérieure rougeâtre, tandis que l'intérieur est jaune, se récolte à la deuxième lune. On la trouve dans le commerce en longs morceaux secs, ridés, rouges à la surface, jaunes et fibreux intérieurement, d'une saveur désagréablement douce et mucilagineuse.

18

ROBINIA AMARA, *kou-song; ku-szen*, Tatarinov, 251; *k'u-san, ti-hwai*, F. P. Smith, 991; *kou-tsen*, Debeaux.

On récolte dans le Hou-nan et le Sse-tchuen les racines longues, jaunâtres, très-amères de cette espèce, qu'on préconise contre la jaunisse, les fièvres, la dyssenterie, la scrofule, etc.

C'est un excellent tonique, dit M. Porter Smith, qui peut remplacer le *gin-seng*.

CARAGANA FLAVA, *kouang-tsin; chuan-tsin*, Tatarinov, 76; *kwang-tsing*, F. P. Smith, 191.

La racine est en morceaux aplatis, longs d'un à trois pouces, vert-jaunâtre, flexibles et transparents; la partie supérieure est marquée de cicatrices circulaires, de tubercules, de lignes transversales; la partie inférieure est plus pâle.

La saveur est douce et mucilagineuse.

Elle est indiquée comme tonique, émolliente, arthritique, et passe pour prolonger l'existence.

PISUM ARVENSE, *siao-teou; siao-dou*, Tatarinov, 355; *wan-tau, ts'ing-siau-tau*, F. P. Smith, 882.

On mange les graines très-cuites de cette espèce, qui paraît avoir été introduite à l'époque de Tang, et dont on fait une farine jaunâtre d'une très-grande consommation avec de la farine de riz.

Les pois passent pour nutritifs, astringents et diurétiques.

FABA, *tsan-tsao; tsan-tsau; ts'an-tau, hu-tau*, F. P. Smith, 438.

Les fèves, dont les Chinois font une ample consommation, ont été introduites par Chang-kien, de la dynastie des Han; elles passent pour restaurer l'estomac et activer les mouvements de l'intestin.

Leurs jeunes pousses bouillies dissipent l'ivresse la plus intense.

VICIA SATIVA, *lou-teou; luh-tou,* F. P. Smith, 1238.

PHASEOLUS MINIMUS, *tsian-teou-tze,* Debeaux.

Ses semences torréfiées sont résolutives et diurétiques.

PHASEOLUS ANGULATUS, *luy-dou,* Tatarinov, 269; *luh-tau,*
F. P. Smith, 866, 1238.

DUMASIA TRUNCATA, *chan-heou-teou.*

ARACHIS HYPOGEA, *lo-hoa-seng; loh-hwa-sang,* F. P. Smith,
494; *hoa-tsan-tze,* Debeaux.

Introduit récemment en Chine, l'Arachis est surtout cultivé
dans les terrains pauvres et sablonneux du Hou-pe. On en mange
les graines, qui passent pour émollientes et pectorales. La plupart
du temps on néglige d'en extraire l'huile fixe, *hoa-seng-yeou.*

HEDYSARUM, *di-iuy,* Tatarinov, 159; *ti-yu,* F. P. Smith,
509.

On mange quelquefois les feuilles jeunes de plusieurs espèces
d'*Hedysarum,* qu'on emploie plus ordinairement à falsifier le thé,
et on fait usage en médecine, comme styptiques et vulnéraires,
des racines, longues, contournées, fibreuses, brunes à l'extérieur,
jaunâtres ou rosées à l'intérieur, astringentes et amères.

HEDYSARUM LAGOPODIOÏDES, *tsoui-fong-tsee.*

LESPEDEZA, *chan-teou-ken; szan-dou-gen,* Tatarinov, 393;
shan-tau-ken, F. P. Smith, 628.

La racine, qui est du volume du doigt environ, et est plus ou
moins noueuse, est extrêmement amère et est employée comme
alexipharmaque, anthelmintique et vulnéraire.

LABLAB VULGARIS, *peen-tou; pien-teou; mienn-teou,* Mérat,

Delens; *bian-dou*, Tatarinov, 20; *pien-tau*, F. P. Smith, 595.

On en mange les jeunes pousses, qui pénètrent l'estomac et la rate, apaisent la soif, enlèvent les humidités, tempèrent les chaleurs et dissipent les venins. Les gousses sont assez longues et renferment des graines noires ou blanches. On les consomme à la maturité, et desséchées comme préservatives de la fièvre, et cette opinion est si généralement répandue en Chine, qu'on en fait une consommation très-grande.

DOLICHOS SOJA, *hong-teou-ko, teou-ko,* Mérat, Delens; *shu; ta-tou; hwang-ta-tau, mau-tau,* F. P. Smith, 384.

Les semences, qui passent pour nourrissantes, sont un peu laxatives; on les fait germer à une chaleur artificielle, l'hiver, pour en faire une sorte de salade, ainsi que notre ami M. Simon l'a rappelé pendant le siége de Paris de 1871.

On retire par expression de l'huile de ses semences, après les avoir moulues.

Ses semences, jaunes, bouillies, mêlées à de la farine et fermentées, additionnées de thé et de sel, et exposées au soleil pendant trois semaines à un mois, constituent la base du *soy, isiang-yu,* F. P. Smith, 1081, le condiment indispensable de la cuisine chinoise. Cette liqueur passe pour apéritive, rafraîchissante, et agit comme contre-poison.

On en prépare aussi le fromage de pois, *tau-fu,* un des articles d'alimentation les plus importants des Chinois, en les faisant macérer dans l'eau, les broyant pour en faire une pâte avec l'eau : on y ajoute du plâtre et du sel marin pour obtenir la précipitation de la caséine, et on obtient un produit qui a l'apparence d'une gelée.

PACHYRHIZUS TRILOBUS, *ge-tao-chua,* Tatarinov, 200; *koh,* F. P. Smith, 385.

On en mange les racines après les avoir convenablement préparées, sans quoi elles sont malsaines, et on en retire une fécule, *koh-fèn;* elles passent pour émétiques et antiphlogistiques, et sont données contre les exanthèmes et éruptions de toutes sortes.

Les tiges fournissent des fibres, *koh-pu, hang-ko,* avec lesquelles on confectionne des toiles très-estimées, de couleur jaune clair très-persistante.

ERYTHRINA CORALLODENDRON, *tong-ye-chou; toun-ye-tze,* Debeaux.

ABRUS PRECATORIUS, *hong-siang-tse; czi-siao-dou,* Tatarinov, 112; *siang-sz'-tsze, hung-tau,* F. P. Smith, 649; *hong-tsian-tze,* Debeaux.

Ses graines, qui servent fréquemment à faire des colliers, auxquels on attribue des propriétés préservatives de plusieurs maladies, sont employées comme émétiques, aléxipharmaques, diaphorétiques et anthelmintiques. Les Chinois pensent qu'elles empêchent le camphre de s'évaporer.

Sa racine est souvent substituée à celle de réglisse.

PTEROCARPUS FLAVUS, *houang-pe; chuan-bo,* Tatarinov, 70; *hwang-pih,* Hanbury, 120; *hwang-peh, p'ih-muh,* F. P. Smith, 948.

L'écorce de cet arbre, qui sert principalement pour la teinture de la soie en jaune, mais qu'on emploie aussi comme tonique, diurétique et antirhumatismale, se présente sous forme de morceaux carrés, longs de trois à cinq pouces, rugueux à l'extérieur, unis ou striés longitudinalement en dedans; couleur blanchâtre à l'extérieur et brun foncé à l'intérieur, saveur très-amère. Les meilleures écorces proviennent du Hou-pe. Elle enlève le feu des nerfs et apaise la chaleur des os.

PTEROCARPUS SANTALINUS, *tsee-tan; ch'ih-tan, tsz'e-tan,* F. P. Smith, 949.

Le Santal rouge est très-estimé comme tonique et astringent;

on lui suppose la propriété d'activer la circulation dans les organes congestionnés et de dissiper l'hydropisie.

PTEROCARPUS DRACO, *ki-lin-kieh, hiueh-kieh, chu-kieh,* F. P. Smith, 388; *tchou-kie.*

Le Sang-dragon, en masses friables, rouge foncé, est employé comme astringent, styptique et vulnéraire.

SOPHORA TOMENTOSA, *houang-ky; chuan-ci,* Tatarinov, 71; *hwang-ki,* F. P. Smith, 1079.

Ses racines, qu'on récolte dans le Chan-si, le Hou-pe, sont en morceaux gros comme un doig., recouverts d'une peau tenace, ridée, jaune brun; l'intérieur est blanc jaunâtre et a un goût qui rappelle celui de la réglisse; elles sont très-estimées comme toniques, pectorales et diurétiques.

On emploie aussi les rameaux et les feuilles.

SOPHORA JAPONICA, *houai-chou-tsee; huai; chuai-szu,* Tatarinov, 178; *hwae-shih,* Hanbury, 68; *hwai-shu.* F. P. Smith, 1078.

Commun dans la Chine centrale, le *Sophora japonica,* L., fournit plusieurs parties à la matière médicale.

Ses fruits, charnus (*chuay-tsio,* Tatarinov, 79), ridés par la dessiccation, demi-transparents, plus ou moins contractés dans l'intervalle des graines, au nombre de quatre à sept, souvent monospermes, par avortement, sont fréquemment mis en usage pour la teinture en jaune. Ils passent pour toniques.

Les graines (*hoai-tze,* Debeaux) sont quelquefois employées.

On se sert également, pour teindre le coton et le papier, des fleurs encore jeunes (*chuay-choa,* Tatarinov, 77; *hoai-hoa,* Debeaux; *hwae-hwa,* Hanbury), de couleur jaune verdâtre; on en fait aussi usage comme astringentes et styptiques; elles passent pour antiblennorrhagiques; elles sont la base d'une mixture (avec

de la chaux et de l'huile) qu'on applique sur les affections charbonneuses.

Le bois sert à faire des sortes de moxas. (SMITH).

Les feuilles, elliptiques et lancéolées, peuvent être employées
comme succédané du Séné.

GLEDITSCHIA SINENSIS, *tsao-ko; tsao-tsiao*, Tatarinov, 435;
tsaou-keo, Hanbury, 69; *ts'au-ko*, F. P. Smith, 482;
kie-tsao, Debeaux.

Cet arbre, qui est le *Mimosa ferox* de Loureiro, fournit à la
thérapeutique plusieurs de ses parties, moins employées aujour-
d'hui, mais qui étaient en grande faveur à l'époque de la dynastie
des Ming.

Ses légumes secs, de couleur foncée, en forme de couteau
(*tsao-kia; ia-tsao*, Tatarinov, 222), sont longs de huit à douze
pouces, et renferment un grand nombre de graines brunes; peu
employés aujourd'hui, ils passent pour être émétiques et purga-
tifs, et pour avoir une action très-utile dans un grand nombre de
maladies, surtout dans celles qui ont pour cause la surabondance
des phlegmes; on en emploie la poudre, mélangée à celle des
graines, contre les empoisonnements métalliques; on en fait aussi
une sorte de poudre grossière sternutatoire qu'on insuffle dans les
narines ou dans le rectum des noyés, et qui a pour vertu de chasser l'eau et d'ouvrir les passages du corps; cette poudre est aussi
recommandée contre l'apoplexie, l'hémiplégie et la paralysie.

Les épines du *Gleditschia* (*tsao-tsee; tsao-cy*, Tatarinov, 433)
étaient réputées pour anthelmintiques et pour faire disparaître les
tumeurs et gonflements.

Les feuilles et l'écorce de la tige et de la racine étaient préconisées contre les maladies cutanées.

CŒSALPINIA SAPPAN, *kiang-mou; su-fang-muh, yang-muh*,
F. P. Smith, 1021.

Ce bois, colorant, qui est importé de la Cochinchine pour la teinture, est aussi usité comme astringent, sédatif et vulnéraire.

CASSIA RUFA, *tie-ly-mou; tie-li-mu.*

CASSIA FISTULA, *tchang-ko-tsee; chang-kwo-tsz-shu,* F. P. Smith, 205; *tchang-ko-tze,* Debeaux.

Ses fruits, allongés, renferment une pulpe purgative.

CASSIA TORA, *tsao-kiue-ming; kiue-ming-tsee; cao-tsio-min,* Tatarinov, 36; *keue-ming-tsze, tsaou-keue-ming,* Hanbury, 58; *kiueh-ming, ts'au-kiueh-ming,* F. P. Smith, 207.

Cette Légumineuse, qui croît dans le Chen-si, le Kan-sou, le Hou-nan et le Hou-pe, porte des légumes longs, rougeâtres, qui renferment une quantité de graines, longues de deux ou trois lignes, irrégulièrement comprimées ou cylindriques, pointues à une extrémité, tronquées ou arrondies à l'autre, de couleur brun foncé avec deux lignes brillantes claires sur les bords opposés; leur saveur est mucilagineuse et un peu amère.

On fait usage de ces graines, *cao-tsio-min,* soit à l'intérieur, soit à l'extérieur, contre toutes sortes de maladies des yeux; on en fait aussi des applications dans les affections herpétiques ou furonculeuses.

CASSIA ABSUS, *kiang-mang,* F. P. Smith, 207.

Ses graines sont quelquefois mélangées à celles du *Cassia Tora* et sont employées également dans les ophthalmies.

CYTISUS CAJAN, *chan-teou-ken; tchong-yo.*

Sa racine, douce, pénètre le cœur et le poumon, détruit le poison de tous les remèdes et guérit les douleurs de gorge.

TAMARINDUS INDICA, *ngan-nu-lo;* F. P. Smith, 1129; *tsao-kiao,* Debeaux.

JONESIA ASOKA, *hou-yeou-hoa; wu-yu-hwa,* F. P. Smith, 581.

Joue un grand rôle dans les idées bouddhiques.

PROSOPIS, *yá-tsao; ya-cao,* Cleyer, 223; *ya-tsaou,* Hanbury, 87; *chu-ya-tsau-kiah,* F. P. Smith, 943.

C'est à une espèce de ce genre de Légumineuses, ou tout au moins à un genre très-voisin, qu'on doit rapporter, d'après M. Daniel Hanbury, des gousses d'un arbre du Chan-tong et du Sse-tchuen, que M. Tatarinov attribue au *Gleditschia sinensis.* Ces gousses, longues de deux à quatre pouces et larges de trois à cinq dixièmes de pouce, sont courbées en faux, aplaties, et sont sillonnées sur le bord supérieur; elles sont épaisses, indéhiscentes et de couleur chocolat ou brun foncé, comme verni; à l'intérieur, elles sont remplies d'une matière jaune, spongieuse et cotonneuse, sans aucune graine; leur saveur est très-âcre et prend fortement à la gorge.

On les emploie aux mêmes usages que le *Gleditschia.*

ACACIA CONCINNA, *fey-tsao-tsee, fey-tsao-kia,* Pen-tsao; *kiuentao; tsao-kia,* Cibot; *fey-tsau-kiah, fei-tsau-heh,* F. P. Smith, 2, 3, 368.

Ce grand arbre, qui est le *Mimosa Saponaria* de Roxburgh, est surtout abondant dans le Hou-pe; à feuilles persistantes dans les provinces méridionales, il les perd à l'automne dans le Nord, mais peut cependant résister au froid, même à celui des hivers de Pékin.

Un grand nombre de ses parties sont utilisées en médecine.

Ses gousses, *fei-tsau-toh,* charnues, jaunâtres ou rouge brun, longues de trois à quatre pouces sur un pouce de large, plus ou moins recourbées en faux, renferment en abondance une matière détergente qui les fait employer à nettoyer les gens et les vêtements; mais leur forte odeur les fait interdire dans les bains publics; prises à l'intérieur, elles sont émétiques; on en fait usage quand elles sont mûres et encore rougeâtres, on les débarrasse de leurs membranes et de leurs graines, on les confit dans le miel ou le vinaigre, et on les administre contre les rhumatismes, l'hématurie, la constipation opiniâtre; on s'en sert aussi à l'extérieur contre les furoncles, le prurigo, la lèpre, etc.

Les graines, *fei-tsao-heh*, F. P. Smith, 3, auraient été à tort rapportées par M. D. Hanbury à un *Dialium* sous le nom de *fei-tsaou-tow* (71); elles sont noires, polies, arrondies et comprimées, et portent le plus souvent sur le côté un podosperme persistant, large et dur; une section transversale laisse voir une paire de cotylédons aplatis, séparés du testa par un albumen noir et corné. On emploie ces graines, après les avoir débarrassées de leurs enveloppes et de l'embryon; elles passent pour délayer la bile, être antidyssentériques, odontalgiques, et pour faciliter l'accouchement

Les épines, réduites en cendre, favorisent l'action des gousses et des graines; elles diminuent le gonflement de la langue des enfants, purifient le lait des femmes en couche, et favorisent la suppuration des ulcères qui n'aboutissent pas.

On emploie aux mêmes usages l'écorce et les feuilles.

ACACIA NEMU, *ho-houan, ho-kouan; che-chuan,* Tatarinov, 43; *hoh-hwan, ye-hoh,* F. P. Smith, 4.

C'est le *Mimosa arborea* de Loureiro; on en mange les feuilles; l'écorce passe pour tonique, vulnéraire et anthelmintique; on prépare avec l'écorce un extrait dont on fait des emplâtres contre les clous et furoncles, et qu'on applique également sur les luxations et fractures.

ACACIA CATECHU, *lou-kouei,* Debeaux.

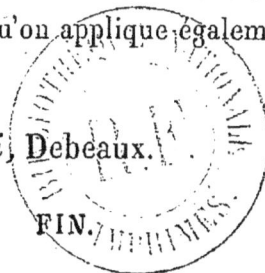

TABLE DES MATIÈRES,

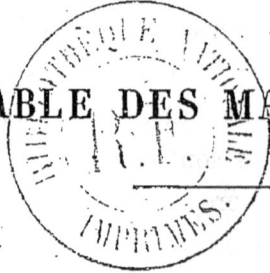

MINÉRAUX.

Eau.

Pages.

Eau. 1

Carbone.

Diamant. 2
Charbon de terre 3
Charbon de bois 3
Charbon animal 4
Tourbe 4
Suie. 4
Bitume. 4
Pétrole 4
Naphthe. 5
Succin. 5

Silice.

Quartz. 5
Quartz hyalin 6
Quartz cornaline. 6
Quartz onyx 6
Quartz agate. 6
Quartz jaspe. 6

Soufre.

Soufre. 7

Arsenic.

Arsenic 8
Acide arsénieux naturel. . . . 8
Acide arsénieux blanc. 8
Réalgar 8
Orpiment 9

Antimoine

Antimoine. 10

Ammoniaque

Pages.

Ammoniaque muriatée 10

Potassium.

Perlasse. 11
Potasse nitratée 11

Sodium.

Sel gemme. 12
Soude boratée. 13
Soude carbonatée. 14
Soude nitratée 14
Soude sulfatée. 15

Calcium.

Chaux carbonatée 15
Chaux sulfatée. 17
Chaux fluatée 18
Farine fossile 18

Magnesium.

Dolomie. 18
Magnésie sulfatée 19

Aluminium.

Corindon, émeri. 19
Alumine sulfatée alcaline. . . 19
Alun ferrugineux. 20
Alunite 20
Saphir. 21

Composés métalliques.

My-to-seng 21
Scories de fer. 21

Fer.

	Pages.
Fer métallique.	21
Acier	22
Oxyde noir de fer	22
Fer aimanté	22
Fer pyriteux.	22
Fer hématite.	23
Hématite brune	24
Fer hydroxydé.	24
Fer sulfaté.	24
Acétate de fer.	25
Bleu de Prusse.	25

Cobalt.

Cobalt arsenical	25

Zinc.

Calamine.	25
Tuthie.	26
Zinc sulfaté.	26
Zinc.	26

Mercure.

Mercure.	26
Cinabre	27
Vermillon	28
Protochlorure de mercure.	28
Deutochlorure de mercure.	29
Sulfate de mercure.	29
Oxyde rouge de mercure.	29
Mercure nitraté	30
Préparation de mercure.	30
Amalgame de mercure.	30

Plomb.

Plomb.	30
Minium	31
Litharge.	31
Acétate de plomb	32
Céruse.	32

Étain.

Étain	32

Cuivre.

	Pages.
Cuivre métallique	32
Alliage de cuivre et d'étain.	32
Oxyde de cuivre.	33
Vert-de-gris.	33
Cuivre carbonaté.	33
Cuivre sulfaté.	33

Argent.

Argent.	34

Or.

Or.	34

Silicates.

Argile blanche.	35
Argile calcaire.	35
Argile ferrugineuse.	35
Argile marneuse.	35
Terre sigillée rouge.	35
Kaolin.	36
Petunzé	36
Grenat.	36
Jade.	36
Agalmatolithe	37
Wollastonite.	37
Talc.	37
Stéatite	37
Amphibole trémolite.	37
Asbeste	37
Pierre ponce.	38
Schiste coticule	38
Mica.	38

Fossiles.

Ammonite.	39
Os de dragon.	39
Dent de mammouth	40
Bélemnites.	40
Macrophthalmus Latreillei.	40
Coquilles.	41
Septaria.	41

ANIMAUX.

Mammifères.

	Pages.
Homme	43
Chauve-souris	44
Tenrec	44
Hérisson	44
Ours	44
Tigre	45
Chien	45
Blaireau	45
Pangolin	45
Castor	46
Rat	46
Éléphant	47
Rhinocéros	47
Cheval	47
Ane	47
Porc	48
Chameau	48
Chèvre	49
Mouton	49
Bœuf	49
Musc	51
Cerf	52
Antilope gutturosa	53
Cachalot	54

Oiseaux.

OEufs	54
Vautour	55
Moineau	55
Pie	55
Salangane	56
Poule	58
Pigeon	59
Faisan	59

Reptiles.

Tortue	59
Scinque	60
Gecko	60
Serpents	60
Tchi-che	61

	Pages.
Crapaud	62
Grenouille	62
Salamandre	62

Poissons.

Ichthyocolle	62
Huile de poisson	64
Cyprin doré	64
Hippocampe	64
Requin	65

Mollusques.

Coquilles	65
Perles	65
Limace	66
Haliotide	66
Porcelaine	66
Seiche	66
Huître	67

Insectes.

Cantharide	67
Epicauta	67
Mylabre	68
Méloé	69
Mante	69
Grillon	69
Sauterelle	69
Libellule	70
Abeille	70
Guêpe	70
Bourdon	71
Galles de chêne	71
Ver à soie	72
Punaise	72
Cigale	72
Cochenille	73
Laque	73
Cochenille à cire	73
Galle de Chine	76
Mouche	76
Taon	77

	Pages.		Pages.
Luciole	77	Écrevisse	79
Iule	77	Cloporte	79
Scolopendre	77	Sangsue	79
		Lombric	79
Arachnides.		Astérie	79
		Oursin	79
Araignée	77	Holothurie	79
Scorpion	78	Méduse	82
Crabe	78	Corail	82
Crevette	79	Spongille	83

VÉGÉTAUX.

Algues.

Algues	85		
Fucus saccharinus	85		
Plocaria candida	86		
Sphærococcus cartilagineus	87		
Helminthocorton	87		
Sargassum bacciferum	87		
Conferva	87		

Champignons.

Sclerotium clavus	88
Sphæria sinensis	88
Pachyma cocos	89
Pachyma	90
Mylitta lapidescens	91
Lycoperdon giganteum	91
Lycoperdon squammatum	92
Exidia auricula judæ	92
Phlebia mesenterica	92
Polyporus anthelminthicus	92
Polyporus igniarius	92
Polyporus versicolor	93
Polyporus lucidus	93

Mousses.

Mousses	93

Hépatiques.

Hépatique	93

Lichens.

Cetraria ?	93
Lecanora	94

Équisétacées.

Equisetum hyemale	94

Lycopodiacées.

Lycopodium hygrometricum	94
Lycopodium	94

Fougères.

Niphobolus lingua	95
Nephelium et Pteris	95
Pteris serrulata	95
Pteris semipinnata	96
Osmunda japonica	96
Polypodium repandum	96
Asplenium Ruta muraria	96
Aspidium Barometz	96
Gleichenia dichotoma	96

Cycadées.

Cycas	96
Cycas circinalis	97
Cycas revoluta	97

Graminées.

Oriza sativa	97
Zea maïs	98
Coix lacrymalis et exaltata	98

	Pages.
Holcus sorghum	98
Sorghum saccharatum	99
Panicum miliaceum	99
Panicum italicum	99
Pennisetum italicum	99
Pennisetum spicatum	100
Oplismenus crux galli	100
Phragmites Roxburghii	100
Avena sativa	100
Bambusa arundo	100
Triticum vulgare	102
Triticum repens	103
Secale	103
Hordeum distichum	103
Hordeum hexastichon	104
Saccharum sinense	104
Saccharum	104
Saccharum spicatum	104
Andropogon Schœnantus	104

Orchidées.

Dendrobium Ceraia	105
Vanda ?	105
Orchis	105

Cypéracées.

Carex hirta	105
Scirpus tuberosus	106
Scirpus capsularis	106
Scirpus	106
Cyperus esculentus	106
Cyperus rotundus	106

Liliacées.

Tulipa ?	107
Lilium candidum	107
Lilium tigrinum	107
Lilium bulbiferum	108
Aloe chinensis	108
Allium Cepa	108
Allium ascalonicum	108
Allium sativum	109
Allium uliginosum	109
Allium triquetrum	109

	Pages.
Anemarrhena asphodeloides	109
Hemerocallis fulva	110
Hemerocallis flava	110
Hemerocallis graminea	110

Ériocaulonées.

Eriocaulon Cantoniense	110

Commélynées.

Commelyna Bengalensis	110
Commelyna polygama	110
Commelyna medica	111

Alismacées.

Alisma Plantago	111
Sagittaria sinensis	111

Butomées.

Butomus umbellatus	112

Mélanthacées.

Veratrum nigrum	112
Melanthium cochinchinense	112
Melanthium	113

Smilacées.

Polygonatum japonicum	113
Smilax China	113
Smilax Carex	113
Smilax lanceæfolia	114
Smilax ovalifolia	114

Ophiopogonées.

Ophiopogon japonicus	114

Dioscorées.

Dioscorea Batatas	114
Dioscorea sativa	114
Dioscorea triphylla	115

Hydrocharidées.

Hydrocharis morsus ranæ	115

Iridées.

Iris	116
Iris oxypetala	116
Iris florentina	116
Pardanthus chinensis	116

	Pages.
Crocus sativus	117
Crocus thibetanus.	117
Ixia sinensis	117
Colchicum variegatum.	117

Amaryllidées.

Amaryllis.	118
Crinum sinense.	118
Narcissus tazetta	118

Agavées.

Agave chinensis	119

Zinzibéracées.

Zinziber	119
Zinziber cassumunar?	119
Curcuma longa.	120
Curcuma rotunda.	120
Curcuma	120
Kæmpferia.	120
Amomum villosum.	121
Amomum xanthoides	121
Amomum globosum.	122
Amomum amarum.	123
Amomum medium	124
Amomum cardamomum.	124
Amomum?	125
Amomum san-tsy.	125
Amomum pe-ky.	125
Amomum pou-ky.	125
Alpinia chinensis	125
Alpinia alba	126
Canna indica.	127

Musacées.

Musa.	127

Lemnacées.

Lemna minor.	127

Palmiers.

Areca catechu.	127
Caryota?	128
Sagus?	128
Borassus	129

	Pages.
Borassus flabelliformis	129
Chamærops Fortunei.	129
Rhapis flabelliformis	129
Calamus draco.	129
Phœnix dactylifera.	129
Cocos nucifera.	130

Aroïdées.

Arisœma triphyllum.	130
Arum pentaphyllum.	131
Uvularia grandiflora.	131
Colocasia indica.	131
Colocasia esculenta.	132
Caladium xanthorhizum.	132
Acorus calamus.	132
Acorus terrestris.	132
Acorus gramineus	132

Typhacées.

Typha bungeana	133

Cupressinées.

Juniperus.	133
Biota orientalis.	133
Cupressus thuyoides	134
Callitris sinensis	134

Abiétinées.

Pinus sinensis	134
Pinus.	135
Cunninghamia sinensis.	135

Taxinées.

Torreya nucifera.	135
Taxus cuspidata.	136
Salisburya adiantifolia.	136

Gnétacées.

Ephedra flava.	136

Chloranthacées.

Chloranthus inconspicuus	137

Pipéracées.

Piper nigrum.	137

	Pages.
Cubeba officinalis.	137
Piper futo-kadsura.	138
Chavica betel.	138
Chavica Roxburghii.	138

Saururées.

Houttuynia cordata.	139

Bétulacées.

Betula.	139

Cupulifèrées.

Corylus.	139
Quercus.	139
Quercus mongolica.	139
Quercus castaneæfolia.	139
Quercus serrata.	139
Quercus cornea.	140
Castanea vesca.	140

Ulmacées.

Ulmus chinensis et pumila.	140

Morées.

Morus.	140
Broussonetia papyrifera.	141
Ficus Carica.	141
Ficus stipulata.	141

Artocarpées.

Artocarpus integrifolia.	142

Urticées.

Urtica dioica.	142
Urtica scorpionides.	142
Urtica tuberosa.	142
Urtica nivea.	143

Salicinées.

Salix.	143
Salix alba.	143
Salix pentandra.	143
Salix.	143
Salix babylonica.	144

	Pages.
Populus.	144
Populus tremula.	144

Cannabinées.

Cannabis indica.	144
Cannabis chinensis.	144
Humulus lupulus.	145

Balsamifluées.

Liquidambar formosana.	145

Chénopodées.

Spinacia oleracea.	145
Beta.	145
Kochia scoparia.	145
Chenopodium rubrum.	146

Amarantacées.

Pupalia geniculata.	146
Amarantus.	146
Amarantus polygamus.	147
Amarantus spinosus.	147
Amarantus oleraceus	147
Celosia cristata.	147
Celosia argentea.	147

Polygonées.

Rheum officinale.	148
Polygonum aviculare.	150
Polygonum tinctorium.	150
Polygonum amphibium.	151
Polygonum barbatum.	151
Polygonum hydropiper.	151
Polygonum Bistorta.	151
Rumex hydrolapathum.	152
Rumex crispus.	152
Brunnichia nervosa.	152
Fagopyrum esculentum.	152
Fagopyrum? kou-kiao-mei.	152

Nyctaginées.

Mirabilis jalapa.	152

Laurinées.

Camphora officinalis.	153
Sassafras officinale.	154

Pages.

Cinnamomum zeylanicum . . . 154
Cinnamomum tamala. 155
Cinnamomum Cassia. 155
Styrax Benjoin. 155
Daphnidium Cubeba. 156

Santalacées.

Santalum album. 156
Santalum Freycinetianum. . . . 157

Daphnées.

Passerina. 157
Passerina chamædaphne. . . . 158

Aquilarinées.

Aquilaria. 158
Aquilaria chinensis. 158

Aristolochiées.

Heterotropa asaroides. 158
Aristolochia Kæmpferii. 159
Aristolochia. 159

Plantaginées.

Plantago major. 160
Plantago media. 160

Valérianées.

Valeriana celtica. 160

Plumbaginées.

Plumbago zeylanica. 160

Composées.

Tussilago japonica. 161
Inula chinensis. 161
Siegesbeckia orientalis. 161
Tagetes. 161
Xanthium strumarium. 161
Bidens leucorhiza. 162
Bidens parviflora. 162
Matricaria chamomilla. 162
Anthemis apiifolia. 162
Chrysanthemum album. . . . 163
Chrysanthemum. 163
Ptarmica sibirica. 163
Galendula. 163

Pages.

Aster. 164
Helianthus annuus. 164
Artemisia Abrotanum. 164
Artemisia vulgaris. 164
Artemisia Dracunculus 164
Artemisia indica. 164
Artemisia Moxa. 164
Artemisia annua. 165
Saussurea. 165
Atractylis alba. 166
Atractylis rubra. 166
Atractylis ping-chou. 166
Atractylis pei-chou. 167
Carthamus tinctorius. 167
Cirsium. 167
Cirsium lanceolatum. 168
Carduus. 168
Lappa. 168
Cichorium. 168
Scorzonera 169
Lactuca. 169
Leontodon chinense. 169
Barkhausia repens. 169

Campanulacées.

Platycodon grandiflorum. . . . 170
Adenophora verticillata. . . . 170
Campanula. 170

Rubiacées.

Galium tuberosum. 171
Rubia mungista. 171
Rubia ouei-ling-sien. 171
Psychotria. 172
Uncaria Gambir. 172
Uncaria procumbens. 172
Gardenia florida. 172
Gardenia rubra. 173
Gardenia radicans. 173

Lonicérées.

Lociuera xylosteum. 174
Lonicera chinensis. 174
Lonicera flexuosa. 174
Sambucus nigra. 174

Jasminées.

Pages.
Jasminum sambac. 174
Jasminum nudiflorum. 174
Jasminum officinale 174
Nyctanthes arbor tristis. . . . 175

Oléacées.

Olea fragrans. 175
Ligustrum lucidum. 175
Ligustrum niu-tchin-tsee. . . 175
Ligustrum ibota. 175
Fraxinus chinensis. 175
Fraxinus longicuspis. 176
Forsythia suspensa. 176

Loganiacées.

Strychnos ignatia. 176
Strychnos nux vomica. 176

Apocynées.

Plumiera acuminata. 177
Apocynum juventus. 177

Asclépiadées.

Pergularia odoratissima. . . . 177
Asclepias curassavica. . . . 177
Vincetoxicum. 177

Gentianées.

Gentiana asclepiadea ?. . . . 178
Erythræa. 178
Lymnanthemum nymphoides. . 178

Labiées.

Mentha. 178
Salvia plebeia. 179
Salvia multiorhiza. 179
Melissa. 179
Melissa clinopodium. 180
Scutellaria viscidula. 180
Ocymum crispum. 180
Lophantus. 180
Lophantus rugosus. 180
Leonurus sinensis. 181
Stachys Artemisia. 181

Pages.
Betonica officinalis. 181
Brunella vulgaris. 181
Elsholtzia cristata. 181
Nepeta Glechoma. 181

Verbénacées.

Verbena officinalis. 182
Vitex incisa. 182
Vitex spicata. 182
Callicarpa japonica. 182

Acanthacées.

Geudarussa ?. 183
Justicia paniculata. 183
Justicia. 183
Andrographis paniculata. . . . 183
Ruellia. 183

Bignoniacées.

Catalpa Bungei. 184
Sesamum indicum. 184
Bignonia. 184

Orobanchées.

Orobanche. 184

Borraginées.

Anchusa tinctoria. 184
Tournefortia argusina. 185
Symphytum. 185

Cuscutées.

Cuscuta europea. 185

Convolvulacées.

Calystegia sepium. 186
Calystegia soldanella. 186
Convolvulus ? tang-seng. . . . 186
Convolvulus arvensis. 186
Convolvulus tsze-yuen. 186
Convolvulus fan-tsi. 187
Convolvulus reptans. 187
Pharbitis nil. 187
Batatas edulis. 187
Phyteuma ?. 187

Primulacées.

Pages.

Lysimachia. 188
Lysimachia nummularia. . . . 188
Cyclamen. 188
Androsace saxifragæfolia. . . . 188

Ébénacées.

Diospyros kaki. 188
Diospyros vaccinioides. 188
Diospyros melanoxylon. . . . 189
Diospyros embryopteris. . . . 189
Diospyros Lotus. 189

Solanées.

Nicotiana chinensis 189
Datura stramonium. 190
Datura metel. 190
Datura alba. 190
Atropa? belladona? tien-kia. . . 190
Atropa? tsouo-tsao 190
Hyoscyamus niger. 190
Physalis alkekengi. 191
Lycium chinense. 191
Capsicum annuum. 191
Solanum tuberosum. 191
Solanum nigrum. 191
Solanum dulcamara. 192
Solanum melongena. 192
Solanum lycopersicum. 192
Solanum indicum. 192

Scrophularinées.

Rehmannia chinensis. 192
Ginseng noir. 193
Siphonostegia chinensis. . . . 193
Digitalis. 193
Paulownia imperialis. 194

Styracées.

Symplocos sinica. 194

Éricacées.

Azalea. 194
Azalea procumbens. 194
Azalea pontica. 195
Clethra barbinervis. 195

Ombellifères.

Pages.

Cicuta. 195
Apium graveolens. 195
Apium Petroselinum. 195
Apium tchuen-kiang. 195
Anisum. 196
Sium sisarum. 196
Bupleurum octoradiatum. . . . 196
Feniculum officinale. 196
Cnidium Monnieri. 196
Libanotis. 197
Levisticum chinense. 197
Angelica officinalis?. 198
Angelica? tou-ho. 198
Angelica? kiang-ho. 198
Angelica? tchuen-kiang. . . . 198
Ombellifère? yu-chou. 199
Scorodosma fœtidum. 199
Coriandrum sativum. 199
Daucus Carotta. 199

Araliacées.

Panax Gin-seng. 200
Gin-seng tang-seng. 202
Dimorphantus edulis. 202
Aralia palmata 203
Aralia papyrifera 203

Loranthacées.

Viscum album?. 203
Viscum? ly-hou. 204
Viscum? lieou-ki-seng. 204

Crassulacées.

Cotyledon serrata. 204
Umbilicus malacophyllus. . . . 204
Sedum acre. 204
Sedum Sieboldii. 204

Saxifragées.

Saxifraga. 205
Saxifraga sarmentosa. 205
Dichroa febrifuga. 205

Ménispermées.

Cocculus palmatus. 205

Myristicées.

Pages.

Myristica aromatica. 205

Anonacées.

Anona squamosa. 206

Ampélidées.

Vitis vinifera. 206

Cornées.

Cornus officinalis. 206
Cornus sinensis. 207
Curtisia cantoniensis. 207

Schizandracées.

Kadsura chinensis. 207

Magnoliacées.

Magnolia yulan. 207
Magnolia hypoleuca. 208
Magnolia rubra. 208
Magnolia fuscata. 208
Magnolia mou-tan-chou. . . 209
Michelia champaca. 209
Illicium anisatum. 209

Renonculacées.

Clematis vitalba. 209
Thalictrum rubellum. 210
Thalictrum sinense. 210
Anemone japonica. 210
Ranunculus sceleratus. . . . 210
Trollius chinensis. 210
Aconitum. 210
Aconitum ferox. 211
Aconitum tou-po-tsao. . . . 211
Aconitum variegatum. . . . 211
Aconitum sinense. 212
Aconitum japonicum. 212
Aconitum lycothonum. . . . 212
Aconitum tchuen-vou. . . . 212
Pæonia albiflora. 212
Pæonia moutan. 213
Pæonia rubra. 213

Berbéridées.

Pages.

Berberis Lycium. 213
Berberis vulgaris. 214
Berberis chinensis. 214

Papavéracées.

Argemone mexicana. 214
Chelidonium majus. 214
Papaver somniferum. 214

Fumariacées.

Corydalis ambigua. 216
Fumaria officinalis?. 217
Fumaria racemosa. 217

Crucifères.

Sinapis alba. 217
Sinapis nigra. 217
Brassica sinensis. 217
Raphanus sativus. 218
Capsella bursa pastoris. . . 218
Sisymbrium Irio. 218
Sisymbrium atrovirens. . . . 218
Isatis tinctoria. 219

Nymphéacées.

Euryale ferox?. 219
Nymphæa alba. 219

Nélumbiacées.

Nelumbium speciosum. . . . 249

Violariées.

Viola. 220

Pangiées.

Gynocardia odorata. 221

Cucurbitacées.

Muricia cochinchinensis. . . 221
Bryonia cordifolia?. 222
Bryonia mou-koua. 222
Citrullus. 222
Momordica balsamina. . . . 222
Momordica lay-koua. 223
Colocynthis. 223

Pages.

Benincasa cerifera. 223
Cucurbita maxima microcarpa. 223
Cucumis melo. 223
Cucumis hiang-koua. 223
Cucumis longa. 224
Lagenaria vulgaris. 224
Trichosanthes anguina. 224
Trichosanthes dioica. 224
Trichosanthes palmata. . . . 224
Thladiantha dubia. 224

Bégoniacées.

Begonia discolor. 225
Begonia grandis. 225

Portulacées.

Portulaca oleracea 225

Caryophyllées.

Dianthus Caryophyllus. 225
Dianthus Fischeri. 225
Silene. 226
Gypsophila. 226

Phytolaccacées.

Phytolacca octandra. 226

Malvacées.

Althæa rosea. 226
Hibiscus mutabilis. 227
Hibiscus syriacus. 227
Hibiscus rosa sinensis. . . . 227
Hibiscus cannabinus. 227
Hibiscus Abelmoschus. 228
Hibiscus esculentus. 228
Hibiscus manihot. 228
Sida tiliæfolia. 228

Sterculiacées.

Sterculia platanifolia. 228
Sterculia Balanghas. 229

Tiliacées.

Corchorus japonicus. 229
Corchorus capsularis. 229

Pages.

Triumfetta. 229
Grewia elastica. 229

Diptérocarpées.

Dryobalanops aromatica. . . . 229
Vatica robusta. 230
Vateria indica. 230

Ternstræmiacées.

Ternstræmia japonica. 230
Camellia oleifera. 230
Camellia sasanqua. 230
Thea. 231

Clusiacées.

Garcinia mangostana. 241
Garcinia morella. 241

Hypéricinées.

Hypericum chinense. 241
Hypericum japonicum. 241

Tamariscinées.

Tamarix sinensis. 241

Aurantiacées.

Citrus Aurantium. 242
Citrus Aurantium scabra. . . . 242
Citrus olivœformis. 242
Citrus Bigaradia. 243
Citrus japonica. 243
Citrus decumana. 243
Citrus fusca. 243
Citrus tsin-py. 244
Sarcodactylis odorata. . . . 244
Cookia punctata. 245

Méliacées.

Melia. 245
Melia Azadirachta. 245
Aglaia odorata. 245

Cédrélacées.

Cedrela sinensis. 246

Sapindacées.

	Pages.
Sapindus chinensis	246
Erioglossum? Nephelium?	246
Nephelium longana	247
Nephelium li-tchi	247
Xanthoceras sorbifolia	248

Hippocastanées.

Æsculus turbinata	248
Æsculus hippocastanum	248

Polygalées.

Polygala tenuifolia	248

Célastrinées.

Evonymus japonicus	249

Ilicinées.

Ilexe	249

Rhamnées.

Hovenia dulcis	249
Zizyphus	250
Sageretia theezans	250
Rhamnus lineatus	251
Rhamnus tong-lou-chou	251
Rhamnus? ku-t'sau	251
Rhamnus? choung-sze-tsao	251

Euphorbiacées.

Euphorbia lunulata	252
Euphorbia ta-ky	252
Euphorbia chamæsyce	252
Stillingia sebifera	252
Aleurites triloba	253
Elæococca verniciflua	253
Jatropha Curcas	253
Croton Tiglium	254
Ricinus communis	254
Phyllanthus urinaria	255
Emblica officinalis	255
Buxus	255

Juglandées.

Juglans regia	255

Anacardiacées.

	Pages.
Rhus venenata	255
Rhus semialata	255
Rhus succedanea	256
Spondias amara	257

Burséracées.

Botryceras Myrrha	257
Canarium	258
Boswellia	258

Rutacées.

Ruta angustifolia	258

Zanthoxylées.

Zanthoxylum alatum	258
Zanthoxylum hastile	259
Zanthoxylum piperitum	259
Ailanthus fœtida	260

Zygophyllées.

Tribulus terrestris	260

Linées.

Linum usitatissimum	261

Oxalidées.

Oxalis acetosella	261
Averrhoa Carambola	261

Balsaminées.

Balsamina	261

Combrétacées.

Terminalia chebula	262
Quisqualis indica	262

Rhizophorées.

Rhizophora	263

Haloragées.

Myriophyllum spicatum	263

Trapées.

Trapa bicornis	263
Trapa tricornis	263
Trapa natans	264

Lythrariées.

	Pages.
Lawsonia alba.	264

Mélastomacées.

Melastoma macrocarpum.	264

Myrtacées.

Psidium piriferum.	264
Eugenia Jambos.	264
Caryophyllus aromaticus.	265

Granatées.

Punica granatum.	265

Calycanthées.

Chimonanthus fragrans.	266

Rosacées.

Cydonia.	266
Pirus.	266
Pirus spectabilis.	267
Malus.	267
Eriobotrya japonica.	267
Eriobotrya.	267
Amelanchier asiaticus.	267
Mespylus pyracantha.	267
Cratægus pinnatifida.	267
Potentilla.	268
Rosa indica.	268
Rosa nan-tsiang-hoa.	268
Rosa yuen-che.	268
Rosa canina.	268
Rosa semperflorens.	268
Rubus idæus.	269
Rubus fruticosus.	269
Fragaria vesca.	269
Prunus.	269
Amygdalus communis.	269
Amygdalus armeniaca.	270
Amygdalus persica.	271
Cerasus pseudo-cerasus.	271
Cerasus communis.	271

Légumineuses.

	Pages.
Ulex.	272
Genista.	272
Pisum sativum.	272
Medicago radiata.	272
Psoralea corylifolia.	272
Indigofera tinctoria.	272
Glycyrrhiza glabra.	273
Robinia amara.	274
Caragana flava.	274
Pisum arvense.	274
Faba.	274
Vicia sativa.	275
Phaseolus minimus.	275
Phaseolus angulatus.	275
Dumasia truncata.	275
Arachis hypogea.	275
Hedysarum.	275
Hedysarum lagopodioïdes.	275
Lespedeza.	275
Lablab vulgaris.	275
Dolichos soja.	276
Pachyrhizus trilobus.	276
Erythrina corallodendron.	277
Abrus precatorius.	277
Pterocarpus flavus.	277
Pterocarpus santalinus.	277
Pterocarpus Draco.	278
Sophora tomentosa.	278
Sophora japonica.	278
Gleditschia sinensis.	279
Cæsalpinia sappan.	279
Cassia rufa.	280
Cassia fistula.	280
Cassia Tora.	280
Cassia absus.	280
Cytisus cajan.	280
Tamarindus indica.	281
Jonesia asoka.	281
Prosopis.	281
Acacia concinna.	281
Acacia nemu.	282

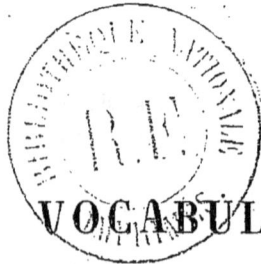

VOCABULAIRE

CHINOIS-FRANÇAIS

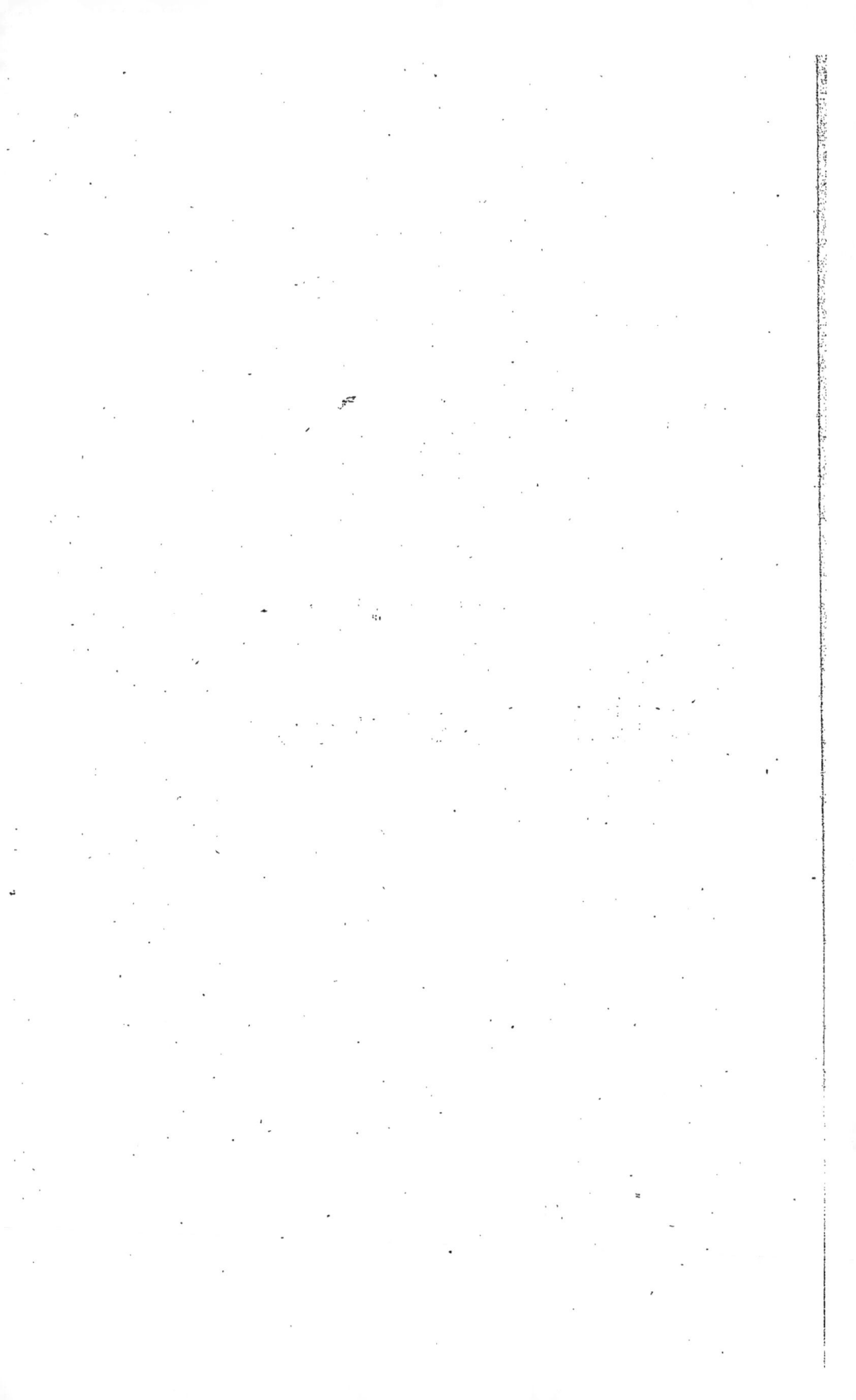

VOCABULAIRE
CHINOIS-FRANÇAIS

COMPRENANT

LE NOM DES PRINCIPAUX AGENTS THÉRAPEUTIQUES
EMPLOYÉS PAR LES CHINOIS.

———

Cha-jin, Amomum xanthoides.

Cha-jin-kou, Capsules de l'Amomum.

Cha-kien-siang-fou-tsee, Cyperus esculentus.

Cha-kou-my, Sagus.

Cha-lo-tsee, Elæagnus latifolius.

Cha-mou, Cunninghamia sinensis.

Cha-mou-mien, Serratula.

Cha-seng, Adenophora verticillata.

Cha-tang, Sucre.

Cha-tchang-pou, Acorus terrestris.

Cha-tsao, Carex hirta; Cyperus esculentus.

Cha-tsee, Quartz enfumé.

Cha-yu, Requin.

Cha-yuen-ky-ly, Tribulus.

Chan, Cunninghamia sinensis.

Chan-che-tchou, Azalea.

Chan-che-tong, Iule.

Chan-fan, Symplocos sinica.

Chan-he-teou, Dumasia truncata.

Chan-hien-tsee, Pupalia.

Chan-ho, Grenouille.

Chan-hou, Corail.

Chan-hou-tsao, Cubeba officinalis?

Chan-kie-tsee, Datura stramonium.

Chan-kiang-hou, Galanga.

Chan-koua, Cucumis.

Chan-ky, Sium.

Chan-ky, Faisan.

Chan-ky-seng, Viscum album?

Chan-la, Kœmpferia Galanga.

Chan-lan-chou, Curtisia cantonensis.

Chan-ly-hong, Cratægus azarolus.

Chan-mou, Cunninghamia lanceolata.

Chan-nay, Kæmpferia.

Chan-po-tsee, Acorus gramineus.

Chan-song, Pinus.

Chan-souan, Ampeloprasum.

Chan-ta-houang, Rhubarbe.

Chan-tan, Lilium.

Chan-tcha, Cratægus pinnatifida.

Chan-tcha-hoa, Camellia.

Chan-tcha-ko, Clethra barbinervis.

Chan-tche-kia, Symplocos sinica.

Chan-tche-tchou, Azalea procumbens.

Chan-tche-tsee, Gardenia florida.

Chan-tchou, Pie.

Chan-tchou-tsee, Gardenia mangostana.

Chan-tchou-yu, Cornus officinalis.

Chan-teou-ken, Lespedeza; Cytisus cajan.

Chan-tong, Berchemia racemosa.

Chan-tong, Tuthie.

Chan-tsee-kou, Amaryllis.

Chan-ty-houang, Ty-houang des montagnes.

Chan-yang, Chèvre des montagnes.

Chan-yo, Dioscorea sativa.

Chang-chan, Dichroa febrifuga.

Chang-ky-seng, Viscum album.

Chang-lou, Phytolacca octandra.

Chao-fo, Antirrhinum.

Chao-hing, Asarum europæum.

Chao-tsieou, Esprit de riz.

Che, Ptarmica Sibirica.

Chê, Serpent.

Che-che, Ammonite.

Che-chouang, Stalagmites.

Che-eul, Lichen fagineus; Agaricus?

Che-han, Ixia sinensis; Pardanthus chinensis.

Che-han-che, Fer hydroxydé.

Che-hiai, Ammonite; Crabes fossiles.

Che-hiang, Musc.

Che-hiang-pe-ho, Lilium candidum.

Che-hoa-tsay; che-hoa-tsee, Gracilaria lichenoides; Sphærococcus cartilaginosus.

Che-hoey, Chaux carbonatée.

Che-hoey, Pteris semipinnata.

Che-hou, Dendrobium ceraia.

Che-hou-oey, Saxifraga.

Che-houang, Orpiment; Arsenic sulfuré jaune.

Che-houang, Bézoard de serpent.

Che-houang, Garcinia morella.

Che-jong, Stalactites.

Che-jouy, Lecanora; Polygonum aviculare.

Che-kan, Pardanthus chinensis.

Che-kao, Chaux sulfatée.

Che-kien, Perlasse.

Che-kien-ming, Haliotide funèbre.

Che-kiun-tsee, Quisqualis indica.

Che-kouey-choui, Acide carbonique.

Che-la-yeou, Huile d'asbeste.

Che-lan, Diospyros dodecandra.

Che-lien-tsee, Orchidée, Dendrobium.

Che-lieou, Punica granatum.

Che-lieou-che, Soufre rouge.

Che-lieou-houang, Soufre.

Che-lieou-py, Peau de grenade.

Che-lo, Coriandrum sativum.

Che-long, Rhamnus lineatus.

Che-long-nuey, Ranunculus sceleratus.

Che-long-tsee, Scinque.

Che-lou, Malachite concrétionnée.

Che-ly, Aleurites triloba.

Che-mey, Fragaria vesca.

Che-mien, Farine fossile.

Che-mou, Flammula Jovis.

Che-my, Sucre.

Che-nao, Quartz agate, Cornaline.

Che-nao-cha, Ammoniaque muriatée

Che-nao-yeou, Pétrole, Bitume.

Che-ou-kong, Gecko.

Che-ou-ma, Urtica tuberosa.

Che-ouey, Nipholobus lingua.

Che-pie, Schiste coticulé.

Che-san-lin, Carex vulpina.

Che-siao-yao-tsào, Perpressa?

Che-sieou-yuen, Calamine.

Che-song, Psilotum triquetrum.

Che-souan, Allium.

Che-tan, Charbon de terre.

Che-tan, Cuivre sulfaté; Mica laminaire.

Che-tchang-pou, Acorus gramineus.

Che-tchang-seng, Adianthum Capillus Veneris.

Che-tche, Stéatite.

Che-tchong-houang, Fer pyriteux.

Che-tchong-jou, Stalactite.

Che-tchong-lo, Madrépores.

Che-tchou, Dianthus Fisheri; Eriobotrya?

Che-tchou-hoa, Brunella vulgaris.

Che-tchou-yeou, Rhus venenata.

Che-tchouang-tsee, Cnidium Monnieri.

Che-tchin, Quartz.

Che-ting-tche, Soufre rouge.

Che-tsee, Diospyros kaki.

Che-tsee-sun, Félin.

Che-tsy, Bitume.

Che-yen, Sel gemme; Coquilles fossiles.

Che-yeou, Macrophthalmus Latreillei.

Che-yng, Quartz hyalin.
Che-yu, Limace.
Chin-cha, Cinabre.
Chin-ling, Excroissances du Liqui-
dambar.
Chin-ma, Thalictrum rubrum.
Cho-yo, Pæonia albiflora.
Chou, Panicum miliaceum.
Chou-cha-my, Amomum villosum.
Chou-che-kao, Plâtre.
Chou-fou, Cloporte.
Chou-kiao, Gomme arabique.
Chou-kiou-tsao, Fleur des anges.
Chou-kouey, Hibiscus manihot.
Chou-la, Cire du Coccus pela.
Chou-ly, Callicarpa japonica.
Chou-me, Panicum sinense.
Chou-oey-tsao, Brunella vulgaris.
Chou-ping-lang, Areca catechu.
Chou-touan, Cirsium.
Chou-tsiao, Xanthoxylon hastile.
Chou-ty-houang, Symphytum (torré-
fié).
Chou-yang-tsee, Solanum dulca-
mara.
Chou-yu, Dioscorea sativa.
Chouai-fen, Poudre de marbre.
Choui, Eau.
Choui-che, Chaux.
Choui-fen, Protochlorure de mercure.
Choui-kiai-tsay, Sisymbrium Irio.
Choui-kiao, Mucilage.
Choui-kin-tsay, Sium sisarum.
Choui-kouei-kia, Écaille de tortue.
Choui-kou-san, Poudre de jalap.
Choui-la-chou, Ligustrum ibota.
Choui-leao, Polygonum orientale.
Choui-meou, Buffle.
Choui-mou-sy, Ternstræmia japo-
nica.
Choui-ny, Ternstræmia japonica.
Choui-ou-long, Castor.
Choui-pao-mien, Éponge.
Choui-pay, Oplismenus crux galli.
Choui-ping, Lemna minor.
Choui-sie, Alisma plantago.
Choui-sien-hoa, Narcissus tazetta.
Choui-song, Taxus cuspidata.

Choui-tao, Riz de rivière.
Choui-tchan-pou, Melanthium.
Choui-tchang-pou, Acorus calamus.
Choui-tché, Sangsue.
Choui-tchong-pe-che, Aragonite.
Choui-tchong-che, Aragonite.
Choui-tien, Indigo liquide.
Choui-tong-lou, Vert-de-gris.
Choui-tsao, Myriophyllum spicatum.
Choui-tsao-hoa, Canna indica.
Choui-tsing, Quartz hyalin.
Choui-yang, Salix pentandra.
Choui-yo, Dioscorea.
Choui-yn, Mercure.
Chun, Scirpus.

Eul-tcha, Lycium.

Fan-che-lieou, Psidium piriferum.
Fan-hong, Fer hématite.
Fan-hong-hoa, Crocus sativus.
Fan-kia, Solanum lycopersicon.
Fan-lou, Alsine.
Fan-ly-tche, Anona squamosa.
Fan-mou-pie, Muricia cochinchinen-
sis; Strychnos nux vomica.
Fan-pe-tsao, Potentilla.
Fan-tsao, Phœnix dactylifera.
Fan-yu, Colocasia indica.
Fang-fong, Libanotis; Bidens leucor-
rhiza.
Fang-houang, Garcinia morella.
Fang-ky, Sélénite.
Fang-tang-seng, Campanula.
Fen-sy, Céruse; Chaux carbonatée.
Fen-tchuen, Préparation mercurielle.
Fen-yuen, Céruse.
Feou-che, Pierre ponce.
Feou-ling, Trapa natans.
Feou-ping-tsee, Hydrocharis morsus
ranæ; Lemna.
Fey-ho-che, Argile ferrugineuse.
Fey-kan-che, Magnésie.
Fey-mang, Taon.
Fey-tche, Torreya nucifera.
Fey-tsao-tsee; fey-tsao-he, Acacia
concinna.
Fey-tsao-to, Gousses d'Acacia.

Fey-tsay, Sedum Sieboldii.

Fey-tsee, Torreya nucifera.

Fo-cheou-kan, Sarcodactylis odorata.

Fo-ly-tsee, Quercus castaneæfolia.

Fo-yong-hoa, Hibiscus mutabilis.

Fong, Populus tremula.

Fong-chou, Liquidambar formosana.

Fong-fang. Nid de guêpes.

Fong-hiang, Acer trifidum.

Fong-hiang-ngay, Vitex spicata.

Fong-kia-eul, Datura stramonium.

Fong-kio-to-yeou, Graisse de chameau.

Fong-ly, Castanea vesca.

Fong-lien-tsee, Melissa.

Fong-my, Miel.

Fong-my-che, Sélénite.

Fong-oey-tsao, Pteris serrulata; Cycas; Ophioglossum vulgatum.

Fong-sien-hoa, Balsamina.

Fong-tang, Guêpe.

Fong-teng-man, Piper futo-kadsura.

Fong-tsee, Abeille.

Fong-yang-tche, Liquidambar.

Fou-chin, Pachyma.

Fou-kia-eul, Datura stramonium.

Fou-kio-tsao, Cichorium sempervirens.

Fou-kio-tsao, Sedum acre.

Fou-ling, Pachyma cocos.

Fou-long-kan, Lapis hepaticus.

Fou-meou-hoa, Berberis sinensis.

Fou-pan-tsee, Rubus idæus; Humulus lupulus.

Fou-pien, Aconitum variegatum.

Fou-ping-tsee, Myriophyllum spicatum.

Fou-seng, Hibiscus rosa sinensis; Althæa rosea.

Fou-souan, Radix tuberosa Livistiei.

Fou-tong, Sauterelle.

Fou-tsee, Aconitum variegatum.

Fou-y, Aronia; Populus tremula.

Fou-y, Chauve-souris.

Fou-yu-kia, Haliotide.

Hai-che, Méduse.

Hai-che, Chaux carbonatée.

Hai-che-lieou, Camellia.

Hai-eul-tcha, Acacia catechu.

Hai-feou-che, Chaux carbonatée.

Hai-hong, Pirus.

Hai-kin-cha, Corindon; Fougères.

Hai-ko, Huître.

Hai-ko-fen, Coquilles calcinées.

Hai-ouan, Laminaria saccharina.

Hai-pa-lo, Cypræa.

Hai-piao-siao, Os de seiche.

Hai-seng, Méduse; Holothurie.

Hai-sien-hoa, Diervillea.

Hai-song-tsee, Pinus.

Hai-tay, Algues; Laminaria.

Hai-tang-ly, hai-tang-hoa, Pirus spectabilis.

Hai-tcheou-lo-lo, Clérodendron.

Hai-tien, Iode.

Hai-tien-cha, Iodure de potassium.

Hai-tong, Erythrina.

Hai-tsao, Algues.

Hai-tsay, Algues.

Hai-tsee, Algues.

Hai-yen, Chlorure de sodium.

Hai-yu, Cyclamen.

Han-choui-che, Carbonate de chaux cristallisé.

Han-fang-ky, Convolvulus.

Han-kin-tsee, Apium petroselinum.

Han-koua, Citrullus.

Han-lieou-hoa, Fleurs du Punica granatum.

Han-siao-hoa, Magnolia fuscata.

Han-tsay, Chenopodium.

Han-tsin-hoa, Magnolia.

Hang-tsay, Lymnanthemum nymphoides.

Hao, Huître.

Hao-tchou-tcha, Fallopia nervosa.

Hao-tong-chou, Sambucus.

He-cha, Mélange de soufre et de sulfure de mercure.

He-fan, Vitriol.

He-fou-tsee, Aconitum variegatum.

He-kin, Fer.

He-kiang, Curcuma.

He-lien-tsao, Vitis.

He-song, Pinus.

He-sy, Plomb.
He-tcheou, Semina Pharbitidis.
He-tao, Juglans regia.
He-tan, Fer sulfaté.
He-tsao-eul, Diospyros lotus.
He-tsin-ma, Écorce.
He-yuen, Plomb.
Heou-chan-tcha, Fallopia nervosa.
Heou-po, Magnolia hypoleuca.
Heou-pou, Heou-pou.
Hia, Chevrette.
Hia, Catalpa.
Hia-kou-tsao, Brunella, Lophantus.
Hia-lun-che, Quartz aventurine.
Hia-tsao-tong-tchong, Cordiceps sinensis.
Hia-tsy-tsao, Commelyna polygama.
Hia-ma, Grenaules?
Hiay, Allium ascalonicum.
Hiang, Colchicum variegatum.
Hiang-fou-tsee, Cyperus esculentus.
Hiang-jou, Elsholtzia cristata.
Hiang-fe-kouei, Helianthus annuus.
Hiang-kou-tsao, Ocymum crispum.
Hiang-koua, Cucumis melo.
Hiang-kouo, Champignon.
Hiang-lien, Chelidonium.
Hiang-ma, Hibiscus cannabinus.
Hiang-me, Avena sativa.
Hiang-mou, Cæsalpinia sappan.
Hiang-pou, Typha bungeana.
Hiang-tchin, Cedrela.
Hiang-tong, Tutenago.
Hiang-yeou, Huile de Sésame.
Hiang-yuen, Citrus decumana.
Hie, Scorpion.
Hi-fan, Gruau de riz.
Hi-kien-tsao, Siegesbeckia orientalis.
Hie-tsee-tsai. Urtica Scorpionides; Tithymalis.
Hie-mey, Fragaria vesca.
Hien-tsay, Chenopodium rubrum.
Hing, Amygdalus communis.
Hing-jin, Amygdalus concinnata.
Hing-kou, Assa fœtida.
Hing-min-che, Mica.
Hing-py, Peau d'abricot.
Hing-tsee-tsee, Amaranthus.

Hing-y, Magnolia purpurea.
Hiong-houang, Réalgar.
Hiu, Citrus decumana.
Hiue-kie, Calamus draco.
Hiuen-che, Chaux sulfatée.
Hiuen-hoa, Hemerocallis flava.
Hiuen-kien-tsao, Calamus draco.
Hiuen-kou-tsao, Tubus?
Hiuen-ming-fen, Soude sulfatée.
Hiuen-seng, Gin-seng noir.
Hiuen-tsao, Hemerocallis graminea.
Hiuen-tsao-tsee, Rubus fruticosus.
Hiuen-tsin-che, Chaux sulfatée.
Hiong, ours.
Hiong-fan, Pattes d'ours.
Hiong-fen, Deutochlorure de mercure.
Hiong-tan, Fiel d'ours.
Hiong-tsio-che, Fiente de moineau.
Ho-che, Quartz.
Ho-cheou-ou, Apocynum juventus.
Ho-hang-lieou, Thalictrum.
Ho-hiang, Lophantus rugosus; Betonica.
Ho-ken, Lophantus rugosus.
Ho-kiai, Salamandre.
Ho-kouan, Acacia nemu.
Ho-lan-tsee, Solanum tuberosum.
Ho-ly-le, Terminalia chebula.
Ho-ma, ho-ma-jin, Cannabis; Corchorus capsularis.
Ho-seng, Rhubarbe.
Ho-siao, Nitre.
Ho-tan-mou-tsao, Mirabilis.
Ho-tan-tou, Commelyna.
Ho-tsee, Terminalia chebula.
Ho-yo, Poudre à canon.
Ho-yuen, Evonymus.
Hoa-che, Stéatite, agalmatolithe, pagodite.
Hoa-che, Polyporus versicolor.
Hoa-che, Argile ferrugineuse.
Hoa-che-lan, Michelia champaca.
Hoa-fen, Bryonia; Craie.
Hoa-hong, Malus.
Hoa-jou-che, Dolomie.
Hoa-kin, Cochenille.
Hoa-kin-kuen, Cochenille.

Hoa-kin-long, Citrus aurantium scabra.

Hoa-kouei, Malva; Tortue terrestre.

Hoa-lo, Cynanchum.

Hoa-mou, Betula.

Hoa-pe, Retinispora.

Hoa-tong, Paulownia imperialis.

Hoa-tsan, Arachis.

Hoa-tsiao, Xanthoxylon alatum.

Houey, Nipholobum; Mentha piperita.

Hoey-che, Carbonate de chaux.

Hoey-chou, Cassia fistula.

Hoey-hoa, Sophora japonica.

Hoey-hiang, Feniculum officinale.

Hong-cha, Grenat.

Hong-fan, Alun ferrugineux.

Hong-fen, Oxyde rouge de mercure.

Hong-hoa-tsee, Carthamus tinctorius.

Hong-hou-ly, Cochenille.

Hong-kio-hoa, Nyctanthes arbor tristis.

Hong-kiu-yu, Anthriscus.

Hong-kong-che, Mica.

Hong-lan-hoa, Carthamus tinctorius.

Hong-leang-tchong, Cicada.

Hong-lo-po, Daucus carotta.

Hong-mo-ly, Nyctanthes arbor tristis.

Hong-nieou-eul, Polyporus.

Hong-siang-tsee, Abrus precatorius.

Hong-sin-che, Réalgar.

Hong-tan, Minium.

Hong-tche-tsee, Gardenia rubra.

Hong-teou, Abrus precatorius.

Hong-teou-keou, Alpinia chinensis.

Hong-tsao, Polygonum.

Hong-yu-lan, Magnolia purpurea.

Hou, Tigre.

Hou, Quercus.

Hou-eul-tsao, Saxifraga.

Hou-kou, Os de tigre.

Hou-kong, Salamandra.

Hou-koua, Momordica balsamina; Thladiantha dubia.

Hou-kouang-lien, Barkhausia repens.

Hou-lo-po, Daucus carotta.

Hou-lou-koua, Lagenaria vulgaris.

Hou-lou-pa, Dolichos.

Hou-lou-tsee, Lagenaria.

Hou-ma, Sesamum.

Hou-ma-tsee, Linum usitatissimum.

Hou-ma-mong, Rehmannia.

Hou-mou, Diospyros.

Hou-pe, Succinum.

Hou-py, Tan.

Hou-song, Carum carvi; Apium.

Hou-song-pou-tsao, Polypodium repandum.

Hou-tao, Juglans regia.

Hou-tchang, Polygonum; Arum pentaphyllum.

Hou-teou, Faba.

Hou-tie, Viburnum tomentosum.

Hou-tong, Calystegia.

Hou-toui-tsee, Cornus sinensis.

Hou-tsay, Apium petroselinum.

Hou-tsiao, Piper nigrum.

Hou-tsong, Allium.

Hou-yo, Botryceras.

Houang-che, Grenat; Batatas edulis.

Houang-chin-yo, Nitrate de mercure.

Houang-chou-kouey, Hibiscus esculentus.

Houang-fan, Sulfate de zinc.

Houang-fan-lou, Lysimachia.

Houang-fong, Guêpe.

Houang-hiang, Laurus sassafras.

Houang-hoa, Carthamus tinctorius.

Houang-hoa-tan-lou, Lysimachia.

Houang-hoa-tsay, Celosia cristata.

Houang-kia, Solanum indicum.

Houang-kin, Vitex incisa; Scutellaria viscidula.

Houang-kin-che, Réalgar.

Houang-kin-chou, Vitex spicata.

Houang-kiu-hoa, Chrysanthemum.

Houang-koua, Thladiantha dubia.

Houang-ky, Sophora tomentosa.

Houang-la, Cire jaune.

Houang-leang, Rhubarbe.

Houang-lien, Justicia paniculata.

Houang-lo, Garcinia.

Houang-mey-hoa, Chimonanthus fragrans.

Houang-ma, Cannabis chinensis.
Houang-min-kiao, Colle de peau de vache.
Houang-pe, Pterocarpus sinensis.
Houang-py-houo, Cookia punctata.
Houang-ta-teou, Dolichos soia.
Houang-tan, Minium.
Houang-tche-tsee, Gardenia radicans.
Houang-tong, Cuivre.
Houang-tou, Terre sigillée jaune.
Houang-tou-kien, Azalea pontica.
Houang-tsao, Dendrobium ceraia.
Houang-tsee-che, Excréments de la chèvre de montagne.
Houang-tsin, Galium tuberosum.
Houang-tsin-tchang-song, Caragana.
Houang-tsy-ly, Silex.
Houang-yang-mou, Buxus.
Houang-yo-tsee, Hypericum.

Kan, Citrus aurantium.
Kan-che-hou, Orchidée.
Kan-chou, Batatas edulis.
Kan-choui-che, Sélénite.
Kan-choui-tche, Sangsue desséchée.
Kan-ho-ye, Feuilles de Nelumbium.
Kan-kiang, Zinziber.
Kan-kio, Matricaria chamomilla.
Kan-kiu, Citrus aurantium.
Kan-kiu-hoa, Matricaria.
Kan-ko, Oryza sicca.
Kan-lan, Canarium.
Kan-leang, Saccharum.
Kan-song, Valeriana celtica.
Kan-soui, Passerina.
Kan-tche, Saccharum sinense.
Kan-tou, Terre à foulon.
Kan-tsao, Glycyrrhiza glabra et echinata.
Kan-tsiao, Musc.
Kang-ly-sze, Sélénite.
Kang-tie, Acier.
Kao-kao, Siegesbeckia.
Kao-kin, Citrus bigaradia.
Kao-leang, Holcus sorghum.
Kao-leang-kiang, Alpinia sinensis.
Kao-lin-tou, Kaolin.
Kao-ly-jin-seng, Gin-seng de Corée.

Kao-pen, Cicuta.
Kao-py, Rhizophora.
Kao-song, Valeriana celtica.
Keou, Chien.
Keou-ky, Scorodosma fœtidum ; Berberis lycium.
Keou-py-chou, Broussonetia papyrifera.
Keou-tsee, Aspidium barometz.
Kia, Solanum melongena ; Sageretia theezans.
Kia-kin-tsee, Prunus.
Kia-kou-tsao, Lophantus.
Kia-mou-yo, Myrrha.
Kia-tsee, Solanum melongena.
Kia-yen-tsay, Amarantus spinosus.
Kiay, Allium triquetrum.
Kiay-tsao, Butomus umbellatus.
Kiay-tsay, Sinapis nigra.
Kiang, Zinziber.
Kiang-ho, *kiang-tou-ho*, Angelica officinalis.
Kiang-houang, Curcuma longa.
Kiang-kiun, Gingembre.
Kiang-lang, Meloe.
Kiang-mang, Cassia absus.
Kiang-tchou, Succin.
Kiang-tchun, Fagopyrum esculentum. Cedrela sinensis.
Kiang-tsan, Chenille de Bombyx.
Kie-houy, *kie-ken*, Platycodon grandiflorum.
Kien, Soude carbonatée.
Kien-cha, Perlasse.
Kien-che, Euryale ferox.
Kien-nieou-tsee, Pharbitis.
Kien-tsien-kin, Anthemis apiifolia.
Kieou, Allium uliginosum.
Kieou-tchin, Rhus succedanea.
Kin, Or.
Kin-fen, Protochlorure de mercure.
Kin-hou, Orchidée.
Kin-je-tsao, Calendula.
Kin-kang-che, Diamant ; Corindon.
Kin-kiai-chou, Salvia phlebeia.
Kin-kin, Citrus olivæformis.
Kin-leao, Vitex.
Kin-lien-hoa, Trollius chinensis.

Kin-lin-tsee, Fructus Mespili japonici.
Kin-mao-teou, Aspidium barometz.
Kin-mong-che, Asbeste.
Kin-niu, Cocculus palmatus.
Kin-sang-ling, Cyperus rotundus.
Kin-sin-che, Fer pyriteux. Mica.
Kin-sin-tsao, *kin-see-tsao*, Hypericum chinense.
Kin-sse-ho-ye, Lymnanthemum nymphoides.
Kin-tchay-che-hou, Dendrobium ceraia.
Kin-tchou, Feuilles de Bambou.
Kin-tsao, Lonicera sinensis.
Kin-tsay, Apium graveolens.
Kin-tsien-hoa, Calendula.
Kin-tsio-hoa, Silex ; Genista.
Kin-yu, Cyprin ; Cachalot.
Kiu, Citron ; Levain.
Kiu-hoa, Chrysanthemum.
Kiu-hong, Citrus aurantium.
Kiu-iue, Dianthus Fisheri.
Kiu-ya, Riz germé.
Kiue, Nephelium et Pteris.
Kiue-fen, Farine de Nephelium.
Kiue-ming, Cassia Tora.
Kiuen-pe ; kiuen-py, Lycoperdum squamatum.
Kiuen-pou, Laminaria.
Kiuen-seng, Polygonum bistorta.
Kiuen-sin, Champignon ; Sphæria sinensis.
Kiuen-tan, Lilium tigrinum.
Kiuen-tsien-tsee, Diospyros vaccinioides.
Kiuen-tsin, Asplenium ruta muraria.
Ko, Pachyrhizus trilobus.
Ko-fen, Coquilles calcaires.
Ko-ken, Lignum griseum.
Ko-tiao-hoa, Pachyma.
Ko-to, Têtard.
Ko-tsang, Pirus.
Ko-tsee, Semina Myrobolani.
Ko-tsee, Pigeon.
Ko-tsee-tsao, Cynoides ?
Ko-tsieou, Catalpa Bungei.
Kong-ma-tsio-fen, Fiente de moineau.

Kong-tong-hiang, Caryophyllus aromaticus.
Kong-tsin, Cuivre carbonaté.
Kou, Pennisetum italicum.
Kou-che-pa-teou, Strychnos ignatia.
Kou-chin-tsee, Sesamum.
Kou-chou, Broussonetia.
Kou-fan, Alun.
Kou-kiao-me, Fagopyrum.
Kou-kien, Alliage de cuivre et d'alun.
Kou-kin, Apium.
Kou-kiu, Anthemis apiifolia.
Kou-ko, Fève de Saint-Ignace.
Kou-koua, Momordica.
Kou-len, Drosera rotundifolia.
Kou-lieou, Salix.
Kou-ly, Salix.
Kou-ma-tsay, Cichorium intybus.
Kou-mey, Amygdalus.
Kou-ouen-tsien, Alliage de cuivre et d'étain.
Kou-pao, Colocynthis.
Kou-seng, Robinia amara.
Kou-siao, Magnésie sulfatée.
Kou-tan, Charbon animal.
Kou-tche, Phyllanthus urinaria.
Kou-tsay, Cichorium.
Kou-tsao, Rhamnus.
Kou-tsee, Pennisetum italicum.
Kou-tsiang, Chavica betel.
Kou-tsin-tsao, Eriocaulon cantonense.
Koua, Cucurbita.
Koua-lo, Tricosanthes dioica.
Kouan, Citrus.
Kouan-fen, Chaux carbonatée.
Kouan-pan, Flammaria ?
Kouan-tong-hoa, Tussilago japonica.
Kouan-yu-pien, Vitex trifolia.
Kouang-lang, Caryota ?
Kouang-min-yuen, Soude.
Kouang-mou-hiang, Cortex amarus ; Aucklandia.
Kouang-ou, Aconitum variegatum.
Kouang-tsin, Caragana flava.
Kouey-hoa, Olea fragrans.
Kouey-kai, Helvella.
Kouey-kieou, Caladium xanthorhizum.

Kouey-kouan, Helianthus annuus.
Kouey-kouo-che, Stéatite.
Kouey-pan, Écaille de tortue.
Kouey-pe, Mousse; Cassia.
Kouey-sin, Cinnamomum.
Kouey-tche, Branche de Cassia.
Kouey-tchin-tsao, Bidens parviflora.
Kouey-tsee, Cassia.
Ky, Poule.
Ky-che, Trapa tricornis.
Ky-che-leang, Caryophyllus aroma-
ticus.
Ky-ken, Platycodon.
Ky-kia, Plantago media.
Ky-ko, Coquille d'œuf.
Ky-kouan-hoa, Celosia cristata.
Ky-lin, Quercus cornea.
Ky-lin-tsee, Pterocarpus draco.
Ky-ly, Tribulus terrestris.
Ky-mey-kin, Gésier de poule.
Ky-sin-tsee, Balsamina.
Ky-tan, OEuf de poule.
Ky-tan-hoa, Plumera acuminata.
Ky-tchao-lan-hoa, Chloranthus in-
conspicuus.
Ky-tchao-tchou, Bambou.
Ky-teou, Euryale ferox.
Ky-yu-hoa, Lonicera xylosteum.
Ky-yu-tsee, Rosa canina.

Jin, Homme.
Jin-che, Couleuvre.
Jin-che-tan, Vésicule biliaire.
Jin-mien, Spondias amara.
Jin-seng, Panax gin-seng.
Jin-tchang-houang, Excréments hu-
mains.
Jin-tong, Lonicera.
Jin-tsao, Nicotiana sinensis.
Jong-yen, Chlorure de soude.
Jou-hiang, Boswellia; Olibanum.
Jou-kouey, Cinnamomum zeylanicum.
Jou-ping, Fromage.
Jou-tchou-yong, Orobanche.
Jou-teou-ko, Myristica aromatica.
Nux moschata.
Jou-yang, Callitris sinensis.
La, Crème.

La-chou, Ligustrum lucidum.
La-mey, Chimonanthus fragrans; Jas-
min.
La-tchong, Cochenille à cire.
La-tsiao, Capsicum annuum; Piper.
Lan-pao-che, Améthyste.
Lan-tien, Indigo.
Lan-tsao, Indigofera tinctoria.
Lan-tsay, Isatis tinctoria.
Lang-tou, Aconitum lycothonum.
Lao-chou, Rat.
Lao-chou-ly, Argemone mexicana.
Lao-hiang-hoa, Lonicera flexuosa.
Lao-hou, Tigre.
Lao-hou-hoa, Azalea procumbens.
Lao-yang-hoa, Hyoscyamus niger;
Datura.
Lao-ye-chou, Chavica betel.
Lay, Secale.
Lay-fou, Raphanus.
Lay-koua, Momordica.
Leang, Pennisetum italicum.
Leang-kiang, Alpinia.
Leang-teou-che, Serpent à deux têtes
Leang-tsáo, Zizyphus.
Leang-tsay, Agar-agar.
Leao, Polygonum.
Leao-pou, Ulva pisum.
Leou-tan-tay, Ruellia.
Leou-tsy-teng, Commelyna sinensis.
Lien-chou, Melia Azadarichta.
Lien-fang, Carpophorum Nelumbii.
Lien-fen, Farine de Nelumbium.
Lien-hoa, Flores Nelumbii.
Lien-kiao, Forsythia suspensa.
Lien-ngeou, Nelumbium speciosum.
Lien-ping, Pédoncules du Nelumbium.
Lien-pong, Fruit du Nelumbium.
Lien-py, Peau du Nelumbium.
Lien-sin, Stamina Nelumbii.
Lien-tchou-houang, Tabaschir.
Lien-tsee, Melia; Castanea vesca.
Lieou, Polygonum.
Lieou-chou, Salix.
Lieou-choui, Eau de rivière.
Lieou-houang, Soufre.
Lieou-houang-chouang, Fleur de
soufre.

20.

Lieou-houang-hiang, Soufre du Hou-
nan.
Lieou-houang-yeou, Pétrole.
Lieou-kia, Plantago.
Lieou-ky-nieou, lieou-ky-seng, Vis-
cum.
Lieou-lou, Plantago major.
Lieou-lou-chou, Rhamnus.
Lieou-song-ko, Strychnos ignatia.
Ling-cha, Mélange de soufre et de
mercure.
Ling-che-tsan, Polyporus igniarius.
Ling-choui-che, Sélénite.
Ling-kio, Trapa bicornis.
Ling-ling-hiang, Hemerocallis.
Ling-ly, Pangolin.
Ling-siao-koua, Bignonia.
Ling-tang-me, Avena sativa.
Ling-tsee-che, Fer aimanté.
Ling-yang-kio, Cornes d'antilope.
Lo-hoa-seng, Arachis hypogæa.
Lo-kao, Rhamnus.
Lo-kouei, Mirabilis jalapa.
Lo-lo-fong, Galles de chêne.
Lo-lo-tsee, Æsculus.
Lo-ly, Galles.
Lo-po, Raphanus sativus.
Lo-seng-he, Bryophyllum.
Lo-tsao, lo-kao, Rhamnus.
Lo-to, Chameau.
Long-hao-hiang, Dryobalanops aro-
matica.
Long-hia, Écrevisse.
Long-kou, Os de dragon.
Long-kouei, Solanum nigrum.
Long-ly, Pangolin.
Long-sin, Sargassum bacciferum.
Long-sin, Ambre gris.
Long-tan, Erythræa.
Long-tan-tsao, Gentiana asclepia-
dea.
Long-tche, Os fossiles.
Long-tsee, Dent de mammouth.
Long-y, Dépouille d'une couleuvre.
Long-ya-tsao, Agrimonia viscidula.
Long-yen, Nephelium li-tchi.
Long-yang-hiang, Ambre gris.
Long-yu, Argile calcaire.

Lou, Cerf.
Lou, Phragmites Roxburghii.
Lou-fan, Fer sulfaté.
Lou-feou-lang, Taon.
Lou-fong, Cornes de cerf.
Lou-fong-tsao, Algues.
Lou-fou-tsee, Kochia scoparia.
Lou-houey, Mirabilis jalapa.
Lou-kan-che, Calamine; Dolomie.
Lou-kao, Rhamnus.
Lou-kiao, Rhamnus.
Lou-kio, Cornes de cerf.
Lou-kio-kiao, Colle de cornes de cerf.
Lou-kong-che, Gecko.
Lou-kouei, Aloë chinensis. Acacia
catechu.
Lou-mao-kouei, Tortue à poils.
Lou-py, Bryonia cordifolia.
Lou-sou, Sorghum saccharatum.
Lou-teou, Phaseolus minimus.
Lou-tsee, Ane.
Lou-tsin, Malachite concrétionnée.
Louy-ouan, Mylitta lapidescens.
Ly-tsee, Prunus.
Ly-tsee, Pirus; Castanea vesca.
Ly-hou, Viscum?
Ly-kiu, Glands.
Ly-lou, Veratrum.
Ly-tche, Nephelium.
Ly-tsee, Pirus.
Ly-yu, Cyprinus.

Ma, Cheval.
Ma-fong, Mouche des chevaux.
Ma-hoa, Hemerocallis flava.
Ma-houang, Ephedra flava.
Ma-houang, Sangsue.
Ma-koua, Cucurbita maxima micro-
carpa.
Ma-lan, Iris oxypetala.
Ma-lan-ken, Racine d'iris.
Ma-lan-tsee, Graine d'iris.
Ma-lou, Iule.
Ma-ly-kin, Asclepias.
Ma-siue, Calculus urinarius equi.
Ma-nao-che, Quartz agate; Cornaline.
Ma-pien-tsao, Verbena officinalis.
Ma-po, Lycoperdon giganteum.

Ma-py, Lycoperdon.

Ma-tche-hien, Portulaca oleracea; — Amarantus oleraceus.

Ma-teou-ling, Aristolochia Kæmpferi.

Ma-tsee, Sesamum.

Ma-tsien-tsee, Strychnos nux vomica.

Ma-tsio-fen, Fiente de moineau.

Ma-ty-houang, Rehmannia chinensis; Digitalis.

Ma-ty-tsao, Scirpus.

Ma-y, Fourmi.

Ma-yo, Cannabis indica.

Ma-yu, Hippocampe.

Man-kin, Vitex incisa.

Man-koua, Tricosanthes anguina; Cucumis longa.

Man-to-lo-hoa, Ficus stipulata; Datura alba.

Man-teou, Pain.

Mang, Crapaud.

Mang-ho-yeou, Naphthe.

Mang-siao, Potasse nitratée; Nitre.

Mang-tchong, Taon.

Mao-fan, Fer sulfaté.

Mao-hiang, Andropogon Schœnanthus.

Mao-kou, Saccharum spicatum.

Mao-kou, Amaryllis.

Mao-kouey, Cassia.

Mao-leao, Polygonum barbatum.

Mao-tcha, Cratægus pinnatifida.

Mao-yuen, Rehmannia chinensis; Digitalis.

Me, Blé.

Me-fou, Son.

Me-hou, Triticum repens.

Me-men-tong, Commelyua medica; Ophiopogon japonicus.

Me-ny, Orge germée.

Me-ya, Orge germée.

Me-yu, Seiche.

Mey-hoa-tsio, Fringilla amandina; Pinson.

Mey-kouey-hoa, Rosa.

Mey-me, Sclerotium clavus.

Mey-tsee, Panicum italicum.

Mi-la-ting, Succinum flavum.

Mi-to-seng, Litharge.

Miao-yen-tsao, Euphorbia lunulata.

Mien-fen, Farine de froment.

Mien-hoa-tsee, Gossypium.

Mien-pao, Pain.

Mien-mou, Caryota? Cire.

Ming, Colchicum.

Ming-he-hiang, Sagapenum.

Ming-hiong, Orpiment.

Ming-hiong, Réalgar.

Ming-tang, Convolvulus.

Ming-tchang, Taon.

Min-king, Vitex incisa.

Mo-che-tsee, Galles de chêne.

Mo-houang-che, Corindon.

Mo-mo, Pain.

Mo-ly-hoa, Jasminum sambac.

Mo-y, Phlebia mesenterica.

Mo-yo, Balsamodendron.

Mo-yo, Myrrha.

Mo-yu, Poisson.

Mou-eul, Champignon.

Mou-fang-ky, Convolvulus.

Mou-fou-yong, Hibiscus spectabilis.

Mou-hiang, Saussurea Costus.

Mou-hiang, Saussurea; Antophles de girofle.

Mou-hou, Orchidée épiphyte; Dendrobium.

Mou-kin, Hibiscus syriacus.

Mou-koua, Cydonia.

Mou-kouey, Cassia.

Mou-man-tou, Ficus stipulata.

Mou-mien, Evonymus japonicus.

Mou-pan-hia, Arisœma.

Mou-pie-tsee, Muricia cochinchinensis.

Mou-sou, Medicago sativa.

Mou-tan, Pæonia.

Mou-tan-chou, Magnolia.

Mou-teou-kouei, Cinnamomum.

Mou-ting-hiang, Antophles de girofle; Caryophyllus aromaticus.

Mou-tong, Clematis vitalba; Akebia quinata.

Mou-tong-hoa, Pæonia.

Mou-tsee, Equisetum hyemale.
Mou-tsong, Allium cepa.
Mou-yang, Salix pentandra.
Mou-yeou, Suif végétal.
My, Oryza sativa.
My-fen, Farine de riz.
My-fong, Abeille.
My-hiang, Aloès.
My-kio, Cocculus.
My-la, Cire.

Nan, Hippuris indica.
Nan-kiang, Aloexylon.
Nan-koua-tsee, Cucurbita.
Nan-mou, Cèdre.
Nan-sin, Arum pentaphyllum.
Nan-tien-tchou, Berberis.
Nan-yang-hoa, Datura metel; Azalea.
Nao-cha, Ammoniaque muriatée.
Ngan-che-lieou, Punica.
Ngan-hia, Boletus.
Ngan-nou-lo, Tamarindus.
Ngan-mo-ly, Spondias amara.
Ngan-sy-hiang, Benjoin.
Ngan-sy-yeou, Styrax liquide.
Ngan-tsee-lieou, Punica granatum.
Ngao-yu, Cachalot.
Ngay, Artemisia moxa.
Ngay-ye, Artemisia vulgaris.
Ngay-yu, Ficus.
Ngeou, Racine de Nelumbium (*ngeou-fen*, farine).
Ngeou-fen, Farine de la racine de Nelumbium.
Ngo-kiao, *ngo-kiao-tchou*, Colle de peau d'âne.
Ngo-pou-che-tsao, Nepeta; Glechoma; Saxifraga sarmentosa.
Nien-mao, Exidia auricula Judæ.
Nieou, Bœuf.
Nieou-houang, Bézoard (bœuf).
Nieou-jou, Chair de bœuf.
Nieou-nay, Lait de vache.
Nieou-nay-ping, Fromage.
Nieou-nay-yeou, Beurre.
Nieou-pang-tsee, Lappa; Tragopogon pratense.
Nieou-pien, Hysope?

Nieou-py-kiao, Gélatine, Colle de peau de bœuf.
Nieou-sy, Pupalia geniculata.
Nieou-tan, Fiel de bœuf.
Nieou-tche, Graisse de bœuf.
Nieou-yeou, Lait de vache.
Niu-oey, Arum.
Niu-tching-tsee, Ligustrum glabrum; Rhus succedanea.
No, Oryza (Riz glutineux).
Nong-cha, Ammoniaque muriatée.

O-ouey, Scorodosma fœtidum; Assa fœtida.
Ou-chan, Cycas circinalis.
Ou-fong, Guêpe noire.
Ou-hoa-ko, Ficus carica.
Ou-hoa-mou, Asbeste.
Ou-kia-py, Aralia palmata.
Ou-kieou-mou, Stillingia sebifera.
Ou-kin, Fer.
Ou-kong-tchong, Scolopendre.
Ou-kou-tchong, Larves de mouche.
Ou-kouan-tsee, Sapindus chinensis.
Ou-kouei, Tortue.
Ou-lao-tsee, Phœnix dactylifera.
Ou-lien-tsee, Averrhoa carambola.
Ou-lin-tsee, Excréments de chauve-souris.
Ou-ling-tche, Fiente de pie.
Ou-men-mou, Stillingia.
Ou-mey, Prunus; Tamarindus indica.
Ou-ming, Fer hydroxydé.
Ou-mou, Diospyros melanoxylon.
Ou-nou-tsy, Castoréum.
Ou-oey-tsee, Kadsura chinensis.
Ou-pan-tang, Eau des cinq métaux.
Ou-pey-tsee, Galle de Chine.
Ou-sse-che-tsee, Terre sigillée.
Ou-sse-che-yng, Quartz.
Ou-song, Scolopendre.
Ou-sy-che-kou, Dendrobium ceraia.
Ou-tang, Mélasse.
Ou-tchou-yu, Xanthoxylon piperitum; Sambucus nigra.
Ou-teou, Aconitum.
Ou-tong, Sterculia platanifolia.
Ou-tsee-kou, Os de seiche.

Ou-tsee-yu, Seiche.

Ou-tsy-me, Encre de seiche.

Ou-yeou-hoa, Jonesia asoka.

Ou-yo, Botryceras (daphnides) myrrha.

Ou-yu, Scirpus tuberosus; Umbilicus malacophyllus.

Ou-yu-hoa, Jonesia asoka.

Oua-song, Umbilicus malacophyllus.

Ouan-pou-lieou-king, Silène.

Ouan-soui-tsay, Coriandrum.

Ouan-teou, Pisum sativum.

Ouan-tsee-kiu, Hovenia dulcis.

Ouan-tsiuen-choui, Eau minérale.

Ouang-koua, Thladiantha dubia.

Ouang-siao, Nitre.

Ouen-chou-lan, Crinum sinense.

Ouen-king, Equisetum.

Ouen-ouang-kouo, Xanthoceros sorbifolia.

Ouey, Tenrec; Grenouille rainette.

Ouey, Phragmites Roxburghii.

Ouey-chou, Tenrec.

Ouey-jouy, Polygonatum japonicum; Polygonum aviculare.

Ouey-lin-sien, Rubia.

Ouey-souy, Polygonatum.

Ouo-fong, Nid de guêpes.

Ouo-nieou, Limace.

Ouo-ouey, Scorodosma fœtidum.

Ouo-tan-tsao, Euphorbia.

Ouo-tsee, Antimoine.

Pa-che, Alun brûlé.

Pa-kio-kouey-hiang, Illicium anisatum.

Pa-ma-yeou, Vateria indica.

Pa-teou, Croton tiglium.

Pa-tsiao, Musa.

Pa-yen-nao, Muriate d'ammoniaque.

Pai, Oplismenus crux galli.

Pai-kouei-pan, Écaille de tortue.

Pan-hia, Arisœma triphyllum.

Pan-kia, Crabes.

Pan-ly, Castanea vesca.

Pan-mao-tchong, Mylabre.

Pan-pien-lien, Hydrocharis morsus ranæ.

Pan-tan, Charbon de bois.

Pang-cha, Borax.

Pang-hia, Astéries.

Pang-hiay, Crabe.

Pao, Léopard.

Pao-kiu, Zea maïs.

Pao-kou, Os de léopard.

Pao-kou, Zea maïs.

Pao-sou, Zea maïs.

Pe, Cupressus.

Pe-che-yn, Quartz hyalin.

Pe-cho-yo, Pæonia albiflora.

Pe-chou, Biota orientalis; Atractylodes alba; Atractylis alba.

Pe-choui-che, Chaux carbonatée.

Pe-fan, Alun.

Pe-fan-tsee, Eugenia jambos.

Pe-fen, Céruse.

Pe-fou-ling, Pachyma cocos.

Pe-go, Kaolin.

Pe-go-tong, Pinus.

Pe-hiang, Salix... Populus?

Pe-ho, Lilium candidum.

Pe-hoa-che, Serpent.

Pe-hoa-tsay, Nardostachys.

Pe-je-hong, Melastoma macrocarpum.

Pe-je-kong, Melastoma macrocarpum.

Pe-jin-tong, Excréments torréfiés.

Pe-kia-hoa, Aster.

Pe-kiai, Sinapis alba.

Pe-kiai-tsee, Sinapis alba.

Pe-kiang, Zinziber.

Pe-kiang-seng, Zinziber.

Pe-kiang-tan, Deutochlorure de mercure.

Pe-kiao-hiang, Liquidambar.

Pe-kieou, Agaricus.

Pe-kio-tchong, Cloporte.

Pe-kin, Argent.

Pe-ko-tsee, Pigeon.

Pe-kou, Lactuca virosa et sativa.

Pe-koua, Benincasa cerifera.

Pe-koua-tsee, Benincasa.

Pe-kouo, Salisburya adiantifolia.

Pe-ky, Amomum? Semences de Sinapis alba?

Pe-la, Cire blanche.

Pe-la-chou, Ligustrum japonicum.

Pe-la-tchong, Cochenille à cire.
Pe-lien, Ampeliopsis serianæfolia.
Pe-long-fen, Soude sulfatée.
Pen-fan-tsee, Eugenia jambos.
Pe-ngai, Artemisia moxa.
Pe-pou, Melanthium.
Pe-sien-py, Fraxinella.
Pe-sin-che, Acide arsénieux blanc.
Pe-song, Brassica sinensis; — Biota orientalis.
Pe-tan, Charbon de bois.
Pe-tchou, Atractylodes.
Pe-tchy, Iris florentina.
Pe-teou-ko, Amomum cardamomum.
Pe-teou-ouang, Anemone japonica.
Pe-ting-cha, Ammoniaque muriatée.
Pe-ting-hiang, Fiente de pinson.
Pe-ting-hiang, Fiente de moineau.
Pe-tong, Cuivre blanc; Zinc; Artemisia.
Pe-to-lo, Borassus flabelliformis.
Pe-tou, Argile blanche.
Pe-tou-fon, Craie.
Pe-tsai-tsee, Brassica sinensis.
Pe-tsan-licou, Convolvulus arvensis.
Pe-tsao-chouang, Suie.
Pe-tsee, Cupressus thuyoides.
Pe-tsee-ling, Smilax lanceæfolia.
Pe-tsy-ly, Tribulus terrestris.
Pe-tun-tsee, Petunzé.
Pe-yang, Salix alba.
Pe-yang-che, Wollastonite.
Pe-yen-tsay, Amarantus polygamus.
Pe-yuen, Zinc.
Pe-yuen-tan, Tuthie.
Pei-mou, Colchicum; Uvularia grandiflora.
Pey-chou, Borassus flabelliformis.
Pey-mou, Colchicum variegatum? Uvularia grandiflora.
Pie-kia, Écaille de tortue.
Pien-fou, Chauve-souris.
Pien-pe, Cupressus.
Pien-siu, Herbe de Sainte-Marie.
Pien-tchou, Polygonum hydropiper.
Pien-teou-tsee, Lablab vulgaris.
Pien-tsing, Cobalt.
Ping-chou, Atractylis.

Ping-fong-tsao, Nymphæa alba.
Ping-kouo, Malus.
Ping-lang, Areca catechu (Chavica betel).
Ping-lang-kao, Uncaria Gambir.
Ping-ouey, Ilex.
Ping-pang-tsao, Ternstræmia japonica.
Ping-pien, Dryobalanops aromatica.
Ping-po, Sterculia balanghas.
Ping-tchou, Atractylodes.
Po-fen, Coquilles calcinées.
Po-fou-lan, Crocus sativus.
Po-ho, Mentha.
Pou-kou-tsao, Taraxacum.
Po-ling, Convolvulus reptans. — Spinacia oleracea.
Po-lo-hiang, Dryobalanops aromatica.
Po-lo-kouey, Ricinus.
Po-lo-ma, Triumfetta.
Po-lo-my, Artocarpus integrifolia.
Po-siao, Nitre.
Po-sse-tsao, Phœnix dactylifera; Spinacia oleracea.
Po-tiue, Spinacia.
Po-tsay, Convolvulus reptans; Gleichenia (Mertensia); (Épinards), Spinacia oleracea.
Pong-cha, Borax.
Pong-ouo-chou, Amomum.
Pong-ouo-mong, Curcuma rotunda.
Pou-houai-mou, Asbeste.
Pou-houang, Pollen Typhæ bungeanæ.
Pou-kong-tche, Psoralea corylifolia.
Pou-kong-yn, Leontodon sinense.
Pou-kouey, Chamærops Fortunei.
Pou-ky, Amomum.
Pou-tao-tsee, Vitis vinifera.
Pou-tsay, Gleichenia dichotoma.
Pou-tsy, Scirpus tuberosus.
Py-chan, Arsenic.
Py-che, Acide arsénieux blanc.
Py-chin-tsee, Daphnidium Cubeba.
Py-chouang, Acide arsénieux blanc.
Py-houang, Acide arsénieux naturel.
Py-ma, Ricinus communis.
Py-pa, Eriobotrya japonica.
Py-po-ly; py-po, Chavica betel.

Py-siao, Soude nitratée.
Py-tchin-kia, Daphnidium Cubeba.
Py-tsien, Araignée.
Py-yu, Saphir.

Sa-fa-lan, Crocus sativus.
San-lin, Cyperus rotundus.
San-nay, Zedoaria.
San-tchuen-lieou, Tamarix sinensis.
San-tsy, Amomum.
San-ye-lan, Aglaia odorata.
Sang-chou, Morus.
Sang-ky-song, Viscum.
Sang-pe-py, Écorce de la racine de Mûrier.
Sang-piao-siao, Menthe.
Se-mang, Lycopodium.
Seng-chou, Cunninghamia.
Seng-houang-tou, Terre sigillée.
Seng-kiang, Gingembre.
Seng-kiun, Diospyros.
Seng-tsay, Lactuca virosa et sativa.
Seng-ty-houang, Rehmannia chinensis.
Si-che, Fer aimanté.
Siang, Éléphant.
Siang-che, Glands.
Siang-ma, Sida tiliæfolia.
Siang-ou-tsy, Glands.
Siang-py, Peau d'éléphant.
Siang-teou, Galles de chêne.
Siang-ya, Dent d'éléphant.
Siao-che, Nitre.
Siao-hoey-hiang, Anisum; Fœniculum dulce.
Siao-ky, Cirsium.
Siao-lien-kiao, Hypericum japonicum.
Siao-me, Triticum vulgare.
Siao-mo, Crapaud.
Siao-my, Pennisetum italicum.
Siao-teou, Pisum.
Siao-tiao-tsee, Chrysanthemum.
Siao-tsin, Polygonum tinctorium.
Sin-ma, Urtica dioica.
Sin-tong, Larves de cigale.
Sin-tsay, Lymnanthemum nymphoides; Magnolia.
Sin-y, Magnolia yulan.

Siuen-fou-hoa, Inula chinensis.
Siuen-hoa, Calystegia sepium.
Siuen-kin-tsee, Cunninghamia?
So-lo-tsee, Vatica robusta; Æsculus chinensis.
So-mou-mien, Sagus?
Song-che, Pinus succinifer.
Song-chou, Pinus.
Song-hiang, Résine de pin.
Sou-hing, Jasminum officinale.
Sou-ho-hiang; sou-ho-yeou, Liquidambar.
Sou-mou, Cæsalpinia.
Sou-touan, Cirsium lanceolatum.
Sou-tsee, Melissa; Lophantus.
Souan, Allium.
Souan-tsao, Rhamnus.
Souan-tsiang, Physalis alkekengi.
Sse-koua, Cucumis longa.
Sse-mang, Lycopodium hygrometricum.
Sy, Étain.
Sy-che, Fer aimanté.
Sy-eul, Xanthium strumarium.
Sy-kio, Rhinocéros (corne).
Sy-koua, Cucurbita; Citrullus.
Si-kou-mi, Sagus?
Sy-lin-tche, Minerai d'argent.
Sy-ly-che, Chaux sulfatée.
Sy-pan-mao, Cantharides.
Sy-py, Peau de rhinocéros.
Sy-sin, Heterotropa asaroides.
Sy-tsao-ken, Rubia.
Sy-tsiang-tsao, Oxalis acetosella.
Sy-yang, Rosmarinus officinalis.

Ta-fong-tsee, Gynocardia odorata; Strychnos ignatia?
Ta-fou-tsee, Areca.
Ta-he-tsee, Erioglossum? Nephelium?
Ta-hong-lo-pou, Beta.
Ta-houang, Rheum.
Ta-houey-hiang, Anisum; Illicium anisatum.
Ta-ky, Carduus; Euphorbia.
Ta-lien-tsee, Fruits de l'Illicium anisatum.

Ta-ly-tsee, Prunus.
Ta-ma-tsee, Cannabis chinensis.
Ta-me, Hordeum distichum.
Ta-souan, Allium sativum.
Ta-tchong, Tigre.
Ta-teou, Phaseolus.
Ta-tsin-yu, ta-tsin, Polygonum tinctorium.
Ta-tsing, Cobalt.
Ta-tsy, Euphorbia.
Tai-houang, Rheum.
Tai-pang, Holothurie.
Tai-tchou-che, Fer hématite.
Tan-cha, Cinabre.
Tan-fan, Fer sulfaté; cuivre sulfaté.
Tan-fen, Minium.
Tan-mang, Santalum album.
Tan-pe, Magnolia.
Tan-seng, Salvia multiorhiza.
Tang-houang, Garcinia morella.
Tang-kao, Mélasse.
Tang-kouei, Dimorphanthus edulis; Levisticum sinense.
Tang-lang, Mante.
Tang-ly, Grewia elastica.
Tang-seng, Convolvulus? Gin-seng; Phyteuma; Campanula.
Tang-teng-pao, Angelica.
Tang-tsiang, Mélasse.
Tang-ty, Corchorus japonicus.
Tao, Oryza sativa.
Tao, Amygdalus persica.
Tao-chang-yo, Cotyledon serrata.
Tao-houa-che, Marbre.
Tao-jin, Noyau de pêche.
Tao-kan, Cendre de paille de riz.
Tao-teou, Dolichos lablab.
Tao-ya, Hordeum hexasticon.
Tao-yu, Dioscorea batatas.
Tay-tche-ye, Fer hématite.
Tcha, Thé; *tchuen-tcha*, Brique de thé.
Tcha-hoa, Camellia oleifera.
Tcha-mong, Sauterelle.
Tchang-chan, Lysimachia.
Tchang-kiang-ye, Fraxinus longicuspis.
Tchang-ko-tsee, Cassia fistula.

Tchang-kou, Bupleurum octoeradiatum.
Tchang-nao, Camphora officinarum.
Tchang-pou, Acorus calamus.
Tchang-yang-che, Musc.
Tchang-yu, Berberis vulgaris?
Tchao-nao-chou, Camphora officinarum.
Tche, Polyporus ignarius; Ptarmica.
Tche-che, Ægle; Citrus fusca.
Tche-che, Serpent.
Tche-che-tche, Terre alumineuse.
Tche-che-yn, Carbonate de chaux cristallisé.
Tche-chou, Citrus decumana.
Tche-fong-pa, Emblica officinalis.
Tche-fou-ling, Pachyma.
Tche-kao, Panne de porc.
Tche-ken-tsay, Spinacia.
Tche-kia-hoa, Lawsonia alba.
Tche-kien, Chenopodium rubrum.
Tche-kin, Cuivre.
Tche-kiu, Oursin; Hovenia dulcis.
Tche-ko, Citrus fusca.
Tche-ko, Corylus.
Tche-ma, Sesamum indicum.
Tche-mou, Osmunda japonica? Chelidonium majus?
Tche-mou, Anemarrhena asphodeloides.
Tche-pao-eul, Thladiantha dubia.
Tche-po, Magnolia rubra.
Tche-tan, Pterocarpus santalinus.
Tche-tang, Araignée maçonne.
Tche-tchang-seng, Fougère.
Tche-tching, Tamarix sinensis.
Tche-tcho-yo, Pæonia rubra.
Tche-tou, Argile.
Tche-tsao, Hovenia dulcis.
Tche-tsee, Diospyros kaki.
Tche-tsien-tsao, Alisma plantago.
Tche-yang, Tamarix sinensis.
Tche-ye, Fécule du Nelumbium.
Tche-yen, Chlorure de sodium.
Tche-yuen-tsao, Ranunculus sceleratus.
Tcheou-tchong, Punaise.
Tcheou-tchun, Ailanthus.

Tcheou-tsao, Ruta angustifolia.
Tchin-hiang-mou, Santal; Aquilaria.
Tchin-jou, Racine du Tamarix.
Tchin-jou-che, Bélemnite.
Tchin-mou-king, Clematis.
Tchin-po, Michelia champaca.
Tchin-sse-tsao, Rhamnus.
Tchin-tchou, Huître.
Tchin-tan, Santalum Freycinetianum.
Tchong-jou-che, Bélemnite.
Tchong-ma, Thalictrum rubellum.
Tchong-oey-tsee, Leonurus.
Tchong-tsao, Sphæria sinensis.
Tchou, Broussonetia; Bambusa; Arundo.
Tchou, Porc; Salangane.
Tchou-cha, Cinabre.
Tchou-chou, Fraxinus sinensis.
Tchou-chou-tsee, Broussonetia.
Tchou-fen, Minium.
Tchou-fong, Bourdon.
Tchou-fou-hoa, Sambucus njgra.
Tchou-houang, Tabaschir.
Tchou-jou, Racine de bambou.
Tchou-ky, Cicada sanguinolenta.
Tchou-kin, Hibiscus rosa sinensis.
Tchou-lan-hoa, Chloranthus inconspicuus.
Tchou-ling, Pachyma; excroissancès du Liquidambar.
Tchou-ma, Urtica nivea.
Tchou-ling-hoa, Polyporus lucidus.
Tchou-tan, Polyporus anthelminthicus.
Tchou-teng-tsao, Phragmites Roxburghii.
Tchou-sin, Jeunes pousses de Bambou.
Tchou-tsao, Xanthoxylon.
Tchou-ye, Feuilles de Bambou.
Tchou-ye-tsay, Commelyna polygama.
Tchou-yeou, Axongé.
Tchou-yu-jou, Cornus officinalis.
Tchuen-chan-kia, Pangolin.
Tchuen-hoa, Magnolia.
Tchuen-kiang, Apium.
Tchuen-ky, Ptarmica.
Tchuen-lien-tsee, Melia.

Tchuen-niou-sse, Smilax ovalifolia.
Tchuen-py, Cedrela odorata.
Tchuen-ou-teou, Aconitum du Sse-tchuen.
Tchuen-ta-houang, Rhubarbe du Sse-tchuen.
Tchuen-tang, Convolvulus.
Tchuen-touan, Cirsium lanceolatum.
Tchun-chou, Cedrela sinensis; Ailanthus.
Tchun-hai-tang, Begonia discolor.
Ten-sin-tsao, Scirpus capsularis.
Ten-tsao, Aralia papyrifera.
Teou-fa-tsay, Algues.
Teou-ko, Amomum.
Teou-lin, Cajanus indicus.
Teou-nao-hiang, Goudron.
Teou-nao-hiang-yeou, Térébenthine.
Tiao, Vautour.
Tiao-lan, Vanda?
Tiao-lieou, Salix babylonica.
Tiao-tang, Uncaria procumbens.
Tiao-tche, Pæonia rubra.
Tie, Fer.
Tie-chou-kouo, Cycas revoluta.
Tie-fan, Alun ferrugineux.
Tie-fan, Fer pyriteux.
Tie-fen, Râpures de fer.
Tie-houa-fen, Acétate de fer.
Tie-lo, Oxyde de fer.
Tie-ly-mou, Cassia rufa.
Tie-mou, Caryota?
Tie-sieou, Rouille.
Tie-tchou, Fer hématite.
Tien-chou, Chauve-souris.
Tien-chou-che, Excréments de chauve-souris.
Tien-hoa, Cetraria?
Tien-hiong, Aconitum.
Tien-kia, Atropa? Belladone?
Tien-kia-tsee, Solanum nigrum.
Tien-koua, Cucumis melo.
Tien-koua-fen, Bryonia cordifolia.
Tien-ma, Ricinus; Urtica tuberosa.
Tien-men-tong, Melanthium cochinchinense; Scorzonera.
Tien-ming-tsin, Amarantus.
Tien-ngo, Nid d'hirondelle.

Tien-nan-sin, Arum pentaphyllum.
Tien-sin-ly, Æsculus chinensis.
Tien-pao-tsao, Solanum nigrum.
Tien-tcha, Salix alba.
Tien-tchou, Fraxinus ornus.
Tien-tchou-houang, Tabaschir.
Tien-tchou-kan-kiang, Zinziber.
Tien-tchou-kouey, Cinnamomum tamala.
Ting-hiang, Caryophyllus aromaticus.
Ting-lan, Gardenia radicans.
Ting-ly, Sisymbium atrovirens.
Ting-tsee-yo, Argile ferrugineuse.
Ting-yang-ko, Antilope gutturosa.
To, Chameau.
To-ko, Aralia.
To-lo, Borassus.
Tong, Cuivre.
Tong, Paulownia imperialis.
Tong-che-tsee, Tuthie.
Tong-chou, Jatropha curcas.
Tong-koua, Cucurbita; Benincasa.
Tong-kouan, Atamantha.
Tong-kouei-tsee, Hibiscus Abelmoschus.
Tong-lou, Carbonate de cuivre; Sulfate de cuivre.
Tong-lou-chou, Rhamnus.
Tong-liu, Vert-de-gris; Carbonate de cuivre.
Tong-tu-hai, Erioglossum?
Tong-to-mou, Aralia papyrifera.
Tong-tsao, Aralia papyrifera; Clematis vitalba.
Tong-tsee-chou, Elæococca verniciflua.
Tong-tsee-yu, Argile.
Tong-tsin, Vert-de-gris; Carbonate de cuivre.
Tong-tsin, Ligustrum lucidum.
Tong-ye-chou, Erythrina.
Tou, Oryza.
Tou, Cichorium.
Tou-chou-tsee, Salep.
Tou-fong, Bourdon; taon.
Tou-fou-ling, Smilax china.
Tou-hiang-yeou, Térébenthine.
Tou-hiong, Réalgar.

Tou-ho, Angelica? Céleri sauvage?
Tou-ho-tsao, Gypsophila.
Tou-houang, Préparation d'acide arsénieux.
Tou-kio-lien, Caladium; Xanthorhiza.
Tou-kouey, Hibiscus manihot.
Tou-mou-hiang, Inula.
Tou-po-tchong, Punaises.
Tou-po-tsao, Aconitum.
Tou-py-po, Bétel.
Tou-tang-kouei, Angelica.
Tou-tchen-tsee, Orchis.
Tou-tchin-hiang, Agave chinensis.
Tou-tchong, Evonymus japonicus.
Tou-ye-tsee, Cuscuta Europæa.
Tsai-hoa, Conferve.
Tsai-lien, Psychotria.
Tsai-tsai, Capsella bursa pastoris.
Tsan-chou, Grenouille.
Tsan-eul, Ver à soie.
Tsan-fan, Sulfate de fer.
Tsan-kio, Vincetoxicum.
Tsan-ngo, Nid du bombyx.
Tsan-piao-siao, Chrysalide.
Tsan-tay, Cigale.
Tsan-teou, Faba vulgaris.
Tsan-toui, Cocons de Bombyx.
Tsan-tsao, Rhamnus?
Tsan-yong-eul, Chenille de Bombyx.
Tsang-chou, Atractylis rubra.
Tsang-eul-tsee, Xanthium strumarium.
Tsang-hoa, Rubia.
Tsang-hong-hoa, Crocus thibetanus.
Tsang-kiang, Curcuma rotunda.
Tsang-kio, Vincetoxicum.
Tsang-lou, Chamærops Fortunei.
Tsang-pe-hoa, Gardenia.
Tsang-tchou, Atractylodes lancea.
Tsao, Zizyphus.
Tsao-cha-tsee, Scories de fer.
Tsao-ko-tche, Amomum.
Tsao-fan, Fer sulfaté.
Tsao-kao, Artemisia annua.
Tsao-kao-hoa, Alpinia alba.
Tsao-kia, Acacia concinna.
Tsao-kio, Gleditschia sinensis.

Tsao-kiue-ming, Cassia tora; Celosia argentea.
Tsao-ko, Amomum globosum.
Tsao-lien-tsee, Convolvulus.
Tsao-ma, Grillon.
Tsao-mao, Epicauta.
Tsao-mou, Oxalis acetosella.
Tsao-ou-teou, Aconitum ferox, vel japonicum.
Tsao-py-tsee, Tourbe.
Tsao-san-lan, Cyperus.
Tsao-sang-ling, Cyperus rotundus.
Tsao-tche-tchou, Araignée.
Tsao-teou-ko, Amomum.
Tsao-tsee, Gledistchia sinensis.
Tsao-yu, Dioscorea.
Tsee, Diospyros kaki.
Tsee-chao-hoa, Spongille.
Tsee-eul-ngo-tan, Stillingia sebifera.
Tsee-che, Diospyros embryopteris.
Tsee-che-yng, Chaux fluatée.
Tsee-chou, Ilex.
Tsee-che, Fer aimanté.
Tseé-fen-chouang, Vermillon.
Tsee-hoa, Viola.
Tsee-hoa-ty-ting, Fumaria officinalis?
Tsee-hou, Bupleurum octoradiatum.
Tsee-houang, Réalgar; Arsenic sulfuré rouge.
Tsee-jin-tong, Fer pyriteux; cuivre.
Tsee-kang, Laque.
Tsee-kiai, Sinapis nigra.
Tsee-kin-hoa, Viola.
Tsee-kin-tsee, Adonis.
Tsee-kou, Sagittaria sinensis.
Tsee-ky, Cirsium.
Tsee-lan, Iris.
Tsee-oey-koua, Begonia.
Tsee-ouey, Hérisson.
Tsee-pe, Juniperus.
Tsee-pien-teou, Dolichos purpureus.
Tsee-sie, Alisma plantago.
Tsee-sou, Melissa.
Tsee-tan, Anchusa tinctoria.
Tsee-tsao, Anchusa tinctoria.
Tsee-tsay, Amarantus.
Tsee-tsee, Diospyros embryopteris; Capsella.

Tsee-tsiang-tsao, Oxalis acetosella.
Tsee-tsien, Rumex.
Tsee-ty, Euphorbia lunulata.
Tsee-yen, Chlorure de sodium.
Tsee-yuen, Convolvulus.
Tsien, Corylus.
Tsien-hou, Smilax-carex; Angelica officinalis?
Tsien-nieou-tsee, Pharbitis.
Tsien-pien-lo, Dianthus barbatus.
Tsien-tsao, Rubia.
Tsien-tchun-lo, Dianthus caryophyllus.
Tsieou, Catalpa Bungei.
Tsieou-hai-tang, Begonia grandis.
Tsin, Corylus.
Tsin-che, Cobalt arsenical.
Tsin-fan, Fer sulfaté.
Tsin-hiang-tsee, Celosia argentea.
Tsin-kan-tsee, Quercus serrata.
Tsin-kao, Artemisia.
Tsin-kiu, Gendarussa.
Tsin-kouo, Canarium.
Tsin-ling, Libellule.
Tsin-ly, Quercus cornea.
Tsin-ma, Sida tiliæfolia.
Tsin-mon-che, Mica.
Tsin-mon-che, Mica.
Tsin-mou-hiang, Aristolochia.
Tsin-pin-lang, Areca.
Tsin-py, Citrus microcarpa.
Tsin-tan, Mousse.
Tsin-tsan-hoa, Tagetes.
Tsin-tsiao, Capsicum annuum; Xanthoxylon alatum.
Tsin-tsiang-tsee, Celosia argentea.
Tsin-yen, Sel gemme; Sel marin.
Tsin-yeou, Pétrole.
Tsing-tsiuen-chou, Eau de source.
Tsio-me, Avena sativa.
Tsio-mey, Cerasus communis.
Tso-pan-long, Fiente de pigeon.
Tso-sie, Alisma plantago.
Tso-tsiang-tsao, Oxalis acetosella.
Tso-ye-ho-tsao, Umbilicus malacophyllus.
Tsong, Allium.
Tsong-chou, Rhapis flabelliformis.

Tsong-lou, Chamærops.
Tsong-niu, Sagittaria.
Tsong-pe, Allium cepa.
Tsong-tan, Minium.
Tsou-chou, Quercus mongolica.
Tsou-no-tsee, Polype à vinaigre.
Tsou-tsao, Anchusa.
Tsou-yu-tsao, Oxalis.
Tsouan-chan-kia, Pangolin.
Tsouan-tsiang, Physalis alkekengi.
Tsoui-fong-tsee, Hedysarum.
Tsouo-tsao, Atropa?
Tsy-chou, Quercus mongolica.
Tsy-houang, Nitre.
Tsy-ki, Cocos nucifer.
Tsy-kiao, Laque.
Tsy-leao, Cigale.
Tsy-ly, Eschynomène.
Tsy-ngay, Armoise.
Tsy-tsay, Houttouynia cordata.
Tsy-tsien-tsao, Rumex crispus.
Ty-eul, Champignon.
Ty-fou-tsee, Scoparia; Kochia scoparia.
Ty-hiue, Rubia mungista.
Ty-houang, Rehmannia chinensis; Symphitum.
Ty-kin, Euphorbia.
Ty-kou, Champignon.
Ty-kou-py, Berberis lycium; Lycium chinense.
Ty-long, Lombric.
Ty-my-tsay, Capsella bursa-pastoris.
Ty-tan, Amanite.
Ty-ting, Fumaria officinalis.
Ty-yu, Hedysarum.

Y-jin-my, Coix lacrymalis et exaltata.
Y-my-jin, Coix lacrymalis.
Y-mou-ngai, Stachys alpinia.
Y-tai-tsee, Amomum amarum.
Y-tsao, Artemisia.
Y-y-jin, Coix lacrymalis.
Ya-hiang, Aquilaria sinensis.
Ya-kieou, Stellingia sebifera.
Ya-lan-my, Cochenille.
Ya-ma, Cannabis chinensis.
Ya-pien, Opium.

Ya-tche-tsao, Prosopis.
Yang, Chèvre, mouton.
Yang-chou, Solanum tuberosum.
Yang-kouo, Erioglossum.
Yang-ky-che, Amphibole trémolite.
Yang-lieou, Salix.
Yang-mey, Arbutus.
Yang-tao-hao, Averrhoa carambola.
Yang-tchou, Huître.
Yang-tchou, Perles.
Yang-tchun-cha, Amomum.
Yang-tien, Bleu de Prusse.
Yang-tou, Opium étranger.
Yang-tsay, Laminaria saccharina.
Yang-tsee-che, Wollastonite.
Yang-tsee-tchou, Hyoscyamus niger; Azalea; Potentilla.
Yang-tsing, Cobalt.
Yang-ty, Rumex hydrolapathum.
Yang-yao-tsee, Rognon de mouton.
Yang-yen, Opium.
Yang-yeou, Lait de chèvre.
Yang-yu, Solanum tuberosum.
Yao-kouei, Cassia.
Yao-yang-ko, Populus.
Ye-chou, Cocos nucifera.
Ye-hiang-lan, Hyacinthus.
Ye-kien-tsay, Amarantus caudalis.
Ye-kien-nieou, Convolvulus.
Ye-kin-tsay, Apium.
Ye-kiu-hoa, Matricaria.
Ye-kou-tsao, Brunella.
Ye-lan-kiang, Pergularia.
Ye-me, Avena sativa.
Ye-min-cha, Excréments de chauve-souris.
Ye-mou-ngay, Stachys; Artemisia.
Ye-mou-tsao, Leonorus sinensis.
Ye-sy-ming, Jasminum.
Ye-ta-houang, Rumex hydrolapathum.
Ye-tsao, Artemisia.
Ye-tsee, Cocos nucifera.
Ye-tsin-che, Amphibole.
Ye-yen, Nicotiana chinensis.
Yen, Salangane.
Yen-fou-tsee, Galle de Chine; Rhus semialata.

Yen-kao, Suc du pavot.
Yen-lay-kong, Plumbago zeylanica.
Yen-nao, Ammoniaque.
Yen-ouo, Nid d'hirondelle.
Yen-py-hoa, Passerina.
Yen-seng, Oxyde magnétique de fer ; Fer aimanté.
Yen-siao, Nitre.
Yen-tche-hoa, Mirabilis.
Yen-tche-kia, Lawsonia alba.
Yen-tsao, Nicotiana chinensis.
Yeou-pa, Arum.
Yeou-tcheou, Huile empyreumatique de soie.
Yeou-tong, Elæococca verniciflua.
Yeou-tsay, Brassica sinensis.
Yeou-yen, Chlorure de sodium.
Yn, Argent.
Yn-che, Rose.
Yn-choui-che, Chaux carbonatée.
Yn-kao, Chaux sulfatée, amalgame de mercure.
Yn-mong-che, Mica.
Yn-sin-che, Mica.
Yn-sse-chou, Papaver somniferum.
Yn-tao, Cerasus communis.
Yn-tchin-hoa, Magnolia.
Yn-tchin-kao, Artemisia.
Yn-tchou, Vermillon.
Yn-tsee-chou, yn-tchou-hoa, Papaver somniferum.
Yn-tsee-tong-chou, Elæococca verniciflua.
Yn-tsoui, Amalgame de mercure.
Yn-yang-ho, Symplocos.
Yn-yu-leang, OEtite.
Yo-hing, Amygdalus.
Yong-yen, Chlorure de sodium.
Yu, Jade.
Yu, Citrus decumana ; Colocasia esculenta.
Yu-che, Quartz jaspe.

Yu-chou, Ulmus chinensis et pumila.
Yu-chou-chou, Zea maïs.
Yu-choui, Eau de pluie.
Yu-hing, Salisburya adiantifolia.
Yu-ho, Luciole.
Yu-houang-lien, Barckhausia repens.
Yu-kan-yeou, Huile de foie de poisson.
Yu-kao-leang, Maïs.
Yu-kin, Curcuma.
Yu-kio, Ichthyocolle.
Yu-kou, Pennisetum spicatum.
Yu-lan-hoa, Magnolia yulan.
Yu-leong-che, Fer hydroxydé.
Yu-ly-jin, Noyaux de cerise.
Yu-me, Zea maïs.
Yu-piao, Colle de poisson.
Yu-py, Ulmus chinensis.
Yu-san, Huile de poisson.
Yu-seng, Rehmannia.
Yu-tchou, Rhizomes de Bambou.
Yu-teou, Colocasia esculenta.
Yu-tsai-che, Amphibole trémolite.
Yu-yu-leang, Fer hydroxydé.
Yue-che, Borax.
Yue-koua, Cucumis.
Yue-ky-hoa, Rosa sempervirens.
Yue-ly-hoa, Rosa.
Yue-ouang-tou, Noix de coco.
Yuen, Plomb.
Yuen-fen, Céruse.
Yuen-hoa, Passerina chamædaphne.
Yuen-hoa-so, Corydalis ambigua.
Yuen-ly-chou, Corylus.
Yuen-pe, Thuya.
Yuen-seng, Gingembre noir.
Yuen-tan, Minium.
Yuen-tche, Polygala tenuifolia.
Yun-hiang, Callitris sinensis.
Yun-mou, Talc.
Yun-tay, Brassica sinensis.

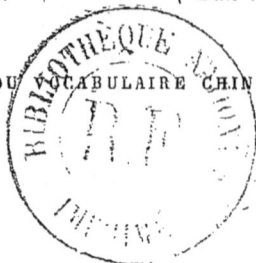

FIN DU VOCABULAIRE CHINOIS-FRANÇAIS.

www.ingramcontent.com/pod-product-compliance
Lightning Source LLC
Chambersburg PA
CBHW070342200326
41518CB00008BA/1110